全国高等中医药院校规划教材

中医特色护理精品系列

中医临证施护

（供护理学专业用）

主　编

杨英豪（河南中医药大学）

潘晓彦（湖南中医药大学）

副主编（以姓氏笔画为序）

王进进（云南中医药大学）

何　静（贵州中医药大学）

何婉婉（广州中医药大学）

彭丽丽（湖南中医药大学）

舒　静（湖北中医药大学）

编　委（以姓氏笔画为序）

曲文巧（山西省中医院）

刘　姝（河南中医药大学第一附属医院）

李亚萍（山东中医药大学）

杨　雪（河南中医药大学）

杨金花（湖南中医药大学）

高瑞华（江西中医药大学科技学院）

梁清芳（成都中医药大学）

覃　勤（广西中医药大学）

曾维轲（湖南中医药大学）

戴燕铃（福建中医药大学）

中国中医药出版社

·北　京·

图书在版编目（CIP）数据

中医临证施护 / 杨英豪，潘晓彦主编 . —北京：中国中医药出版社，2019.12
全国高等中医药院校规划教材
ISBN 978 – 7 – 5132 – 5973 – 6

Ⅰ . ①中…　Ⅱ . ①杨…　②潘…　Ⅲ . ①中医学—护理学—中医学院—教材
Ⅳ . ① R248

中国版本图书馆 CIP 数据核字（2019）第 291737 号

中国中医药出版社出版
北京经济技术开发区科创十三街 31 号院二区 8 号楼
邮政编码　100176
传真　010-64405750
河北省武强县画业有限责任公司印刷
各地新华书店经销

开本 850×1168　1/16　印张 19.75　字数 488 千字
2019 年 12 月第 1 版　2019 年 12 月第 1 次印刷
书号　ISBN 978 – 7 – 5132 – 5973 – 6

定价　75.00 元
网址　www.cptcm.com

社 长 热 线　010-64405720
购 书 热 线　010-89535836
侵 权 打 假　010-64405753

微信服务号　zgzyycbs
微商城网址　https://kdt.im/LIdUGr
官 方 微 博　http://e.weibo.com/cptcm
天猫旗舰店网址　https://zgzyycbs.tmall.com

如有印装质量问题请与本社出版部联系（010-64405510）

全国高等中医药院校规划教材

中医特色护理精品系列

丛书编委会

前言

2016年，国家卫健委制定并印发了《全国护理事业发展规划（2016—2020年）》，明确指出将大力开展中医护理人才培养，各高等中医药院校也在探索有中医特色的应用型护理人才培养方案，并在进行课程改革探索。2019年10月，《中共中央 国务院关于促进中医药传承创新发展的意见》出台，强调改革人才培养模式，强化中医思维培养，改革中医药院校教育，调整优化学科专业结构，强化中医药专业主体地位，充分发挥中医护理在养生保健、疾病治疗、慢病管理、康复促进、健康养老等方面的作用。为促进中医护理人才培养，推动具有中医特色的护理学专业课程与教材建设，中国中医药出版社组织编写本套“中医特色护理精品系列”，并纳入“全国高等中医药院校规划教材”体系。

本套教材共5册，分别为：

1.《中医护理导论》：包括中医药文化和哲学基础（护理相关）、中医生理观、中医病理观、中医诊察病症的方法（四诊及辨证基础）等。

2.《中医护理基础》：包括中医护理原则、中医护理健康评估、饮食药膳护理、用药护理（中药基础、常用中药、常用方剂）、腧穴、康复护理、养生等。

3.《中医护理技能》：包括18项常用中医护理技术、临床专科护理技术、中医护理技能综合训练等。突出操作技能，并配备部分教学视频。

4.《中医临证施护》：包括临床各科常见病的辨证施护等，并运用案例导入和分析，突出中医护理临床思维训练。

5.《中医健康管理》：包括中医健康管理概论、社区特殊人群（妇女、儿童、老年人）中医健康管理、中医亚健康管理、慢病中医健康管理等。突出全人、全生命周期、全过程的健康管理。

本套教材联合全国十余所中医药院校的资深中医护理教师共同编写，知识体系完整，紧密结合临床和行业政策，突出了中医护理理论、特色护理技术以及临床辨证施护思维，同时配备了相关数字化补充资源。

丛书编委会

2019年11月

编写说明

习近平总书记说："中医药学是中国古代科学的瑰宝，也是打开中华文明宝库的钥匙。"中医药学对人类健康事业的贡献有目共睹。中医护理学是中医药学中的重要组成部分，为更好的服务广大师生，中国中医药出版社组织出版全国高等中医药院校规划教材"中医特色护理精品系列"，包括《中医护理导论》《中医护理基础》《中医护理技能》《中医健康管理》《中医临证施护》。《中医临证施护》是中医护理学的主要内容和主干教材，也是从事中医护理护士必学的一门专业课。它是在中医药基本理论指导下，以患者为中心，以病证为经，以证型为纬，结合中医整体观特点，运用护理程序，对临床常见病开展"辨证"与"施护"的一门应用型学科。编写《中医临证施护》目的是培养中医药大学护理学专业学生的中医临床护理思维能力，为临床护理工作提供理论参考。教材强调学生对中医理论知识的深入理解，突出培养学生的中医辨证思维能力，有利于护士开展辨证施护；教材注重人文关怀和医德教育，力求达到专业学习与临床实用的零距离。

教材主要介绍中医内、外、妇、儿等各科常见病证的护理，要求使用者在理解中医临床护理基础理论、基本知识和基本技能的基础上，掌握中医护理临证思维、实践能力与创新能力。通过学习本教材，学生的知识、能力应达到以下目标：在辨证观和整体观的指导下，识记常见病的病名、常见证型的施护法则、方药。理解常见病的病因、辨证分析。掌握临床病证的辨证应用并能运用护理措施开展辨证施护。

本教材将病因病机图形化，方便学生理解记忆；注重规范专业术语，概念术语与国家标准、行业标准、行业指南等表述一致，不自创、不篡改、不臆造。本教材突出"人文关怀和临床需要"的重点，内容立足专业需求，突出常见病辨证施护，少引申，不"串门"，并结合实际需求，强调理论为实践服务。

本教材是全体编委共同努力的结果，是大家多年教学与临床经验的总结。编写中，绪论由杨英豪和杨雪撰写；第一章第 1 ～ 4 节由潘晓彦撰写；第一章第 5 ～ 8 节由舒静撰写；第一章第 9 ～ 12 节由覃勤撰写；第一章第 13 ～ 15 节以及第 20 节由何婉婉撰写；第一章第 16 ～ 19 节由梁清芳撰写；第一章第 21 ～ 24 节由高瑞华撰写；第一章第 25 ～ 27 节由杨金花撰写，杨金花还负责整理附件中的部分常见病中医护理方案；第二章第 1 ～ 4 节由彭丽丽撰写；第二章第 5 ～ 9 节由曲文巧撰写；第三章第 1 ～ 4 节由李亚萍撰写；第三章第 5 ～ 7 节由戴燕铃撰写；第四章由王进进撰写；第五章第 1 ～ 2 节由何静撰写；第五章第 3 ～ 5 节由刘姝撰写。为保证教材质量，教材编写中实行互审、交叉审、副主编二审、主编三审制，各位编委为此付出了辛勤细致的劳动，在此特别感谢！

由于本学科仍在发展中，编者水平有限，编写中难免有不足之处，衷心希望各院校师生和广大读者提出宝贵意见，以便今后进一步改进、充实和提高。

《中医临证施护》编委会

2019 年 11 月

目录

扫一扫，看课件

绪 论

【学习目标】

1. 识记：中医临证施护的基本概念，收集辨证资料的方法，常规护理措施。
2. 理解：中医临证施护的意义，中医临床常见疾病的辨证与临证施护原则。
3. 应用：中医临证施护的学习方法及常规护理措施。

一、中医临证施护概述

中医药学有数千年的悠久历史，它植根于中国古代文化土壤之中，是我国人民长期同疾病作斗争的经验总结，也是中华民族文明史中异彩夺目的瑰宝，几千年来为中华民族的繁衍昌盛作出了贡献。中医护理学是中医药学的重要组成部分，是随着祖国医学的形成和发展而逐渐兴起的学科，涉及基础理论与临床护理实践等方面。作为中医护理学主要内容的中医临证施护部分，是开展中医临床护理工作的基础，也是中医护理基础理论连接临床实践的桥梁。

学习中医临证施护，掌握各科病证相关中医护理的理论、方法和技能，是开展中医临床护理实践工作的前提和基础。中医临证施护内容丰富，研究的范围十分广泛，包括内、外、妇、儿等各科病证。它以辨证施护为重点，分别从各科常见病证的概念、临床症状、病因病机、诊断与鉴别诊断、辨证要点、证候分型、治护原则、护理措施及健康教育等内容系统阐述，详细介绍各病证在病情观察、生活起居护理、饮食护理、情志护理、用药护理、中医护理技术等方面的具体内容与要求，将理论与实践相结合、基础与临床相衔接，充分体现中医临床护理的特色与优势，具有很强的实用性。

中医临证施护源远流长，它伴随着历史的进程和中医学实践的发展而逐步形成和发展，总结了几千年来中国劳动人民预防与护理疾病的经验和成就，经历了从经验积累到理论形成，从一般护理到专科护理方法的不断发展完善的过程。

中医临证施护与现代护理在护理理念、护理内容及方法上有许多共同之处和相似之处。随着生物医学模式向生物－心理－社会医学模式的转变，护理工作从以疾病为中心的功能制护理发展到以患者为中心的现代整体护理，使护理学的内容和范畴发生了很大的变化。现代的生物－心理－社会护理模式，就是根据人是一个有机的整体，其疾病的发生发展与生物、心理、社会环境因素不可分割的理论而建立起来的。在护理活动中，坚持以人为中心，从生理、心理、社会环境等方面综合评估，制定相应的护理计划，施以相应的护理措施，进行全方位的护理。而中医护理，自古以来就是以人为中心的护理活动，不但注重从生理上为患者护理，也注重从心理（情志）、社会等方面进行护理，其护理的方法与措施在各种医籍中均有体现。中医护理还注重预防为主的护理原则，其护理内容包括养生、情志调理、饮食调理、起居调理及药

NOTE

物调理等，这些都与现代的护理观念相吻合。

党的十八大以来，中医药事业步入了发展的快车道，中医药振兴发展迎来了天时、地利、人和的历史性机遇。国务院印发《中医药发展战略规划纲要（2016–2030年）》，把中医药发展上升为国家战略。做好中医药工作，推动中医药法开始实施和战略规划纲要全面落实，充分发挥中医药在健康中国建设中的独特优势，对于经济社会发展全局具有特殊而深远的意义。《纲要》也特别指出，要加强中医护理人员配备，提高中医辨证施护和中医特色护理水平。因此，提高护理人员临床常见病辨证施护的能力和技能，是做好中医护理工作、促进中医护理事业发展的基础和前提。

二、中医临证施护的原则

中医临证施护是运用中医学理论和中医临床思维方法，阐述临床各科常见病证的临床症状、病因病机、治护原则、护理措施及健康教育等内容的一门学科。

临证施护原则是临床护理疾病时所必须遵循的基本原则，主要有护病求本、调整阴阳、扶正祛邪、同病异护、异病同护与三因制宜。

（一）护病求本

本与标是相对的概念，用以说明病变过程中矛盾的主次关系。标即现象，本即本质；本是主要矛盾，标是次要矛盾。凡病因与症状、正气与邪气、病在内与病在外、先病与后病等，都存在标本关系。以疾病而言，病因为本，症状为标；以病变部位而言，内脏为本，体表为标；以发病先后而言，旧病、原发病为本，新病、继发病为标。一般情况下，标根于本，病本能除，则标也随之而解。施护原则一般是先护治本，后护治标，即所谓“治病必求其本”，但在疾病发展过程中，标病转为主要矛盾时就有急则护治其标、缓则护治其本、标本同护治的不同。掌握疾病的标本就能分清施护的主次缓急原则。

护病求本，就是在护理疾病时，必须寻找出疾病的根本原因，抓住疾病的本质，并针对疾病的根本病因进行护理。护病求本是中医护理中最基本的原则。然而，在疾病发生发展过程中，病情变化多端，会出现病情表现与疾病本质一致或是不一致的情况，因此临床上根据疾病的外在表现又分为正护与反护。

1. 正护 正护是逆其证候性质而护理的一种护理法则，故又称“逆护”。正护是临床最常用的一种施护法则，主要有寒者热之、热者寒之、虚者补之、实者泻之等。

2. 反护 反护是顺从疾病假象而护理的一种护理法则。即采用方药或措施的性质顺从疾病的假象，与疾病的假象相一致，故又称“从护”。反护主要有热因热用、寒因寒用、塞因塞用、通因通用等。

正护与反护，都是针对疾病的本质而护理的，同属护病求本的范畴。

（二）调整阴阳

阴阳的相对平衡维持着人体正常的生命活动过程，疾病的发生，从根本上说是阴阳的相对平衡遭到破坏，出现了偏盛偏衰的结果。因此，调整阴阳，恢复阴阳的相对平衡，是临床护理的根本法则之一。

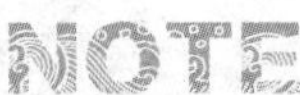

调整阴阳是针对机体阴阳偏盛偏衰的变化，采取损其有余、补其不足的原则，使阴阳恢复到相对平衡的状态。调整阴阳，可以概括为损其偏盛和补其偏衰两大类。如寒病用温热法，热病用清凉法，虚证用补法，实证用泻法。阴虚内热就要滋阴清热，外感发热就解表散热等。

（三）扶正祛邪

扶正指采用益气、养血、滋阴、助阳等有助于扶持补益正气的护理方法；祛邪指采用如发表、攻下、渗湿、利水、消导、化瘀等有助于祛除病邪的护理手段。

疾病的过程是正气与邪气相争的过程，邪胜于正则病进，正胜于邪则病退。临床施护过程中，扶持正气有助于抗御、祛除病邪，而祛除病邪有助于保存正气和正气的恢复。因此，扶正祛邪的护理原则旨在改变邪正双方力量，使之有利于疾病向痊愈转化。在一般情况下，扶正适用于正虚邪不盛的病证，而祛邪适用于邪实而正虚不甚的病证，扶正祛邪同时并举，适用于正虚邪实的病证，但具体应用时，应分清以正虚为主，还是以邪实为主。正虚较急重者，应以扶正为主，兼顾祛邪；邪实较急重者，则以祛邪为主，兼顾扶正。若正虚邪实以正虚为主，正气过于虚弱不耐攻伐，兼以祛邪反而更伤其正，则应先扶正后祛邪；若邪实正不甚虚，或虽邪实正虚，兼以扶正反会助邪，则应先祛邪后扶正。总之，应以扶正不留邪、祛邪不伤正为原则。

（四）同病异护与异病同护

1. 同病异护 是指同一种疾病，由于发病时间、地区及患者机体的反应性不同，或处于不同的发展阶段，所表现的证候不一样，通过辨证分析，给予不同的护理方法。如咳嗽有外感咳嗽和内伤咳嗽之别，外感咳嗽以祛邪为主，内伤咳嗽则以补虚为主。

2. 异病同护 是指不同的疾病在发展过程中出现同一性质的证候，往往采用相同的护理方法。如久痢脱肛和子宫下垂（中气下陷的证候）的根本原因都是中气不足，则采用一样的护治法则，即升提中气。

（五）三因制宜

疾病的发生、发展受多方面因素影响，如时令气候地理环境等，尤其是个体体质因素对疾病影响更大。因此，在护理疾病时不能固守一法，必须根据季节、气候、地区、患者的体质、年龄等不同特点而选用不同的护理方法。这种因人、因时、因地制宜的施护原则简称三因制宜。强调具体问题具体分析，是辨证施护原则性与灵活性相结合的施护原则。

1. 因人制宜 根据患者的性别、年龄、体质、生活习惯等不同特点，考虑施护原则，称为“因人制宜”，如性别不同，妇女有月经、怀孕、产后等生理特点，护理时须加以考虑，慎用或忌用峻下、破血等药物。年龄、生理功能及病变特点的不同亦有所差别。例如，老年人气血亏虚，功能减退，患病多虚证或正虚邪实，虚证宜补，而邪实需攻者亦应慎重，以免损伤正气。体质方面，每个人的先天禀赋和后天调养不同，体质亦有强弱、偏寒偏热之分，有无宿疾不同。所以虽患同一疾病，护理亦应有所区别，阳热之体慎用温补，阴寒之体慎用寒凉等。

2. 因时制宜 四时气候的变化，对人体的生理功能、病理变化均产生一定的影响，根据不同季节的时令特点来考虑护理的原则，称为“因时制宜”。如春夏季节，阳气升发，人体腠理疏松发散，施护时不可过用辛温发散之品，以免开泄太过，耗伤气阴；而秋冬季节，阴盛阳衰，人体腠理致密，阳气敛藏于内，此时若病非大热，应慎用寒凉之品，以防苦寒伤阳。

3. 因地制宜 不同地区地理环境不同，患病亦异，施护方法应当有别，即使患有相同病证，护理方法亦应考虑不同地区的特点。根据不同地区的地理环境特点来考虑护理的原则，称为“因地制宜”。如我国西北地区，地势高而寒冷少雨，病多燥寒，施护宜辛润；东南地区，地势低而温热多雨，病多湿热，施护宜清化。又如用辛温发表药治外感风寒证，在西北严寒地区，药量可以稍重，而东南温热地区，药量就应稍轻。

三、中医临证施护的方法

临证施护是指导临床开展中医护理的基本原则，是中医护理的基本特点。它是在整体观指导下，运用中医理论，对望、闻、问、切四诊所收集的有关资料进行综合分析，判断疾病的病因、病位、病性和邪正盛衰等情况。

（一）收集辨证资料

运用望、闻、问、切四诊方法观察患者，全面收集病史资料，为临证施护提供依据。资料收集应包括个人基本信息、现病史和既往病史、症状、体征、辅助检查，以及饮食起居、生活习惯、情志状态、家庭状况、社会环境和对疾病的认识等。总之，在中医基础理论的指导下，收集可靠的资料，四诊合参进行辨证分析，为辨明疾病的证型以及临证施护打下基础。

（二）分析判断病证

临床上患者的病情复杂多变，各病证的病因病机不同，表现形式也具有个体差异，护理人员应通过四诊所得的详细资料，综合运用中医辨证方法如八纲辨证、气血津液辨证、脏腑辨证等辨证方法进行分析，辨别病因、病位、病性，判断疾病的证型，找出现存的和潜在的护理问题，为制订恰当的护理计划提供依据。

（三）制定护理计划

根据以上所获得的临床病证资料，以辨证分析为基础，应用中医护理的知识与技能，按照主次顺序，归纳总结出需要通过护理途径来减轻或解决的身心健康问题，并依照辨证施护原则，制订出详细的护理措施和预期目标，为解决健康问题明确方向。

（四）实施护理措施

根据“急则护标，缓则护本，标本同护”的护理原则，针对不同的证型实施相应的护理措施，并注意观察护理效果以及病证转归情况，必要时随时调整护理计划，以辨证施护原则为指导，因人、因时、因地采取有效的护理措施。护理措施既要切实可行，能够落到实处，又要真正体现以患者为中心。

（五）客观评价记录

护理记录是护理人员对患者的病情观察和实施护理措施的原始文字记录，是临床护理工作的重要组成部分，具有真实性、动态性，也是评价护理问题是否好转或得到解决的依据。在实施护理计划的过程中，应及时观察病情发展变化及转归，利用各种反馈信息对护理效果进行评价，并及时、客观、准确地做好记录，评估护理效果。

（六）进行健康宣教

健康宣教是临床护理工作的重要内容之一。必须遵循因人、因时、因地制宜的原则，将健康宣教贯穿于护理活动的各个阶段，始终贯彻预防为主的思想，做到“防治结合，以防为重”。在生活起居、饮食调理、情志调节、用药指导、运动保健、养生康复等方面，根据个体情况开展教育，以改善、维持和促进个体的健康，避免生活中的疾病和意外。指导患者学会自我调养、自我保健，提高自我康复和养生的能力，从而使健康教育的针对性和有效性得到提高，同时也有助于良好护患关系的建立。

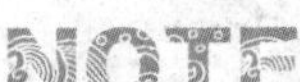

四、临床病证常规护理措施

（一）病情观察

病情观察应以中医基础理论为指导，运用整体观念和审证求因的原则，通过望、闻、问、切四诊方法收集患者的病情资料，有重点、有目的地进行病情观察，以便及时、准确、细致地进行证候辨识，了解脏腑虚实变化，掌握证候传变规律。发现患者出现异常或危重情况时，要及时通知医生或有关人员。对危重患者，应及时发现病情恶化的先兆症状，以便及时进行抢救，使其转危为安。

（二）生活起居护理

起居护理要顺应四时气候变化，春夏养阳，秋冬养阴，保持人与自然协调统一；要调摄环境，慎避外邪，做到春防风、夏防暑、长夏防湿、秋防燥、冬防寒；要告知患者起居有常，劳逸适度，一般患者注意休息，适当活动；病情危重或处于急性期的患者，应静卧休息；慢性病和恢复期的患者可做户外运动，以达到舒筋活络、调和气血、增强抗病能力的作用；要保持病室干净整洁，空气清新、流通，温湿度适宜。

（三）饮食护理

患者饮食均宜新鲜、清淡、易消化的食物，少荤多素；忌辛辣、刺激、坚硬、煎炸、生冷、油腻之品，戒烟酒。还要根据患者疾病和证候类型，辨病施食、辨证施食。注重调整阴阳，协调脏腑，损有余而补不足，要因人、因地、因时调配膳食，做到饮食有节，饮食有洁，保持良好的进食习惯，注重食后护理、注意饮食禁忌。

（四）情志护理

情志护理是指在护理工作中，以中医基础理论为指导，通过护理人员的语言、表情、姿势、态度、行为及气质来影响和改善患者的情绪，解除其顾虑和烦恼，从而增强战胜疾病的信心和意志，减轻消除引起患者痛苦的各种不良情绪和行为而达到预防和治疗疾病的目的的护理方法。情志护理方法多种多样，临床运用可根据具体的病情选择合适的方法，以取得较好的效果。

以情胜情法是中医独特的情志护理方法。七情与五脏之间存在着五行生克原理，以情胜情法是用相互克制的情绪转移和干扰对机体有害的情志，从而达到预防和治疗疾病目的。以情胜情法主要包括采用悲哀、喜乐、惊恐、激怒、思虑等情志刺激，以纠正相应所胜的情志，但应注意临床运用不能完全按照五行制胜的原理简单机械地生搬硬套，而应因人、因病，具体情况具体分析。

（五）用药护理

用药护理应注意中药的剂型、煎煮方法、服药方法及药后护理。根据病证的轻重缓急选择合适剂型以保证疗效。汤剂应根据药物四气、五味、升降浮沉等特性煎煮，注意贵重药物及有毒药物的用量及特殊用法。服药时应根据药物功效确定用药时间；根据病性采用凉服、温服、热服、频服、顿服等。服药后观察患者病情变化，观察汗出、大小便等用药反应，一旦出现脉象、血压、面色、呼吸情况异常，应立即停药，报告医生配合抢救。

【思考题】

1. 中医临证施护的特色与优势体现在哪些方面？
2. 结合实际谈谈临床如何有效开展临证施护？

扫一扫，知答案

第一章　内科病证中医护理

【学习目标】

1. 识记：各种常见病的病名，常见病常见证型的施护法则、方药。
2. 理解：各种常见病的病因、辨证分析。
3. 应用：临床病证的辨证，并能运用护理措施开展辨证施护。

【案例导引】

案例：王某，男，24岁，于2018年8月25日就诊。咳嗽三天，痰黄。自诉三天前开始咳嗽，咽喉痛，伴有恶风发热，头痛，周身不适，鼻流黄涕，逐渐出现咳吐黄稠痰，咳嗽频剧。其脉浮数，舌红苔薄黄。

提问：该患者所患何病？是何证型？为减轻患者的临床症状，该如何护理？

内科涵盖的疾病广，病种多，临床就诊患者多，因此，本章是本教材学习的重点。

第一节　感冒

一、概述

感冒是触冒风邪或时行病毒，引起肺卫功能失调，以鼻塞、流涕、喷嚏、头痛、恶寒、发热，甚至全身不适等为主要临床表现的一种外感疾病。感冒又称为伤风、冒风、伤寒、冒寒、重伤风等。

感冒之病名，首见于北宋《仁斋直指方·诸风》篇，但《黄帝内经》就有外感风邪引起感冒的论述，《素问·太阴阳明论》说："伤于风者上先受之。"《素问·骨空论》说："风从外入，令人振寒，汗出，头痛，身重，恶寒。"《伤寒论》用桂枝汤治疗太阳表虚证、麻黄汤治疗表实证。《诸病源候论·风热候》指出："风热之气，先从皮毛入于肺也……其状使人恶风寒战，目欲脱，涕唾出……有青黄脓涕。"已经认识到风热病邪可引起感冒，其中所指包含有"时行感冒"。《丹溪心法·伤风》明确指出本病病位在肺，治疗"宜辛温或辛凉之剂散之"。

感冒一年四季均可发病，以冬春季为多。轻型感冒可不药而愈，重症感冒会影响工作和生活，甚至可危及体弱者的生命，也是咳嗽、心悸、水肿、痹病等多种疾病发生和加重的因素。感冒有普通感冒与时行感冒之分，普通感冒相当于西医学的普通感冒、上呼吸道感染，时行感冒相当于西医学的流行性感冒。

二、病因病机

感冒的病因主要为外感六淫（风、寒、暑、湿、燥、火）或时行病毒，或素体虚弱，易感外邪，病位主要在肺卫。风为“百病之长”，故风为感冒的主因。

主要病机为六淫病邪或时行病毒侵袭人体，除因邪气特别盛外，与人体的正气失调有关。以风为首的六淫病邪或时邪病毒，从口鼻或皮毛而入，肺卫首当其冲，导致卫表不和，肺失宣肃。卫表不和，故见恶寒、发热、头痛、身痛、全身不适等症；肺失宣肃，故见鼻塞、流涕、喷嚏、喉痒、咽痛等症。病因病机见图 1–1。

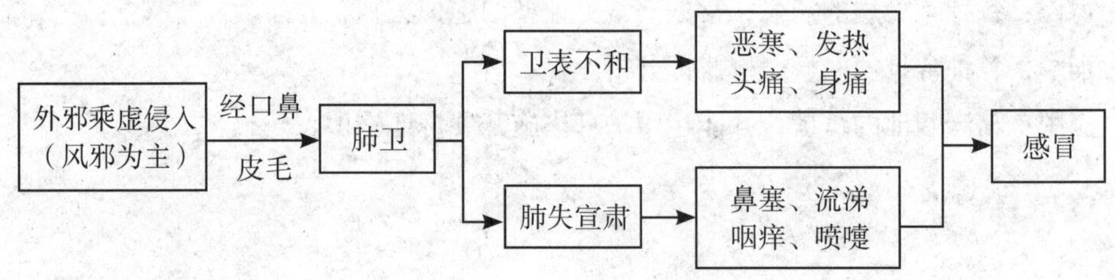

图 1–1　感冒病因病机示意图

三、常见证型

（一）风寒束表

【临床症状】恶寒重，发热轻，头痛，鼻塞声重，时流清涕，喉痒，咳嗽，咳痰稀薄色白，无汗，肢体酸痛。舌苔薄白，脉浮或浮紧。

【辨证分析】风寒侵犯，卫阳被郁，肺气不宣，出现恶寒发热，无汗，鼻塞流涕，咽痒，咳嗽；卫阳不舒，脉络不畅则头痛，肢体酸痛；寒为阴邪，阴邪外束，故口不渴或喜热饮；舌淡苔薄白、脉浮紧，为风寒束表之象。

【施护法则】辛温解表，宣肺散寒。

【代表方】荆防败毒散。

（二）风热犯表

【临床症状】发热，微恶风寒，头痛，鼻塞喷嚏，流稠涕，咽喉疼痛，咳嗽痰稠，或有汗。舌苔薄黄，脉浮数。

【辨证分析】风热郁遏肌表，卫表失和，出现身热，微恶风寒，汗出不畅；风热侵上，则头痛；风热犯肺，肺失宣降，故咳嗽，咽痒，咽喉疼痛；舌苔薄黄、脉浮数皆为风热侵于肺卫之征。

【施护法则】辛凉解表，宣肺清热。

【代表方】银翘散。

（三）暑湿伤表

【临床症状】发生于夏季，面垢身热汗出，但汗出不畅，身热不扬，身重倦怠，头昏重痛，或有鼻塞流涕，咳嗽痰黄，胸闷欲呕，小便短赤。舌苔黄腻，脉濡数。

【辨证分析】暑湿伤表，卫表不和，则身热，汗出不畅，身热不扬，身重倦怠；暑湿上犯

NOTE

清窍，则头昏重痛；暑湿侵犯肺卫，则鼻塞流涕，咳嗽痰黄；湿邪中阻，则胸闷欲呕；小便短赤、舌苔黄腻、脉濡数均为湿热之象。

【施护法则】清暑祛湿解表。

【代表方】新加香薷饮。

（四）体虚感冒

年老或体质素虚，或病后、产后体弱，气虚阴亏，卫外不固，容易反复感冒；或感冒后缠绵不愈，其证治与常人感冒不同。常见的有气虚感冒和阴虚感冒。

1. 气虚感冒

【临床症状】反复感冒，感冒时恶寒较重，发热，热势不高，鼻塞流涕，头痛，汗出，倦怠乏力，气短，咳嗽咯痰无力。舌质淡苔薄白，脉浮无力。

【辨证分析】素体气虚，感风寒之邪，风寒外束，故恶寒较重，发热，热势不高，鼻塞流涕，头痛；气虚则汗出，倦怠乏力，气短；肺气亏虚则咳嗽咯痰无力；舌质淡苔薄白、脉浮无力为气虚又有表邪之症。

【施护法则】益气解表。

【代表方】参苏饮或玉屏风散。

2. 阴虚感冒

【临床症状】微恶风寒，少汗，身热，手足心热，头昏心烦，口干，干咳少痰，鼻塞流涕。舌红少苔，脉细数。

【辨证分析】阴虚之体，易感风热之邪，风热郁遏，津液不能外达，故微恶风寒，身热，少汗；阴虚热郁伤津，故手足心热，头昏心烦，口干；风热犯肺，则鼻塞流涕，干咳少痰；舌红少苔、脉细数为阴虚之象。

【施护法则】滋阴解表。

【代表方】葳蕤汤。

四、施护

（一）辨证施护

1. 病情观察　观察患者恶寒、发热、汗出及头身疼痛情况，以辨别感冒的证候；定期测量体温并记录；观察鼻塞流涕的情况，如鼻涕由稀变稠、由白变黄，为寒郁化热的表现。观察服药后的反应，若高热不退，要注意全身情况，警惕津液耗伤，传变入里。

2. 生活起居　时行感冒者室内每日空气消毒，咳嗽或喷嚏勿对着他人。风寒束表、气虚感冒者，室温宜偏暖，可多加衣被，避风寒；风热犯表、暑湿伤表、阴虚感冒者，室内宜通风凉爽。高热者用温水擦浴，必要时遵医嘱给予退热药；高热无汗者不可冷敷或酒精擦浴，以防毛窍闭塞而邪无出路；汗多者及时用温湿毛巾擦干，避风寒。

3. 饮食护理　鼓励患者多饮温水。风寒束表者饮食宜温热，可用胡椒粉、姜末、葱、红糖、胡椒等温热辛味发散的调味品熬粥趁热食用以散寒；风热犯表者，饮食宜偏凉，清淡半流质，多补充水分，多吃蔬菜和水果，如西瓜、葡萄、梨子等，保持大便通畅，使邪有出路；暑湿伤表者，饮食宜去暑化湿，可食用西瓜汁、薏苡仁粥、绿豆汤等；气虚感冒者素日宜选用健脾补气食物，如山药粥、黄芪粥、红枣、牛奶等；阴虚感冒者宜选用清补食物，如银耳、鸭蛋、甲鱼等。发热口渴者，可予温开水或清凉饮料，补充津液。

4. 用药护理 中药汤剂武火快煎，服药后观察出汗、体温及伴随症状的变化。忌服生冷酸涩之品。服药后以遍身微汗为佳，若汗出热退身凉脉静则为正卫胜邪。中病即止，可不必尽剂。风寒束表者，汤药热服，多饮热水或热粥以助药力；风热犯表者，中药汤剂宜温服；暑湿伤表者，可遵医嘱口服人丹、十滴水或藿香正气水。

5. 情志护理 指导患者学会自我情绪调节，保持心情愉悦，避免精神刺激。

6. 适宜技术 风寒束表者，可拔火罐；头身困重者，可配合刮痧治疗，取两侧夹脊、背部胸肋处、上肢肘窝、下肢腘窝等处；高热者，可遵医嘱使用针刺退热，取大椎、曲池、风池、合谷等穴，用泻法；鼻塞加迎香穴，头痛加百会、太阳等穴。

（二）主要症状护理

本病的常见症状有恶寒、发热、喷嚏、咳嗽、头痛等，本节主要介绍恶寒、发热的护理：

1. 观察体温变化及汗出情况。
2. 汗出较甚忌当风，风寒束表者注意保暖。
3. 保持口腔清洁，鼓励多饮温开水。
4. 遵医嘱物理降温。
5. 遵医嘱刮痧，取合谷、曲池、大椎、太阳、风池等穴。
6. 遵医嘱中药保留灌肠。
7. 遵医嘱中药泡洗。

（三）健康教育

1. 注意防寒保暖，气候变化时适时增减衣服，卧室空气应流通，但不可直接吹风。感冒流行期间，尽量少去人口密集的公共场所，防止交叉感染。

2. 感冒患者应适当休息，多饮水，饮食以素食流质为宜，慎食油腻难消化之物。中药宜武火急煎，无汗者宜服药后进热粥或覆被以促汗解表，汗后及时换干燥洁净衣服以免再次受邪。

3. 加强体育锻炼，增强机体适应气候变化的调节能力。

4. 感冒流行季节，可预防服药。如冬春季用贯众、紫苏、荆芥；夏季用藿香、佩兰、薄荷；时邪毒盛，用板蓝根、大青叶、菊花、金银花等。食用葱、大蒜、食醋亦有预防作用。

第二节 咳嗽

一、概述

咳嗽是因邪犯肺系或脏腑功能失调，导致肺失宣降，肺气上逆，以咳嗽、咳痰为主要表现的病证。有声无痰为咳，有痰无声为嗽，一般痰声并见，故以咳嗽并称。

咳嗽既是肺系病的一个主要症状，又是独立的一种病证。《素问·咳论》："五脏六腑，皆令人咳，非独肺也。"《诸病源候论·咳嗽候》将咳嗽分为十种：五脏咳、风咳、寒咳、久咳、胆咳、厥阴咳等。《景岳全书·咳嗽》将咳嗽分为外感与内伤两大类。

西医学的上呼吸道感染、急慢性支气管炎、部分支气管扩张、肺炎等以咳嗽为主症者，均可参照本节辨证施护。

二、病因病机

咳嗽的病因主要为外感六淫和内邪干肺，病位主要在肺，与肝、脾、肾关系密切。

主要病机为邪犯于肺，肺失宣肃，肺气上逆。因肺主气，司呼吸，上连气道、喉咙，开窍于鼻，外合皮毛，内为五脏华盖，其气贯百脉而通他脏，不耐寒热，称为“娇脏”，易受内外之邪侵袭而致宣肃失司，肺气上逆，发为咳嗽。病因病机见图 1–2。

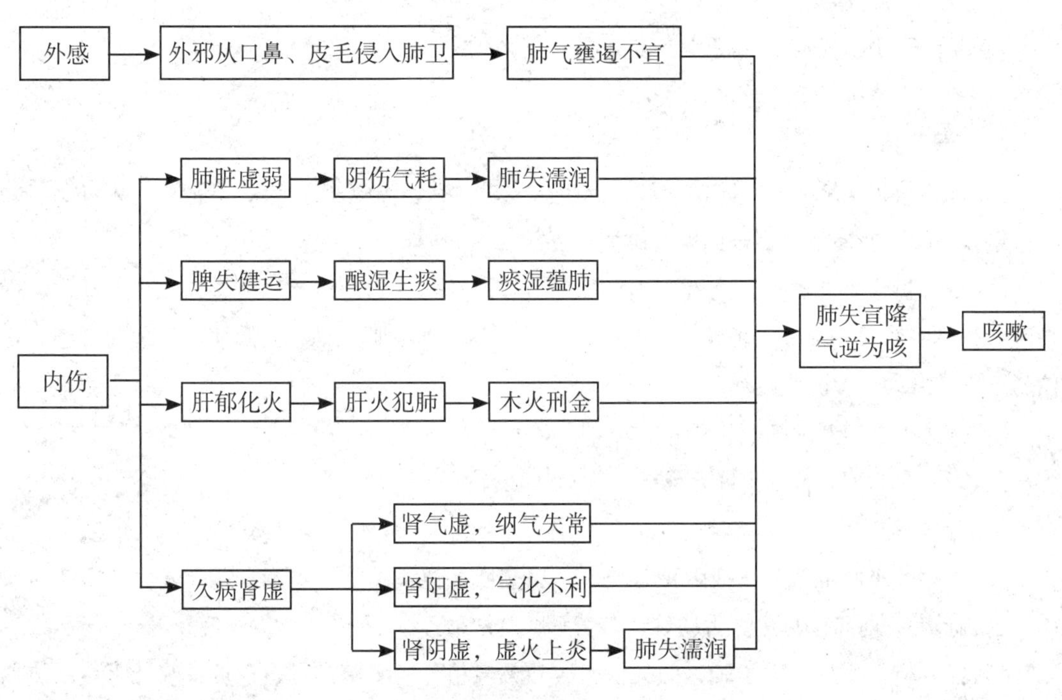

图 1–2　咳嗽病因病机示意图

三、常见证型

1. 风寒袭肺

【临床症状】咳嗽声重，痰清稀色白，伴外感风寒感冒症状。

【辨证分析】风寒之邪外束肌表，内袭于肺，肺卫失宣，故咳嗽声重，咽痒，痰白清稀；其他均为风寒之象。

【施护法则】疏风散寒，宣肺止咳。

【代表方】三拗汤合止嗽散。

2. 风热犯肺

【临床症状】咳嗽频作，或咳声嘶哑，喉燥咽痛，咳痰不爽，痰黄稠，咳时汗出，鼻流黄涕，伴外感风热感冒症状。

【辨证分析】风热犯肺，肺失宣肃而咳嗽频剧，或咳声嘶哑；肺热伤津则见口渴，喉燥咽痛；肺热内郁，蒸液成痰故痰黄稠，咳吐不爽；其他症状为风热之症。

【施护法则】疏风清热，宣肺化痰。

【代表方】桑菊饮。

NOTE

3. 风燥伤肺

【临床症状】干咳，连声作呛，无痰或痰少而黏，不易咯出，咳甚则胸痛，或痰中带血丝，喉痒，鼻唇干燥，口干，咽干而痛，或鼻塞、头痛、微寒、身热。舌质红，苔薄白或薄黄、干而少津，脉浮数。

【辨证分析】风燥伤肺，肺失清润，故见干咳作呛；燥热灼津则咽喉口鼻干燥，痰黏稠不易咳出；燥热伤肺，肺络受损，故痰中夹血；本证多发于秋季，乃燥邪与风热并见的温燥证，故见风燥外客，卫表不和的表证，如鼻塞、头痛、微寒、身热；舌质红，苔薄白或薄黄、干而少津，脉浮数，为温燥的表现。

【施护法则】疏风清肺，润燥止咳。

【代表方】桑杏汤合杏苏散。

4. 痰湿蕴肺

【临床症状】咳嗽痰多，咳声重浊，痰色白或灰白，痰黏腻厚浊成块，易咯出，胸闷脘痞，呕恶纳差，腹胀，便溏。舌苔白腻，脉濡滑。

【辨证分析】脾失健运，痰湿内生，痰湿蕴肺，肺失宣降，故咳嗽痰多，咳声重浊，痰白黏腻或稠厚或稀薄；湿痰中阻，脾为湿困，故兼胸闷脘痞，呕恶纳差，腹胀，大便溏等症；苔白腻，脉濡滑为痰湿内盛之征。

【施护法则】燥湿健脾，化痰止咳。

【代表方】二陈汤合三子养亲汤。

5. 痰热郁肺

【临床症状】咳嗽气粗，或喉中有痰声，痰多质稠色黄，咳吐不爽，或咳吐血痰，咳时引痛，胸胁胀满，面赤，身热。舌质红，苔黄腻，脉滑数。

【辨证分析】痰热壅阻于肺，肺失清肃故咳嗽气粗，痰多质黏稠、色黄、咳吐不爽；热伤肺络，故咳吐血痰，咳时引痛，胸胁胀满；肺热内郁，则有身热、口干欲饮；舌质红，苔薄黄腻，脉滑数为痰热之征。

【施护法则】清热化痰肃肺。

【代表方】清金化痰汤。

6. 肝火犯肺

【临床症状】咳嗽气逆，面红目赤，胸胁胀痛，性急易怒，症状可随情绪波动增减，烦热咽干，常感痰滞咽喉，咳之难出，量少质黏，甚则痰中带血或咳吐鲜血。舌质红，苔薄黄少津，脉弦数。

【辨证分析】情志失调，肝失条达，郁结化火，性急易怒，上逆侮肺，肺失宣降，以致气逆作咳，咳则连声；肝火上炎，故咳时面红，口苦咽干；木火刑金，炼液成痰，肺热津亏，则痰黏，难以咳出；肝脉布两胁，故胸胁胀痛；舌质红、苔薄黄少津、脉弦数为肝经有热之征。

【施护法则】清肺泻肝，顺气降火。

【代表方】黄芩泻白散合黛蛤散。

7. 肺阴亏耗

【临床症状】干咳，痰少黏白，或痰中带血丝，或声音逐渐嘶哑，手足心热，夜寐盗汗，口干咽燥，起病缓慢，日渐消瘦，神疲。舌质红，少苔，脉细数。

NOTE

【辨证分析】肺阴亏虚，虚热内灼，肺失滋润，肃降无权，肺气上逆则干咳；虚火灼津为痰，肺络损伤，故痰少黏白或夹血；阴虚肺燥，津液不能濡润上承，则咳声逐渐嘶哑，口干咽燥；阴虚火旺故手足心热、颧红、盗汗；阴精不能充养而致形瘦神疲；舌质红、少苔，脉细数，为肺阴亏虚，阴虚内热之征。

【施护法则】滋阴清热，润肺止咳。

【代表方】沙参麦冬汤。

四、施护

（一）辨证施护

1. 病情观察　观察咳嗽的性质、程度、持续时间、节律及有无恶寒、发热、汗出、咳痰等症状；观察痰液的色、质、量及咳吐情况，如白痰、黄痰、湿痰、少痰或无痰、腥臭味痰等；观察服药后寒热、汗出、咳嗽及咳痰的情况。咳嗽发于白昼，伴鼻塞声重，多为外感咳嗽；咳嗽晨起阵发加剧，咳声重浊，多为痰湿或痰热咳嗽；咳嗽夜卧较重，伴短气乏力，多为气虚咳嗽；咳嗽午后或黄昏加重，咳声轻微短促或痰中带血者，多为肺燥阴虚；痰白稀薄多属风、属寒；痰黄而稠属热。

2. 生活起居　风寒袭肺者室内宜偏暖，切勿当风受凉；风热犯肺者不宜过暖；风燥伤肺者室内湿度宜偏高；痰湿蕴肺者湿度宜偏低；痰热郁肺、肝火犯肺和肺阴亏虚者室温宜偏低。保持呼吸道通畅，必要时可给予雾化、吸痰等。

3. 饮食护理　风寒袭肺者宜食紫苏、生姜、葱白等辛温发散之品，忌食生冷；风热犯肺者宜食清热疏风之品，如菊花、白萝卜、薄荷等，忌食辛热助火酸涩之品；风燥伤肺者宜多食黄瓜、番茄、油菜等多汁蔬菜及梨、枇杷等新鲜水果，也可用川贝炖梨；痰湿蕴肺配健脾利湿化痰的食物，如薏苡仁、扁豆等，忌食糯米、甜食及肥肉类；痰热郁肺者宜食竹笋、豆芽、马齿苋等凉性食物，忌食辛热、肥腻等助湿生痰之品；肝火犯肺者平素宜多食疏肝泻火的食物，如芹菜、香菇、柑橘等，忌食油炸、香燥之品；肺阴亏耗者平素宜食滋阴清热润肺的食物，如银耳、百合、甲鱼等，多食水果、蔬菜，或用麦冬、沙参等养阴之品泡水代茶饮；患者平时可多食银耳沙参粥、冰糖炖雪梨、沙参玉竹老鸭汤等药膳以滋阴润肺。

4. 用药护理　指导患者遵医嘱服用祛痰、止咳的药物；咳嗽剧烈时即刻给药；热证凉服，寒证、虚证温服；外感咳嗽者，忌用敛肺、收涩的镇咳药；服用化痰止咳药液后，不要立即饮水。

5. 情志护理　病程较长者应予安慰和鼓励，消除思想顾虑，增强治疗的信心。

6. 适宜技术　咳嗽可灸天突、肺俞、风门、合谷、至阳等穴位；外感咳嗽可取大椎、膻中穴行拔罐法；外感发热者取大椎、大杼、风池、肺俞、脾俞等穴行刮痧法；咳嗽反复者可于夏季三伏天行穴位贴敷；还可指导患者用六字诀进行呼吸训练。

（二）主要症状护理

本病的常见症状主要是咳嗽、咳痰，护理措施如下：

1. 减少环境的不良刺激，避免寒冷或干燥空气、烟尘、花粉及刺激性气体等。

2. 保持舒适体位，咳嗽胸闷者取半坐卧位；持续性咳嗽时，可频饮温开水，以减轻咽喉部的刺激。

NOTE

3. 保持口腔卫生，每日清洁口腔 2 次，预防口腔感染，增进食欲。

4. 密切观察咳嗽的性质、程度、持续时间以及咳痰的颜色、性状、量、气味，有无喘促、发绀等伴随症状。

5. 加强气道湿化，痰液黏稠时多饮水，在心肾功能正常的情况下，每天饮水 1500mL 以上，必要时遵医嘱行雾化吸入，痰液黏稠无力咳出者可行机械吸痰。

6. 协助翻身拍背，指导患者掌握有效咳嗽、咳痰、深呼吸的方法。

7. 指导患者正确留取痰标本，及时送检。

8. 遵医嘱给予止咳、祛痰药物，用药期间注意观察药物疗效及不良反应。

9. 遵医嘱耳穴贴压（耳穴埋豆），可选择肺、气管、神门、皮质下等穴位。

10. 遵医嘱穴位贴敷，可选择肺俞、膏肓、定喘、天突等穴位。

11. 遵医嘱拔罐疗法，可选择肺俞、膏肓、定喘、脾俞、肾俞等穴位。

12. 可适当食用化痰止咳的食疗方，如杏仁、梨、陈皮粥等。

（三）健康教育

1. 消除烟尘及有害气体的污染。

2. 平素易感冒者，可按摩迎香穴，艾灸足三里，也可坚持耐寒锻炼，如用冷水洗脸、冷水浴等。

3. 多食白色食品，以养肺润燥。

4. 消除顾虑及烦忧，避免急躁易怒。

第三节　哮病

一、概述

哮病是宿痰伏肺，遇诱因引触，导致痰阻气道，气道挛急，肺失肃降，肺气上逆所致的一种发作性痰鸣气喘疾患，发作时喉中哮鸣有声，呼吸气促困难，甚则喘息不得平卧。

张仲景《金匮要略》将其归属于痰饮病中的“伏饮”证，治疗：“咳而上气，喉中水鸡声，射干麻黄汤主之。”明确指出了哮病发作时的疾病特征及治疗方法。元代朱丹溪首创“哮喘”病名，阐明病机专主于痰，提出“未发以扶正气为主，既发以攻邪气为急”的治疗原则。明代虞抟《医学正传》明确地对哮与喘进行区别“喘以气息言，哮以声响言”“夫喘促喉中如水鸡声者，谓之哮，气促而连续不能以息者，谓之喘”。

西医学的支气管哮喘、喘息性支气管炎、其他急性肺部过敏性疾患所致的以哮喘为主要表现者，均可参照本节辨证施护。

二、病因病机

哮病的发生，为宿痰内伏于肺，因外感、饮食、情志或劳倦等原因而诱发，以致痰阻气道，肺失肃降，肺气上逆，痰气搏击而发出痰鸣气喘声。哮病的病位主要在肺，与脾、肾、肝、心有关。发作时的基本病理变化为“伏痰”遇感引触，痰随气升，气因痰阻，相互搏结，

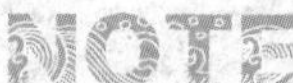

壅塞气道，肺管狭窄，通畅不利，肺气宣降失常，引动停积之痰，而致痰鸣如吼，气息喘促。若长期反复发作，寒痰伤及脾胃之阳，痰热耗灼肺肾之阴，则可从实转虚，表现为肺、肾、脾等脏器虚衰之候。若大发作，邪实与正虚错杂并见，肺肾两虚而痰浊又复壅盛，严重者肺不能治理调节心血的运行，肾虚命门之火不能上济于心，则心阳亦同受累，甚至发生喘脱危候。病因病机见图 1–3。

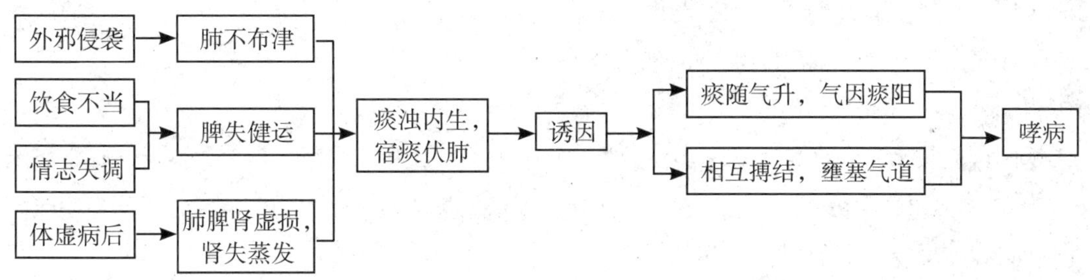

图 1–3　哮病病因病机示意图

三、常见证型

（一）发作期（属急性发作期或部分慢性持续期患者）

1. 寒哮

【临床症状】喉中哮鸣如水鸡声，呼吸急促，喘憋气逆，胸膈满闷如塞，咳不甚，痰少咯吐不爽、色白而多泡沫，口不渴或渴喜热饮，形寒怕冷，天冷或受寒易发，面色青晦。舌苔白滑，脉弦紧或弦浮。

【辨证分析】寒痰伏肺，遇感触发，痰升气阻，以致呼吸急促而哮鸣有声。肺气郁闭，不得宣畅，则见胸膈满闷如塞，咳反不甚而咯痰量少。阴盛于内，阳气不能宣达，故面色晦滞带青，形寒怕冷。病因于寒，内无郁热，故口不渴而喜热饮。外寒每易引动内饮，故天冷或受寒则发。舌苔白滑，脉弦紧或浮紧，皆为寒盛之象。

【施护法则】宣肺散寒，化痰平喘。

【代表方】射干麻黄汤或小青龙汤。

2. 热哮

【临床症状】喉中痰鸣如吼，喘而气促息涌，胸高胁胀，咳呛阵作，咳痰色黄或白、黏浊稠厚、排吐不利，口苦，口渴喜饮，汗出，面赤，或有身热，甚至有好发于夏季者。舌质红，苔黄腻，脉滑数或弦滑。

【辨证分析】痰热壅肺，肺失清肃，肺气上逆，故喘而气粗息涌，痰鸣如吼，胸高胁胀，咳呛阵作。热蒸液聚生痰，痰热胶结，故咯痰黏浊稠厚、排吐不利，色黄或白。痰火郁蒸，则烦闷，自汗，面赤，口苦。病因于热，肺无伏寒，故不恶寒而口渴喜饮。舌质红，苔黄腻，脉滑数，均是痰热内盛之征。

【施护法则】清热宣肺，化痰定喘。

【代表方】定喘汤。

3. 寒包热哮

【临床症状】喉中哮鸣有声，胸膈烦闷，呼吸急促，咳喘气逆，咳痰不爽，痰黏色黄，或

黄白相兼，烦躁，发热，恶寒，无汗，身痛，口干欲饮，大便偏干。舌边尖红，苔白腻或黄，脉弦紧。

【辨证分析】痰热壅肺，复感风寒，客寒包火，肺失宣降故喉中痰鸣有声，呼吸急促，咳喘气逆；热郁蒸痰，气机不畅则胸膈烦闷，咳痰不爽，痰黏色黄或黄白相间；里热较盛故烦躁，口干欲饮，便干，舌苔白腻或黄；发热，恶寒，无汗，头身痛，脉弦紧均为表寒之象。

【施护法则】解表散寒，清化痰热。

【代表方】小青龙加石膏汤、厚朴麻黄汤。

4. 风痰哮

【临床症状】起病多急，发作前自觉眼、鼻、咽、耳发痒，喷嚏，鼻塞，流涕，喉中痰涎壅盛，声如拽锯或吹笛哨，喘急胸满，不得卧，咳痰黏腻难出或白色泡沫痰液，无明显寒热倾向，面色青暗。舌苔厚浊，脉滑实。

【辨证分析】风邪外袭，官窍不利则起病多急，发作前自觉眼、鼻、咽、耳发痒，喷嚏，鼻塞，流涕迅即发作；风痰阻肺，冲击声门故喉中痰涎壅盛，声如拽锯或吹笛哨；肺气郁闭，升降失司则喘急胸满，或胸部憋闷，但坐不得卧；风痰壅盛则咳痰黏腻难出或为白色泡沫痰；无热象则无明显寒热倾向，面色青暗；舌厚浊，脉滑实为风痰壅盛之象。

【施护法则】祛风涤痰，降气平喘。

【代表方】三子养亲汤。

5. 虚哮

【临床症状】哮鸣如鼾，声低，气短息促，动则喘甚，发作频繁，甚则持续喘哮，口唇、爪甲青紫，咳痰无力，痰涎清稀或质黏起沫，面色苍白或颧红唇紫，口不渴或咽干口渴，形寒肢冷或烦热，舌质淡或偏红或紫暗，脉沉细或细数。

【辨证分析】哮病久发，肺肾两虚，摄纳失常则喉中哮鸣如鼾，声低，气短息促，动则喘甚；肺不主气，肾不纳气故发作频繁，甚则持续喘哮；肺失治节，瘀血内阻则口唇、爪甲青紫，舌质紫暗；气虚肺不布津，津凝为痰故咳痰无力，痰涎清稀或质黏起沫；阳虚失温则面色苍白，形寒肢冷，口不渴，舌质淡，脉沉细；颧红唇紫，咽干口渴，烦热。舌质红，脉细数为阴虚内热之征。

【施护法则】补肺纳肾，降气化痰。

【代表方】平喘固本汤。

（二）缓解期（缓解期或部分慢性持续期患者）

1. 肺气虚

【临床症状】自汗，怕风，易感冒，气短声低，或喉中常有轻度哮鸣音，发前喷嚏频作，咯痰白、色清稀。舌淡苔白，脉细大或虚大。

【辨证分析】哮证日久，正气必虚。卫气虚弱，不能充实腠理，外邪侵入，故怕风，自汗，常易感冒，每因气候变化而诱发。肺虚不能主气，气不化津，痰饮蕴肺，故气短声低，咳痰清稀色白。面色白，舌淡苔白，脉象虚细，皆属肺气虚弱之征。

【施护法则】补肺固卫。

【代表方】玉屏风散。

2. 脾气虚

【临床症状】腹胀、便溏、食少，常因饮食不当而诱发，平素痰多。舌淡，苔白腻，脉细弱。

【辨证分析】脾虚健运无权，故腹胀、便溏、食少；饮食失当则伤脾气，故常因饮食不当而诱发，兼有倦怠，气短不足以息，平素痰多症状；舌淡，苔白腻，脉细弱，均为脾气虚弱之象。

【施护法则】健脾益气，培土生金。

【代表方】六君子汤。

3. 肾虚

【临床症状】哮病反复发作日久，短气息促，心慌耳鸣，腰酸体软，畏寒肢冷，面色晦暗。肾阴虚者颧红、烦热、汗出黏手。舌红少苔，脉细数。

【辨证分析】久病肺虚及肾，气失摄纳故见呼多吸少，气不得续，动则喘甚；肾中精气耗损，无以充养，故心慌耳鸣，腰膝酸软，劳累易发。肾阳衰，卫外之阳不固故汗出；阳气不能温养于外，则肢冷、面色晦暗；阴虚火旺故颧红、烦热、汗出粘手；舌红少苔、脉细数皆是阴虚内热之征。

【施护法则】补肾摄纳。

【代表方】金匮肾气丸或七味都气丸。

四、施护

（一）辨证施护

1. 病情观察　观察呼吸频率、节律、深浅，发作持续时间，发现异常应及时报告医师。观察咳嗽的性质、程度、持续时间、规律以及咳痰的量、颜色、性状。观察胸闷的性质、持续时间、诱发因素及伴随症状等。如哮喘持续发作或咳吐不利，胸部憋闷如窒、汗出肢冷、面青唇紫、烦躁不安，或神昏嗜睡、脉大无根等，要立即报告医生，及时救治。

2. 生活起居　发作时绝对卧床休息，给氧；注意加强过敏源识别与规避，及时检测过敏源的类别，在日常生活中规避防范；缓解期注意加强体质锻炼。寒哮患者病室宜阳光充足，温度宜偏暖，避风寒；热哮患者病室应凉爽通风。

3. 饮食护理　避免摄入易引起过敏的食品，如蛋、海鲜类，忌食辛辣油腻等刺激之品。寒哮证：宜食温肺散寒，豁痰利窍之品，如葱、姜、胡椒等，禁食生冷油腻、海腥发物。热哮证：宜食清热宣肺、化痰定喘的食品，如梨汁、杏仁等，食疗方：雪梨川贝冰糖饮等。肺气虚证：宜食益气补肺纳肾、降气化痰的食品，如木耳、核桃、胡桃等，食疗方：核桃粥等。脾气虚证：宜食健脾益气之品，如红枣、银耳、山药等。肾虚证：宜食益肾的食品，如杏仁、黑豆、百合等，食疗方：白果核桃粥等。

4. 用药护理　寒哮证服用中药汤剂宜热服，热哮证宜偏凉服，补虚汤药宜温服；服用含麻黄的中药时，注意观察患者汗出及生命体征变化情况。

5. 情志护理　告知患者情志因素对疾病的影响，耐心倾听患者的倾诉，避免不良情绪刺激。鼓励家属多陪伴患者，给予患者心理支持。

6. 适宜技术　喘息哮鸣遵医嘱耳穴贴压，取平喘、肺、肾上腺、交感等穴；咳嗽咳痰可给予耳穴贴压，取肺、气管、神门、皮质下、大肠等穴，或遵医嘱拔火罐，取肺俞、膏肓、定

NOTE

喘、脾俞、肾俞等穴，亦可进行穴位按摩，取肺俞、膻中、中府、云门、孔最等穴；胸闷遵医嘱穴位按摩，取膻中等穴，亦可进行耳穴贴压，取心、胸、神门、小肠、皮质下等穴。热哮者可刮痧背部、胸部和上肢部。缓解期可用敷贴疗法提高正气。

（二）主要症状护理

本病的常见症状有咳嗽、咳痰和胸闷气喘等，本节主要介绍胸闷气喘时吸入剂的使用护理：

1. 吸入药物时取坐位，指导患者正确使用吸入装置。

2. 指导患者正确的呼吸方法，用力呼气后再用口尽力吸入，确保药物充分发挥药效。

3. 使用含激素类药物后应及时漱口，避免激素残留在口腔引起真菌感染。

4. 指导患者按时规律用药，遵医嘱适时调整药物，不可自行减药或停药。

5. 告知患者哮病难以速愈和根治。虽然缓解期常自我感觉没有症状，但是气道的高反应性还持续存在，必须坚持长期用药。

（三）健康教育

1. 注意保暖，防止感冒，避免因寒冷空气的刺激而诱发，避免接触过敏源。

2. 根据身体情况，做适当的体育锻炼，以逐步增强体质，提高抗病能力。

3. 饮食宜清淡，忌肥甘油腻、辛辣甘甜，防止生痰生火，避免海膻发物、烟尘异味。

4. 在心肺康复锻炼基础上增加太极拳、八段锦等；可做腹式呼吸、缩唇呼吸和呼吸吐纳功法，以提高肺活量，改善呼吸功能。

5. 保持心情舒畅，避免不良情绪的影响，劳逸适当，防止过度疲劳。

6. 体虚者平时可常服玉屏风散、肾气丸等药物，以调护正气，提高抗病能力。

第四节　喘证

一、概述

喘即气喘、喘息。喘证是因感受外邪、饮食不当、情志失调或久病劳欲等导致肺失宣降，肺气上逆或肾失摄纳，以呼吸困难，甚则张口抬肩，鼻翼扇动，不能平卧等为主要临床特征的一种病证。严重者可出现喘脱之危重证候。

喘证最早记载见《黄帝内经》。《灵枢·五阅五使》篇曰："肺病者，喘息鼻张。"《灵枢·本脏》篇："肺高则上气肩息。"汉·张仲景《金匮要略》中所言"上气"即是指气喘、肩息、不能平卧的证候，辨证分虚实，并列方治疗。明·张景岳把喘证归纳成虚、实两大证。清·叶天士《临证指南医案》说："在肺为实，在肾为虚。"清·林佩琴《类证治裁·喘证》认为"喘由外感者治肺，由内伤者治肾"。

临床肺炎、喘息性支气管炎、肺气肿、肺源性心脏病、心脏性哮喘以及癔病等以呼吸困难为主要临床表现时，可参照本篇辨证施护。

NOTE

二、病因病机

喘证的病因很复杂，外邪侵袭、饮食不当、情志失调、劳欲久病等均可成为喘病的病因，引起肺失宣降，肺气上逆或气无所主，肾失摄纳而致喘病。喘证的病位主要在肺和肾，病因涉及肝、脾。基本病机为痰邪壅肺，宣降不利；或精气虚衰，肺肾出纳失常。病因病机见图1-4。

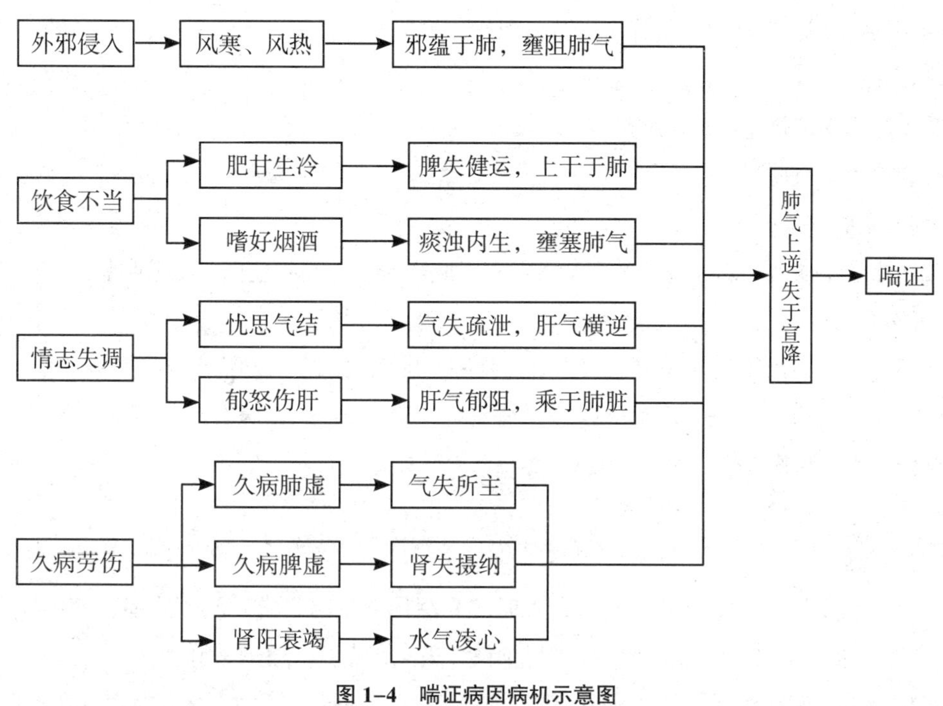

图1-4 喘证病因病机示意图

三、常见类型

（一）实喘

1. 风寒壅肺

【临床症状】喘息咳逆，呼吸急促，胸部胀闷，痰多稀薄而带泡沫、色白质黏，并伴有风寒束表的感冒症状。

【辨证分析】风寒上受，内合于肺，邪实气壅，肺气不宣，故喘咳气逆，胸部闷胀。寒邪伤肺，凝液成痰，则痰多稀薄色白。风寒束表，皮毛闭塞，故见恶寒、头痛、发热、无汗等表寒证。苔薄白而滑，脉浮紧亦为风寒在表之征。

【施护法则】宣肺散寒。

【代表方】麻黄汤合华盖散。

2. 表寒肺热

【临床症状】喘逆上气，胸胀或痛，鼻扇，息粗，咳而不爽，吐痰稠黏，伴形寒，身热，烦闷，身痛，有汗或无汗，口渴。苔薄白或薄黄，舌边红，脉浮数或滑。

【辨证分析】因寒邪束表，肺有郁热，或表寒未解，内已化热，热郁于肺，肺气上逆，而喘逆，息粗，鼻扇，胸部胀痛，咳痰稠黏不爽；热为寒郁则伴形寒，发热，烦闷，身痛。苔薄白或黄，舌质红，脉浮数为表寒肺热夹杂之象。

【施护法则】解表清里，化痰平喘。

【代表方】麻杏石甘汤。

3. 痰热郁肺

【临床症状】喘咳气涌，胸部胀痛，痰多质黏色黄或夹有血色，伴胸中烦闷，身热，有汗，口渴而喜冷饮，面赤，咽干，小便赤涩，大便或秘，舌质红，舌苔薄黄或腻，脉滑数。

【辨证分析】邪热壅肺，灼津成痰，肃降无权，而致喘咳气涌，胸部胀痛，痰黏稠色黄；热伤肺络则见血痰；痰热郁蒸故伴有烦热，渴饮，咽干，面红等症；舌质红，苔黄或腻，脉滑数为痰热之征。

【施护法则】清热化痰，宣肺平喘。

【代表方】桑白皮汤。

4. 痰浊阻肺

【临床症状】喘而胸满闷塞，甚则胸盈仰息，咳嗽痰多、黏腻色白，纳呆呕恶，口黏不渴，困倦。舌质淡，苔白腻，脉滑或濡。

【辨证分析】中阳不运，积湿成痰，痰浊壅肺，肺气失降，故喘满闷窒，胸盈仰息，痰多色白黏腻；痰湿蕴中，肺胃不和而见呕恶，纳呆，口黏，苔厚腻，脉滑。

【施护法则】祛痰降逆，宣肺平喘。

【代表方】二陈汤合三子养亲汤。

5. 肺气郁闭

【临床症状】情志刺激可诱发喘咳，发时呼吸短促，息粗气憋，胸闷胸痛，咽中异物感，但喉中痰鸣不著，或无痰声。平素常多忧思抑郁，失眠，心悸。苔薄，脉弦。

【辨证分析】郁怒伤肝，肝气冲逆犯肺，肺气不降，则喘促气憋，咽中如窒。肝肺络气不和而胸闷胸痛。心肝气郁则失眠、心悸，脉弦。

【施护法则】开郁降气平喘。

【代表方】五磨饮子。

（二）虚喘

1. 肺气虚耗

【临床症状】气怯声低，咳声低弱，喘促短气，喉有鼾声，痰吐稀薄，自汗畏风，易感冒，或见咳呛痰少质黏，烦热而渴，咽喉不利，面颧潮红。舌质淡红苔薄，脉软弱或细数。

【辨证分析】肺虚气失所主，故喘促短气，气怯声低，喉有鼾声。肺气不足致咳声低弱。气不化津，故咯痰稀白。肺虚卫外不固则自汗、畏风。舌质淡红，脉软弱为肺气虚弱之象。若肺阴不足，虚火上炎则见呛咳痰少质黏，烦热，咽喉不利，面潮红。舌红苔薄，脉细数为阴虚火旺之征。

【施护法则】补肺益气养阴。

【代表方】生脉散合补肺汤。

2. 肾虚不纳

【临床症状】喘促日久，动则喘甚，呼多吸少，呼则难升，吸则难降，气不得续，形瘦神惫，跗肿，汗出肢冷，面青唇紫，舌淡苔白或黑而润滑，脉微细或沉弱；或见喘咳，面红烦躁，口咽干燥，汗出如油，舌红少津，脉细数。

NOTE

【辨证分析】久病肺虚及肾，气失摄纳故见呼多吸少，气不得续，动则喘甚；肾虚精气耗损，则见形瘦神惫；肾阳既衰，卫外之阳不固故汗出；阳气不能温养于外，则肢冷、面青；阳虚气不化水而见跗肿。舌苔淡白、黑润，脉微细、沉弱均为肾阳衰弱之征。肾阴不足，虚火上炎则见面红烦躁，口咽干燥，汗出如油，舌红少津，脉细数等症。

【施护法则】补肾纳气。

【代表方】金匮肾气丸合参蛤散。

3. 正虚喘脱

【临床症状】喘逆剧甚，张口抬肩，鼻扇气促，端坐不能平卧，稍动则咳喘欲绝，或有痰鸣，心慌动悸，烦躁不安，面青唇紫，汗出如珠，肢冷。脉浮大无根，或见间歇脉，或脉象模糊不清。

【辨证分析】肾阳虚衰，摄纳无权，故见喘逆，张口抬肩，张口不能平卧，脉浮大无根。心阳衰微，故心慌动悸，或见间歇脉。气阴俱竭，故见烦躁不安，汗出如珠，脉间歇或模糊不清。

【施护法则】扶阳固脱，镇摄肾气。

【代表方】参附汤送服黑锡丹，配合蛤蚧粉。

四、施护

（一）辨证施护

1. 病情观察　密切观察咳嗽的性质、程度、持续时间、规律以及咳痰的颜色、性状、量及气味，有无喘促、发绀等伴随症状。观察有无皮肤红润、温暖多汗、球结膜充血、搏动性头痛等 CO_2 潴留的表现。若痰白清稀，多为风寒袭肺；痰多色白黏腻，多为痰浊阻肺；痰色黄稠，多为痰热郁肺；若出现症状加重，体温血压骤降，脉微欲绝或浮大无根，多为肺气欲绝，心肾阳衰的喘脱危症，应立即报告，并做好急救准备。

2. 生活起居

（1）指导患者戒烟，室内勿放鲜花等可能引起过敏的物品，避免花粉及刺激性气体的吸入。

（2）在呼吸道传染病流行期间，尽量避免去人群密集的公共场所，避免感受外邪诱发或加重病情。

（3）经常做深呼吸，腹式呼吸和缩唇呼气联合应用，提高肺活量，改善呼吸功能。

（4）喘证发作时取舒适体位，协助翻身拍背或雾化吸入，保持呼吸道通畅。

3. 饮食护理　饮食以高热量、高蛋白和高纤维素为宜，并补充适量无机盐，同时避免摄入过多碳水化合物及易产气食物。多吃绿叶蔬菜及水果，食物烹饪以蒸、煮为宜，食物宜软烂，以利于消化吸收。

（1）风寒雍肺者：宜进食温肺散寒食物，如生姜、葱白等。忌食生冷瓜果。

（2）痰热郁肺者：宜食凉性新鲜蔬果，如鸭梨、萝卜、荸荠、西瓜等。

（3）痰浊阻肺者：宜进食清肺化痰、理气止咳的食物，如雪梨银耳百合汤等。

（3）肺气郁闭者：宜进食开郁宣肺、降气平喘的食物，如杏仁粥、萝卜生姜汁等。

4. 用药护理　遵医嘱给予止咳、祛痰药物，用药期间注意观察药物疗效及不良反应。遵医

NOTE

嘱使用发汗解表药时，密切观察体温变化、汗出情况以及药物不良反应。麻黄汤不宜久煎，麻杏石甘汤中生石膏宜先煎。寒证、虚证温热服，热证温服。

5. 情志护理 本病缠绵难愈，患者精神负担较重，常易出现焦虑、抑郁等情绪，责任护士多与患者沟通，了解其心理状态，及时予以心理疏导。

6. 适宜技术 咳嗽咳痰遵医嘱给予耳穴贴压可选择肺、气管、神门、皮质下等穴位，亦可进行穴位贴敷，可选择肺俞、膏肓、定喘、天突等穴位。感受外邪引起的发热，遵医嘱刮痧疗法，可选择大椎、风池、肺俞、脾俞等穴位。体质虚寒可采用灸法。腹胀纳呆，耳穴贴压可选择脾、胃、三焦、胰、胆等穴位。穴位按摩：遵医嘱选择足三里、中脘、内关等穴位。穴位贴敷：可选择中脘、气海、关元、神阙等穴位。

（二）主要症状护理

本病的常见症状为呼吸困难，护理措施如下：

1. 协助患者取坐位或半卧位。

2. 保持温湿度适宜，空气洁净清新，避免和去除诱发因素。

3. 遵医嘱吸氧。

4. 定时翻身、拍背、排痰，遵医嘱雾化吸入，保持呼吸道通畅。

5. 观察神志，呼吸频率、深浅度、节律，皮肤黏膜、球结膜颜色，尿量，水、电解质、酸碱平衡情况，准确记录出入量。

6. 遵医嘱应用呼吸兴奋剂、支气管解痉药、抗生素，注意观察用药后反应，以防药物过量。

7. 对烦躁不安者注意患者的安全，慎用镇静剂，以防引起呼吸抑制。

8. 去除紧身衣服和厚重被服，减少胸部压迫。

9. 做好气管插管或气管切开准备工作，随时准备协助医师进行抢救。

10. 备好吸痰器和抢救物品，必要时采用机械通气辅助呼吸。

（三）健康教育

1. 保持室内空气新鲜，避免理化因素刺激，适当锻炼，增强机体抵抗力。避风寒，戒烟酒，饮食宜清淡，忌食辛辣刺激及甜黏肥腻之品。

2. 密切观察病情的变化，防止剧烈活动，避免剧烈咳嗽。

3. 平素宜调畅情志，因情志致喘者，尤须愉悦情志，避免不良刺激。

4. 喘病发生时，应卧床休息，或取半卧位休息，充分给氧。

5. 恢复期指导患者进行呼吸功能锻炼，改善肺功能。

6. 慢性严重缺氧的患者，建议患者坚持长期氧疗。

第五节　肺痨

一、概述

NOTE

肺痨是由于正气虚弱，痨虫侵蚀肺脏所致，以咳嗽、咯血、潮热、盗汗及身体逐渐消瘦等为主要表现的慢性消耗性疾病，具有传染性。

本病发病多慢，初起时病情轻，逐渐加重，亦有急性发病，迅速恶化者。凡病情轻浅，病程较短，早期治疗可康复。若治疗不及时，迁延日久，病情较重者较为难治。晋代《肘后备急方》最早认识到本病具有传染性，指出“死后复传之旁人，乃至灭门”，并创立“尸注”“鬼注”之名。

西医学中肺结核、某些肺外结核等疾病，以咳嗽、咯血、潮热、盗汗及身体逐渐消瘦等为主要表现者，均可参照本节辨证施护。

二、病因病机

肺痨的致病因素主要有两个方面，一为痨虫感染，一为正气虚弱，二者可以互为因果。本病的发病部位主要在肺，与脾、肾两脏的关系最为密切，其病理变化以阴虚火旺为主。初起肺体受损，肺阴受耗，肺失滋润，继则肺肾同病，兼及心肝，阴虚火旺，或肺脾同病，致气阴两伤，后期阴损及阳，终致阴阳俱伤的危重结局。病因病机见图 1–5。

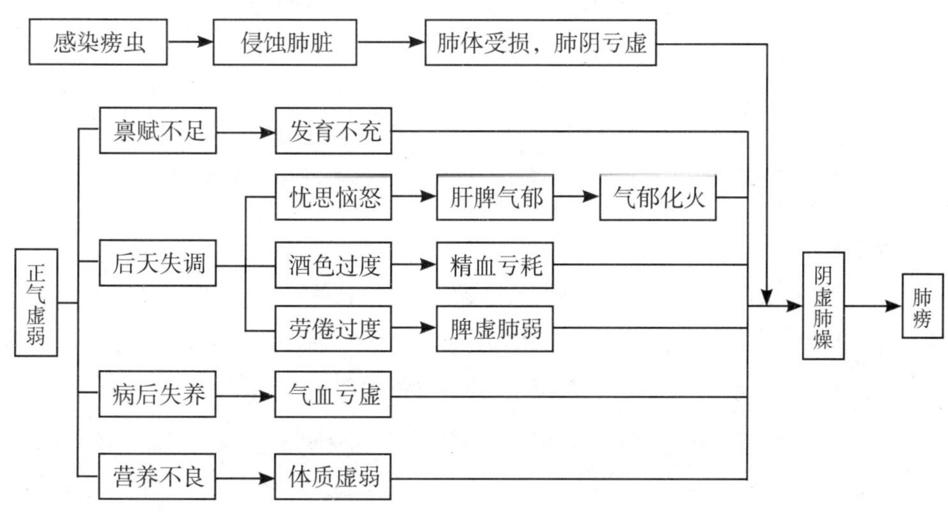

图 1–5　肺痨病因病机示意图

三、常见证型

1. 肺阴亏损

【临床症状】干咳，咳声短促，或咯少量黏痰，或痰中带血丝或血点，血色鲜红，胸部隐隐闷痛，午后手足心热，皮肤干灼，口干咽燥，或有轻微盗汗。舌边尖红苔薄，脉细或细数。

【辨证分析】肺为娇脏，喜润恶燥，肺阴不足，失于清肃，气逆作咳，阴亏肺燥，故无痰；燥热伤络而咯血，阴虚内热则过午低烧；阴虚阳盛，迫汗外溢而有盗汗；舌红脉细数为阴虚之候。此证多见于疾病初起阶段。

【施护法则】滋阴润肺，清热抗痨。

【代表方】月华丸。

2. 阴虚火旺

【临床症状】呛咳气急，痰少质黏，或吐稠黄痰，量多，时有咯血，血色鲜红，午后潮热，骨蒸，五心烦热，颧红，盗汗量多，口渴，心烦，失眠，性情急躁易怒，或胸胁掣痛，男子可见遗精，女子月经不调，形体日渐消瘦。舌红而干，苔薄黄或剥，脉细数。

【辨证分析】久病伤阴，肺伤咳甚，邪久化热，更损肺阴，故痰少而黏稠，不易咯出，甚至络伤而咯血痰；阴伤则火旺，水不制火，阳气升腾，症见两颧潮红而内热重，心烦而少寐，逼津外泄而盗汗重；脉络不和则胸疼；相火偏亢则遗精，冲任失养则月事失调；肺病及脾，生化失养，则见形体消瘦，肌肉疲倦少动。舌绛苔剥，脉沉细数，为久病伤阴，脏气亏虚之象。

【施护法则】滋阴降火，补肺益肾。

【代表方】秦艽鳖甲散。

3. 气阴耗伤

【临床症状】咳嗽无力，气短声低，咯痰清稀色白，偶或痰中夹血，或咯血，血色淡红，午后潮热，伴有畏风，怕冷，自汗与盗汗并见，面色㿠白，颧红，纳少神疲，便溏。舌质嫩红，或舌淡有齿印，苔薄，脉细弱而数。

【辨证分析】久病之体，阴病损阳，致使气阴两伤。肺不主气，脾失运化，则见体弱声微，面色㿠白，纳呆便溏；肺虚卫外不固，故汗出畏寒；阳气衰则神疲体软，倦怠乏力，加之肺痨固有的阴伤颧红盗汗等症，形成气阴两伤证候。舌质嫩红，或舌淡有齿印，苔薄，脉细弱而数，皆为阴耗气伤之象。

【施护法则】养阴润肺，益肺健脾。

【代表方】保真汤。

4. 阴阳两虚

【临床症状】咳逆喘息少气，咯痰色白，或夹血丝，血色暗淡，潮热，自汗，盗汗，声嘶或失音，面浮肢肿，心慌，唇紫，肢冷，形寒，或见五更泄泻，口舌生糜，大肉尽脱，男子滑精、阳痿，女子经少、经闭。舌质淡或光嫩少津，脉微细而数。

【辨证分析】久延而病重，阴伤及阳，肺、脾、肾三脏俱虚。肺虚气逆则咳逆喘息少气；精气虚衰则形体羸弱，大肉尽脱，男子滑精、阳痿，女子经少、经闭，五更泄泻；肺肾阴虚则潮热盗汗；病及于心则心慌，唇紫；虚火上炎则口舌生糜；卫阳不固则形寒自汗。舌质淡或光嫩少津，脉微细而数或虚大无力则为阴阳两虚之象。

【施护法则】滋阴补阳，培元固本。

【代表方】补天大造丸。

四、施护

（一）辨证施护

1. 病情观察

（1）定时监测体温，观察身热起伏的时间、程度及规律；观察盗汗的部位、时间及汗出的多少，尤其注意午后及晚间的变化。

（2）观察咳嗽的声音、频率、程度，咯痰与否及难易程度，痰的色、质、量，规范留取痰标本。对痰多难咯者，注意翻身拍背，必要时雾化。

（3）观察咯血的色、质、量及面色、脉搏、血压变化，及时留取血痰标本送检。注意判断大咯血先兆，即口中有无血腥味、咽痒、胸闷、烦躁等表现；发生大咯血时，应防止咯血窒息

NOTE

的发生，配合医生抢救。

（4）若出现喘逆气急，大肉尽脱，面浮肢肿，心慌唇紫，形寒肢冷等重症，应严密观察，及时做好抢救的准备。

2. 生活起居

（1）本病具有传染性，应住专科医院或专科病房，做好呼吸道隔离工作。患者衣被、用品等应煮沸消毒后清洗，痰液等排泄物应消毒处理。

（2）阴虚盗汗，出汗较多者，晚上衣被不宜过暖；汗后及时擦干，更换衣物，勿受凉。

（3）平素注意保养元气，适当休息，爱惜精血。病情较轻者可适当锻炼，如练晨操、打太极、散步等；病情严重者应卧床休息。

3. 饮食护理

（1）一般护理：加强营养，多吃瘦肉、奶类、蛋类、家禽、鱼虾、豆类及豆制品等富含蛋白质的食物；多食富含维生素C和维生素B的食物，如橘子、鲜枣、草莓；禁食辛辣、油炸及过热的食物，以免诱发咯血。

（2）辨证施食：①肺阴亏损者，宜多食银耳、百合、燕窝等滋阴润肺之品，可服用食疗之双耳羹、甲鱼滋阴汤、贝母冰糖炖豆腐等；②阴虚火旺者，宜食滋阴润肺降火之品，如藕汁、萝卜汁、雪梨、枇杷等，可服用食疗之雪梨菠菜根汤或石斛12g煎水代茶饮；③气阴耗伤者，宜进食补养气阴、益肺健脾的食物，如山药、莲子、扁豆、薏苡仁、红枣等，可服用食疗之莲子百合炖瘦肉、党参百合猪肺汤等；④阴阳两虚者，宜进食滋阴温阳、补益精血之品，如桑椹、银耳、甲鱼、阿胶、黄芪、海参等，可服用食疗之羊髓生地羹、海参粥、虫草鸭子汤等。

4. 用药护理　指导患者按时服药，中药宜温服，抗痨西药不可擅自减量或停药；观察服药后反应，定期监测肝肾功能。

5. 情志护理　本病病程较长，应让患者及家属做好思想准备。初发患者常感到害怕，复发患者则担心不能治愈，因此，护理人员对发病者要以安抚为主，对复发者则着重于鼓励，增强其战胜疾病的信心。

6. 适宜技术　临床可运用艾灸方法治疗肺痨。初时长期灸关元、神阙，以提高免疫力，强壮身体，抵抗痨虫入侵。中期因肺体受损，灸尺泽、肺俞、中府等穴。后期则补益脾肾，调和五脏六腑，灸中脘、肾俞、太溪等穴。另外，还可根据证型，辨证施灸。基础穴位为肺俞、膏肓、太溪；肺阴亏损型配穴行间、照海；阴虚火旺型配穴照海、涌泉；气阴耗伤型配穴脾俞、胃俞、气海；阴阳两虚型配穴神阙、照海。若患者出现满面通红、壮热、气大喘、烦躁口渴时应停止施灸。

（二）主要症状护理

本病的常见症状主要是咳嗽、咳痰、盗汗、咯血，护理措施如下：

1. 咳嗽、咳痰的护理　可借鉴咳嗽章节相关护理措施。

2. 盗汗的护理

（1）出汗较多时，可用五倍子粉醋调，制成药饼，贴敷脐部，晚贴早揭；或用龙骨牡蛎粉外擦皮肤；或用浮小麦、糯稻根各30g，碧桃干15g，红枣5～7个，水煎服。

（2）临睡前2小时，按揉后溪、阴郄、三阴交、太溪等穴以敛汗，每日一次。

NOTE

3. 咯血的护理

（1）及时止血。中小量咯血，可遵医嘱口服白及粉、三七粉、仙鹤草素等药物止血；大量咯血，可用垂体后叶素 10U 加 10% 葡萄糖溶液 20mL，静脉推注或静脉滴注，但高血压及冠心病患者忌用。

（2）咯血时采用患侧卧位，以防咯血堵塞气道而窒息。

（3）必要时可输血。

（三）健康教育

1. 注意消毒隔离 患者避免出入公共场所，衣物和生活用品定期消毒后使用，痰液、痰杯、便器及时消毒处理。

2. 加强营养 多食用高蛋白食物，如肉类、蛋类、牛奶等，以补充营养、提高免疫力。

3. 盗汗的日常处理 出现大量盗汗时，应及时处理，勤换内衣、床单，保持干燥，并及时补充足够水分。

4. 适当活动 有高热、咯血等症状时应卧床休息，恢复期可循序渐进地适当活动及体育锻炼。

5. 坚持用药 患者及家属应明确全程治疗的重要性，督促患者按疗程用药。

6. 定期复查 定期复查肝功能、X 线胸片以及痰结核分枝杆菌检查等，了解病情变化。另外，对密切接触者也应定期进行胸部 X 线检查，早发现早治疗。

第六节 心悸

一、概述

心悸是因心失所养或邪扰心神，患者自觉心中悸动，惊惕不安，甚则不能自主为主要表现的一种病证。临床多呈发作性，每因情志波动或劳累过度而诱发，且常伴胸闷、乏力、眩晕、耳鸣、寐差、健忘等症。心悸又有惊悸和怔忡之分，病情较轻者为惊悸，病情较重者为怔忡。明代《医学正传·惊悸怔忡健忘证》中详细的描述了惊悸、怔忡的区别与关联。关于病名，汉代张仲景的《金匮要略》和《伤寒论》中首次命名为“心动悸”“心下悸”“心中悸”及“惊悸”等，认为惊扰、水饮、虚劳及汗后受邪为其主要病因，并记载了发病时脉率的结、代、促等不同表现，提出“心动悸，脉结代，炙甘草汤主之”。

西医学中，各种原因引起的心律失常，如心动过速、心动过缓、期前收缩、心房颤动或扑动、房室传导阻滞、病态窦房结综合征、预激综合征以及心功能不全、心肌炎、心脏神经官能症等，表现以心悸为主症者，均可参照本节辨证施护。

二、病因病机

心悸多因体质素虚、情志内伤、外邪侵袭等，导致心失所养、心神不宁而发病。其病位在心，常涉及肝、脾、肺、肾。心悸有虚实之分，虚者为气血阴阳亏虚，心失所养；实者多由痰火扰心、水饮凌心、心血瘀阻而致心神不宁。虚实之间相互夹杂或转化。如实证日久，病邪伤

NOTE

正，而致虚证；虚证也可致实，兼见实证表现。病因病机见图 1–6。

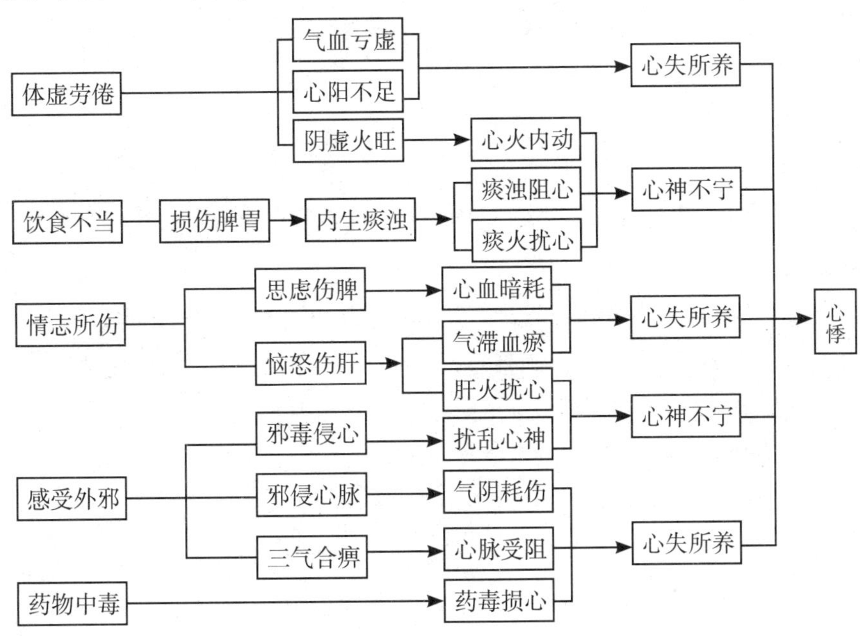

图 1–6　心悸病因病机示意图

三、常见证型

1. 心虚胆怯

【临床症状】心悸不宁，坐卧不安，善惊易恐，恶闻声响，不寐多梦而易惊醒，食少纳呆。舌质淡红，苔薄白，脉细略数或细弦。

【辨证分析】平素心虚胆怯，突受惊吓，心惊神摇，心神不能自主，故心悸不宁；心不藏神，心中惕惕，则善惊易恐，坐卧不安，不寐多梦而易惊醒；心病及脾，脾失健运，则食少纳呆。舌质淡红、苔薄白为心气不足之征，脉细略数或细弦为心神不安，气血逆乱之象。

【施护法则】镇惊定志，养心安神。

【代表方】安神定志丸。

2. 心血不足

【临床症状】心悸气短，动则尤甚，兼见头晕目眩，面色无华，健忘失眠，神疲乏力，纳呆食少。舌淡红，苔薄白，脉细弱。

【辨证分析】心血不足，不能养心，动则更耗气血，故心悸气短，动则尤甚；气血亏损，不能上荣，故头晕目眩，面色无华；血虚则神明无主，故失眠健忘；纳呆食少，神疲乏力均为脾气虚弱之表现。舌淡红，苔薄白，脉细弱为血虚之象。

【施护法则】补血养心，益气安神。

【代表方】归脾汤。

3. 阴虚火旺

【临床症状】心悸易惊，思虑劳心尤甚，心烦不寐，眩晕耳鸣，急躁易怒，五心烦热，潮热盗汗，口燥咽干，腰膝酸软。舌红少津，苔少或无，脉细数。

【辨证分析】肾阴不足，不能上济于心而致心火内动，扰动心神，故心悸而烦，易惊不得安寐；阴虚于下，则见腰酸；阳扰于上则眩晕耳鸣；阴虚内热，虚火灼津则五心烦热，口燥咽干，潮热盗汗。舌红少津，苔少或无，脉细数为阴虚火旺之征。

【施护法则】滋阴清火，养心安神。

【代表方】天王补心丹合朱砂安神丸。

4. 心阳不振

【临床症状】心悸不安，胸闷气短，动则尤甚，面色苍白，形寒肢冷。舌质淡，苔白，脉象虚弱或沉细无力。

【辨证分析】病久体虚，损及心阳，心失温养，故心悸不安；胸中阳气不足，动则耗气，故胸闷气短，动则尤甚；心阳虚衰，血液运行迟缓，肢体失于温煦，故面色苍白，形寒肢冷。舌质淡，苔白，脉象虚弱或沉细无力为心阳不振，鼓动无力之征。

【施护法则】温补心阳，安神定悸。

【代表方】桂枝甘草龙骨牡蛎汤合参附汤。

5. 水饮凌心

【临床症状】心悸眩晕，胸闷痞满，渴不欲饮，小便短少，或下肢浮肿，形寒肢冷，伴恶心呕吐，流涎，甚则喘促不得平卧。舌淡胖，苔白滑，脉弦滑或沉细而滑。

【辨证分析】肾阳虚不能化水，水饮内停，上凌于心，故见心悸；饮阻中焦，清阳不升，则见眩晕；气机不利，故见胸闷痞满；水饮内停，水津不布，则渴不欲饮，小便短少，下肢浮肿；阳气失于温煦，则形寒肢冷；饮邪上逆，胃失于和降则恶心呕吐，流涎；若水饮内停于肺，肺气不宣则见喘促不得平卧。舌淡胖，苔白滑，脉弦滑为水饮内停之象。

【施护法则】振奋心阳，化气行水。

【代表方】苓桂术甘汤。

6. 心血瘀阻

【临床症状】心悸不安，胸闷不舒，心痛时作，痛如针刺，唇甲青紫。舌质紫暗或有瘀斑瘀点，脉涩或结或代。

【辨证分析】心脉瘀阻，心失所养而致心悸不安；血瘀气滞，心阳被遏，则胸闷不舒；瘀血内停，心脉挛急不通，则心痛时作；唇甲青紫，舌质紫暗或有瘀斑瘀点，脉涩或结或代，为瘀血内阻之象。

【施护法则】活血化瘀，理气通络。

【代表方】桃仁红花煎合桂枝甘草龙骨牡蛎汤。

7. 痰火扰心

【临床症状】心悸时发时止，受惊易作，胸闷烦躁，痰多黏稠，口苦口干，大便秘结，小便黄赤。舌红，苔黄腻，脉弦滑。

【辨证分析】痰火扰心，蒙蔽心窍，心神不宁，故见心悸时发时止；惊则气乱，痰随气涌，故受惊易作；气郁痰火互结于心胸，耗伤津液，故胸闷烦躁，痰多黏稠，口苦口干；大便秘结，小便黄赤，舌红，苔黄腻，脉弦滑均为痰火壅盛之象。

【施护法则】清热化痰，宁心安神。

【代表方】黄连温胆汤。

四、施护

（一）辨证施护

1. 病情观察

（1）密切观察心率、心律、脉象变化，有无胸闷、心痛及患者的血压、情绪等情况。

（2）观察患者的面色、汗出、纳食、二便以及舌苔、脉象等情况，以判断其证候，并注意观察其有无呼吸困难、喘促等情况。

（3）心率持续在 40 次 / 分以下或超过 120 次 / 分，脉结代并伴有心慌胸闷等症时，为病情加重，应及时报告医生，配合处理。若出现胸中绞痛、喘促大汗、面色苍白、四肢厥冷等则为心阳暴脱之危象，应迅速报告医生，配合抢救。若有喘促、胸闷或咳吐粉红色泡沫痰时立即给氧气，可加 20% ～ 30% 酒精湿化后吸入，协助患者取半卧位、坐位或垂足坐位，对症处理。

2. 生活起居

（1）避免噪音，减少刺激，如家属减少探视时间，工作人员做到说话轻、操作轻、走路轻、关门轻等。

（2）对心阳不振或水饮凌心者尤其注意保暖，室内温度稍高；对阴虚火旺者则室内温度可稍低，光线稍暗。

（3）心悸发作时，应卧床休息，对水饮凌心、痰阻心脉等证应绝对卧床，待症状好转后，逐渐恢复体力活动；心气不足者活动量应控制，避免耗气更甚；阴虚火旺者慎房事，防肾水亏耗，水不济火，加重病情；对年老体弱、长期卧床、活动无耐力者，协助其起居，注意皮肤护理，预防压疮发生。

（4）虚证者可根据季节变化和十二时辰进行日常生活调理，如心阳不振者可适当进行日光浴以养阳气；阴虚火旺者可在冬季养阴，以滋补肾阴；心虚胆怯者勿熬夜，子时前进入睡眠期。

3. 饮食护理

（1）低盐低脂饮食。可多吃含钾高的食物，如柑橘、香蕉、花菜、油菜、慈菇等。

（2）辨证施食：①心虚胆怯者，以养心安神之品为宜，如荔枝、猪心、蛋类、五味子等。②气血亏虚者，以补益气血之品为宜，如鸡肉、鸽肉、莲子、红枣、山药等，以及含铁丰富的食物，食疗可用党参当归炖猪心、小麦红枣粥等，以补益心脾，养血安神。③阴虚火旺者，以滋阴降火，清心安神之品为宜，如梨、百合、浮小麦、鸭肉等，食疗可用百合鸡子黄汤、银耳莲子羹等，以养血滋阴，清心安神。④心阳不振者，饮食应趁温热服食，以温补心阳之品为宜，如羊肉、羊乳、羊心、桂皮，可用大葱、干姜、大蒜等调味，食疗可用桂心人参蒸羊心，以温补心阳，安神定悸。⑤水饮凌心者，食疗可用桂心粥，以健脾养胃，温阳化饮，并限制钠盐和水的摄入。⑥心血瘀阻者，以活血化瘀之品为宜，如玫瑰花、山楂、红糖等，食疗可用红花炖羊心，以活血化瘀，通经止痛。⑦痰火扰心者，忌食膏粱厚味、煎炸炙煿之品。

4. 用药护理

（1）心阳不振者服用中药时应热服。观察记录用药后的效果和反应。如安神定志丸中含有朱砂，应注意服药时间不能过长，防慢性中毒；服用附子、西药洋地黄类药物，应注意观察患者有无心率缓慢、胃纳减退、恶心、色觉异常、心慌不适等中毒症状；使用攻逐利水药或利尿

NOTE

剂时，要准确观察出入量并记录，如患者出现无力、心律不齐等低血钾症状时应及时报告，对症处理。静脉用药时，应严格控制速度，以免加重心脏负担。

（2）随身携带急救药物，以备急用。

5. 情志护理 心虚胆怯者，应避免恐怖刺激；心血不足者避免思虑过度；痰火扰心或阴虚火旺者，应避免忧思恼怒等不良情志；心血瘀阻者避免忧郁悲观。心悸发作时感恐惧者，应有人陪伴在旁，予以心理安慰；对持续不良情绪者，应给予情绪疏导，如移情法、音乐法或谈心等。

6. 适宜技术 心悸发作时，可进行耳穴贴压，取神门、交感、心、皮质下、小肠等穴，每天睡前按揉 3 ～ 5 分钟；心虚胆怯者加肝穴、胆穴等；心血不足者加脾穴、胃穴等；阴虚火旺者可加肾穴；心阳不振或水饮凌心者可取三焦、胸、肝、脾等耳穴；心血瘀阻者可取肝、三焦等耳穴。也可按摩内关、郄门、神门、心俞、巨阙、肝俞、胆俞等穴位；心悸甚者取双内关穴按压 1 分钟。另外，坚持打太极拳，每日 1 次，每次 20 分钟，可改善不良心理状态，疏通气血，具有保精、养气和定神之效。

（二）主要症状护理

本病的常见症状主要是心悸、夜寐不安，本节主要介绍心悸的护理。

1. 运用中医适宜技术，如耳穴贴压、腧穴按摩等，以宁心安神、定惊止悸。若心悸甚者，可同取双侧耳穴或按摩身体相应的穴位。

2. 心悸发作时，脉搏加快而无结代，无器质性病变，可采用压迫眼球法和压迫颈动脉窦法缓解心率。①压迫眼球法：患者轻闭双眼下视，用拇指压迫一侧眼球上部，逐渐增加压力，至患者感觉轻微疼痛，心悸减轻为止，若一侧无效可换另一侧，每次压迫时间不超过 30 秒。且不可双侧同时压，也不可用力过猛，避免意外发生。②压迫颈动脉窦法：患者卧位，头偏向一侧，以拇指轻压一侧颈动脉窦 10 ～ 20 秒，两侧可交替进行，但不可同时按压。操作前事先备好阿托品、肾上腺素等急救药，防意外发生。

3. 半卧位休息，环境舒适安静；稳定患者情绪，避免不良刺激。必要时给予低流量吸氧、心电监护。

4. 按时服药，密切观察病情变化，服药前和服药后半小时监测心率、脉率变化情况。

（三）健康教育

1. 疾病相关知识 让患者了解诱发心悸的因素，如过劳、情绪激动、饱餐、寒冷刺激等，应尽量避免。鼓励患者积极治疗原发疾病，如冠心病、肺心病、风湿病等。

2. 适当活动 病情较轻时，适当活动，如散步、打太极拳等，以自我不觉疲劳，不加重症状为度；病情严重者，心悸、气短频发时，应绝对卧床休息，待症状缓解后，逐渐增加活动量，做到循序渐进。

3. 控制不良情绪 应尽量避免恐怖刺激和不良情绪，保持稳定乐观向上的心态。

4. 正确服药 心悸病势缠绵，应坚持长期治疗，巩固疗效。居家适当服用人参等补气药，可以起到改善心气虚，增强抗病能力的作用。应随身携带速效救心丸、硝酸甘油片等急救药物，出现心悸、胸闷、胸痛时及时服用，以缓解症状。如出现心悸反复发作或长时间持续发作，甚至出现严重的胸中闷痛、喘促、水肿等症状时，应及时到医院救治。

NOTE

5. 饮食有节　注意饮食宜忌，配合药粥药膳。

6. 坚持自测心率、脉搏　缓解状态下，定时监测，一天四次，并做好记录，若有异常立即报告医护人员。另外，服药前和服药后半小时也应监测，特别是服用洋地黄类药物时，服药前心率低于 60 次 / 分应暂时停药。

7. 保持大便通畅　切忌怒责，多吃含粗纤维的蔬菜，以促进排便；排便困难时可适当服用麻仁丸、番泻叶等缓泻剂。

第七节　胸痹心痛

一、概述

胸痹心痛是因邪痹心络，心络痹阻不畅，以左胸部胸闷疼痛，甚则痛彻肩背，喘息不得卧为主症的一种病证。轻者感觉胸闷如窒，呼吸不畅，心前区、肩胛区隐痛、绞痛，历时数秒至数分钟，经休息或治疗后症状迅速缓解，但多反复发作；重者胸痛彻背，背痛彻心，持续不能缓解。《灵枢・五邪》指出："邪在心，则病心痛。"《素问・脏气法时论》亦提到："心病者，胸中痛，胁支满，胁下痛，膺背肩胛间痛，两臂内痛。"

西医学中冠状动脉粥样硬化性心脏病之心绞痛、心肌梗死、病毒性心肌炎、心包炎、慢性阻塞性肺气肿等，症见发作性胸闷疼痛、心痛彻背者，均可参照本节辨证施护。

二、病因病机

本病病位在心，与肺、肝、脾、肾密切相关。其主要病机为心脉痹阻。病理性质为本虚标实，虚实夹杂。病因病机见图 1–7。

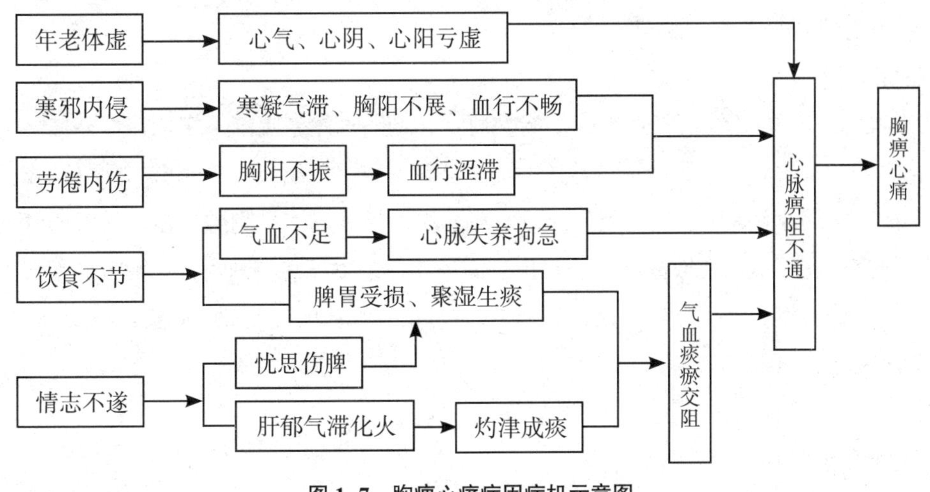

图 1–7　胸痹心痛病因病机示意图

三、常见证型

1. 心血瘀阻

【临床症状】心胸刺痛，痛有定处，入夜加重，甚则心痛彻背，背痛彻心，或痛引肩背，伴胸闷憋气，时作时止，日久不愈。多因暴怒、劳累等因素而加重。舌质紫暗，有瘀斑、瘀点，苔薄白，脉弦涩。

【辨证分析】瘀血凝涩，心脉不畅，故见心胸刺痛，痛有定处；血属阴，夜亦为阴，故入夜加重；心脉循行肩背，心气通于背俞，故心痛彻背，背痛彻心，或痛引肩背；瘀血阻塞，胸阳不振，可伴胸闷心悸。暴怒可加重气郁，劳累则耗气，二者均会加重血瘀。舌质紫暗，有瘀斑、瘀点，苔薄白，脉弦涩均为瘀血内停之征。

【施护法则】活血化瘀，通脉止痛。

【代表方】血府逐瘀汤。

2. 气滞心胸

【临床症状】心胸满闷，隐痛阵发，痛处固定，时有太息，伴胃脘部胀满，得嗳气或矢气则舒。常因忧思郁怒时诱发或加重。苔薄白或白腻，脉弦细。

【辨证分析】肝失疏泄，气机郁滞，心脉不和，故心胸满闷，隐痛阵发，痛处固定，时有太息，遇情志不遂时诱发或加重；肝气失疏，脾胃不和，故见胃脘部胀满；嗳气或矢气，气机暂时通畅，故见症状稍减。苔薄白或白腻，脉弦细为肝郁气滞之征。

【施护法则】疏肝理气，活血通络。

【代表方】柴胡疏肝散。

3. 痰浊闭阻

【临床症状】心胸窒闷疼痛，闷重痛轻，多形体肥胖，痰多气短，伴倦怠乏力，肢体沉重，纳呆便溏。遇阴雨天诱发或加重。舌质紫暗，舌体胖大、边有齿痕，苔白腻或白滑，脉滑。

【辨证分析】痰浊闭阻，胸阳不振，故心胸窒闷疼痛，闷重痛轻；气阻不畅，故见痰多气短；痰浊困脾，脾运不健，故见倦怠乏力，肢体沉重，纳呆便溏；痰为阴邪，故遇阴雨天诱发或加重。形体肥胖，痰多，苔白腻或白滑，脉滑均为痰浊壅阻之征。

【施护法则】通阳泄浊，豁痰开结。

【代表方】瓜蒌薤白半夏汤。

4. 寒凝心脉

【临床症状】胸痛如绞，猝然发作，痛彻肩背，胸闷气短，喘息不宁，伴形寒肢冷，冷汗自出，面色苍白。常因气候骤冷或骤遇风寒而发病或加重。舌质淡，苔薄白，脉沉紧或沉细。

【辨证分析】阴寒凝滞，气机闭阻，故心痛如绞，猝然发作；胸阳不振，故胸闷气短；阴寒凝滞，阳气不运，故形寒肢冷，冷汗自出，面色苍白；阴寒甚，则病发或加重，故气候骤冷或骤遇风寒时病情发生变化。舌质淡，苔薄白，脉沉紧或沉细为阴寒凝滞之征。

【施护法则】辛温散寒，宣通心阳。

【代表方】枳实薤白桂枝汤合当归四逆汤。

5. 气阴两虚

【临床症状】心胸隐痛，时作时止，动则加剧，伴心悸气短，神疲乏力，面色少华，头晕目眩，声息低微，易汗出。舌淡红、胖大边有齿痕，苔少，脉虚细缓或结代。

【辨证分析】心气不足，阴血亏耗，血行瘀滞，故心胸隐痛，时作时止；心脉失养，则心悸不安；气虚则见气短，动则益甚，神疲乏力，声息低微，易汗出；阴血不足，不能上荣头面，故见面色少华，头晕目眩。舌淡红，苔少，脉虚细缓或结代均为气阴两虚之征。

NOTE

【施护法则】益气养阴，活血通脉。

【代表方】生脉散合人参养营汤。

6. 心肾阴虚

【临床症状】心痛憋闷，心悸盗汗，心烦失眠，腰膝酸软，头晕耳鸣，口干便秘。舌红少津，苔少或苔薄，脉细数或促代。

【辨证分析】久病则气血亏损，运行不畅，痹阻心脉，故见心痛憋闷；心阴虚，虚火扰心，故心悸不安；阴虚则阳盛，虚热迫津外出则盗汗；水不济火，虚热内灼，故见心烦失眠，腰膝酸软，头晕耳鸣，口干便秘。舌红少津，苔少，脉细数均为阴虚之征。

【施护法则】滋阴清火，养心和络。

【代表方】天王补心丹合炙甘草汤。

7. 心肾阳虚

【临床症状】胸闷痛而气短，心悸汗出，伴畏寒肢冷，面色㿠白，唇甲淡白或青紫。常遇寒或劳累诱发或加重。舌质淡胖或紫暗，苔白或腻，脉沉细或沉细迟。

【辨证分析】阳气虚衰，胸阳不振，气机痹阻，血行瘀滞，故胸闷痛，心悸气短；心肾阳虚，失于温煦，故畏寒肢冷，自汗；阳气虚衰，瘀血内阻，故见面色㿠白，唇甲淡白或青紫，舌质淡胖或紫暗。寒冷或劳累使阳虚更甚，故易诱发或加重本病证。

【施护法则】温补阳气，振奋心阳。

【代表方】参附汤合右归饮。

四、施护

（一）辨证施护

1. 病情观察

（1）密切观察并记录生命体征、神志、舌苔、脉象变化，必要时进行心电监护。

（2）注意胸痛的部位、持续时间、疼痛性质及伴随症状，辨别证型及病情轻重。

（3）注意病势顺逆发展，若患者出现胸中剧痛，感觉窒息、“濒死感”，含服硝酸甘油等药物不得缓解，伴精神萎靡或烦躁、气短喘促、四肢厥冷、大汗淋漓、面色苍白、脉微欲绝或结代等危重证候，为“真心痛”，应及时通知医生，紧急救治。

2. 生活起居

（1）保持病室环境安静，避免噪声刺激或喧哗，做到关门、走路、操作等动作轻柔，以免惊动患者。

（2）保证患者充分的休息，协助患者日常生活。胸闷心痛发作时，应绝对卧床休息，避免不必要的翻动；缓解期适当下床活动，注意劳逸结合，避免过劳诱发疾病或加重病情。

（3）阳虚者，应注意保暖，避免寒邪侵袭；阴虚者不可汗出当风，以预防感冒；痰浊者忌潮湿环境；寒凝者忌室内温度过低。

（4）保持大便通畅，排便困难时切忌屏气用力，必要时遵医嘱给予缓泻剂，如麻仁丸、番泻叶等。

3. 饮食护理　心血瘀阻者，当活血化瘀通络，可食用黑木耳、茄子、山楂、红糖等食物；寒凝心脉者，当开痹通阳，饮食宜温热性，如饮少量米酒或低度葡萄酒。用少量干姜、花椒等

NOTE

调味，忌食生冷之物；痰浊壅塞者，宜食健脾化痰之品，如竹笋、白萝卜、山药、薏苡仁等；气阴两虚者，当滋阴养血，忌食辛辣刺激及热性食物，可选山药粥、百合银耳羹、莲子羹等；心肾阴虚者，宜清淡滋润之品，如木耳、银耳、百合、绿豆等；心肾阳衰者，当温补心肾，可选用羊肉、牛肉、韭菜、洋葱等食物。

4. 用药护理 心痛发作时，应迅速给予硝酸甘油舌下含服，以缓解疼痛，并及时监测心率、血压的变化。

5. 情志护理 胸痛发作时，多陪伴安抚患者，指导其放松心情，避免情绪紧张。

6. 适宜技术

（1）耳穴贴压：以王不留行籽耳穴贴压，取心、交感、小肠穴等可缓解心胸疼痛。出现便秘者，可加胃穴、大肠穴、肺穴等。

（2）中药热熨：用川芎、乌头、细辛等研末制成药袋，烤热后热熨背部，多用于寒凝心脉型胸背闷痛。

（3）中药离子导入：选用当归、丹参、红花、桃仁、钩藤、络石藤、羌活等药物组成制剂，利用透皮吸收原理，达到活血化瘀，温经通络止痛的作用。

（4）砭石疗法：将砭石放置在水中逐渐加热到 50 ～ 60℃取出，放置在患者胸前顺经络熨或推或温补，或在背俞、巨阙、内关、通里等紧按慢提或温补，可缓解胸痹心痛。

（5）穴位按摩：可取心俞、内关、郄门、膻中、巨阙、通里等穴按揉或摩法，可缓解心痛胸闷不适；有便秘者，可顺时针按摩腹部，或指压足三里、脾俞、胃俞和大肠俞等。

（二）主要症状护理

本病的常见症状主要是胸闷、胸痛，护理措施如下：

1. 胸痹发作时，迅速使用药物进行缓解，如中药宽胸气雾剂对口腔部进行喷雾，吸入药物，以缓解疼痛。

2. 使用中医适宜技术，以缓解胸痹心痛。如耳穴贴压、中药离子导入、砭石疗法、穴位按摩等。

3. 密切观察病情变化，卧床休息，注意温湿度适宜，必要时吸氧。

4. 安慰患者，缓解患者紧张情绪。

（三）健康教育

1. 本病发生与气候变化有密切关系，因此，日常起居应注意避风寒，天气骤寒时注意加衣保暖。另外，居室安静、通风、温湿度适宜均有利于疾病的康复。

2. 重视情志调摄，注意保持愉快平和的心理状态，情绪稳定，避免喜怒忧思过度。

3. 饮食清淡少盐，多吃水果蔬菜，少食肥甘厚腻，戒烟酒，以免聚湿生痰，阻塞经络。平日少量多餐，忌暴饮暴食；保持大便通畅，切忌怒责。可适当制作药粥药膳，如莲子百合汤、大枣冬菇汤等。

4. 劳逸适度，动而有节。坚持运动，如散步、打太极拳等，以增强机体抗病能力，但运动量要适合本身的实际情况。

5. 常备急救药物，如速效救心丸、冠心苏合丸、硝酸甘油等，若猝发胸中大痛及时服药，保持镇静，平卧休息。若胸中剧痛，持续时间长，服用药物不得缓解，应及时到医院诊治。

第八节　不寐

一、概述

不寐又称失眠，是因多种原因导致心神失养或心神不宁，以经常不能获得正常睡眠为特征的一类病证。主要表现为睡眠时间、深度的不足以及睡眠不能消除疲劳、恢复体力与精力。轻者入睡困难，或寐而不酣，或时寐时醒，或醒后不能再寐；重者彻夜不能入睡。不寐在《黄帝内经》中称为“不得卧”“目不瞑”。不寐之病名首次见于《难经·四十六难》。

不寐是临床常见病证之一，严重影响人们正常的生活、工作、学习和健康，并能加重或诱发其他疾病，如心悸、胸痹、眩晕、头痛、中风等。西医学中，神经官能症、更年期综合征、慢性消化不良、贫血、动脉粥样硬化等各种疾病，表现以不寐为主要临床表现者，均可参照本节辨证施护。

二、病因病机

本病病位在心，与肝、脾、肾密切相关。其病理变化多为脏腑功能紊乱，气血失和，阴阳失调，阳不入阴所致。病因病机见图1–8。

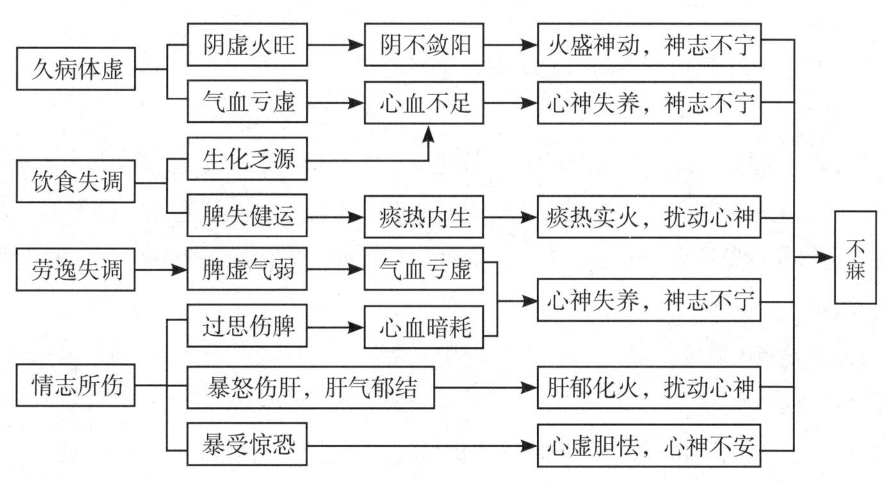

图1–8　不寐病因病机示意图

三、常见证型

1. 心脾两虚

【临床症状】入睡困难，多梦易醒，心悸健忘，伴头晕目眩，面色少华，神疲倦怠，食少纳呆，腹胀便溏。舌淡，苔薄白，脉细弱。

【辨证分析】心血不足，血不养心，神不守舍，故不易入睡，多梦易醒，心悸健忘；脾失健运，故食少，腹胀便溏；气血亏虚，失于濡养，故神疲倦怠，头晕目眩，面色少华。舌质淡，苔薄白，脉细弱为气血亏虚之征。

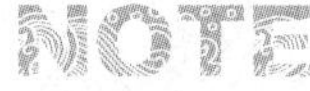

【施护法则】补益心脾，养血安神。

【代表方】归脾汤。

2. 阴虚火旺

【临床症状】心烦不寐，入睡困难，心悸多梦，伴头晕耳鸣，腰膝酸软，潮热盗汗，五心烦热，咽干口燥，男子遗精，女子月经不调。舌质红，苔少或无苔，脉细数。

【辨证分析】肾阴不足，不能上济于心，心火独旺，故心烦不寐，心悸多梦；肾精亏耗，髓海失养，故头晕耳鸣，腰酸膝软；肾虚精关不固，故男子遗精，女子月经不调；潮热盗汗，五心烦热，咽干口燥，舌质红，苔少或无苔，脉细数均为阴虚火旺之象。

【施护法则】滋阴降火，交通心肾。

【代表方】六味地黄丸合交泰丸。

3. 心胆气虚

【临床症状】虚烦不寐，胆怯心悸，触事易惊，终日惕惕，伴气短自汗，倦怠乏力。舌质淡，苔薄白，脉弦细。

【辨证分析】心虚胆怯，则神魂不安，神无所主，心神不宁，故虚烦不寐，胆怯心悸；心胆俱怯，决断无权，故触事易惊，终日惕惕；气短自汗，倦怠乏力，舌淡，脉弦细均为心胆气虚之征。

【施护法则】益气镇惊，安神定志。

【代表方】安神定志丸合酸枣仁汤。

4. 肝火扰心

【临床症状】不寐多梦，甚则彻夜不眠，急躁易怒，伴头晕头胀，目赤耳鸣，口苦而干，口渴欲饮，不思饮食，便秘溲赤。舌质红，苔黄或黄燥，脉弦数。

【辨证分析】情志不舒，肝失条达，气郁化火，上扰心神，故不寐多梦，甚则彻夜不眠，急躁易怒；肝火上冲，则头晕头胀，目赤耳鸣；肝胆失于疏泄，胆汁上溢则口苦而干；肝郁乘脾，脾失健运，故不思饮食，便秘溲赤。舌质红，苔黄或黄燥，脉弦数则为肝火内扰之征。

【施护法则】清肝泻火，镇心安神。

【代表方】龙胆泻肝汤。

5. 痰热扰心

【临床症状】心烦不寐，胸闷脘痞，伴头重目眩，泛恶嗳气，口苦，痰多，便秘。舌质红，苔黄腻，脉滑数。

【辨证分析】水湿痰饮内停，郁而化热，痰热上扰，故心烦不寐；痰阻中焦，故胸闷脘痞，泛恶嗳气；痰浊上蒙清窍，故头重目眩。舌质红，苔黄腻，脉滑数均为痰热壅盛之征。

【施护法则】清化痰热，和中安神。

【代表方】黄连温胆汤。

NOTE

四、施护

（一）辨证施护

1. 病情观察

（1）注意观察患者睡眠时间、睡眠形态和睡眠习惯，以便指导患者采取有效措施，促进睡眠。

（2）观察伴随症状，以辨别虚实和病位。

（3）若出现头晕、头痛、胸闷、心悸等，则应及时报告，防诱发他病，如中风、心悸、胸痹等。因病痛而引发患者不寐者，及时祛除相关病因，如呼吸困难，喘息不得卧者，给予半卧位，氧气吸入。

2. 生活起居

（1）为患者创造良好的睡眠环境。远离强光、噪音、异味刺激；病床舒适、平整、清洁，枕头高度适宜，避免卧具不适影响睡眠。

（2）督促患者养成良好的睡眠习惯，按时就寝，形成规律的作息时间，就寝前避免剧烈活动或情绪激动。

（3）阴虚火旺、肝火扰心、痰热内盛者，衣被不宜过厚，汗出后及时更换，保证干爽舒适；心胆气虚者注意夜间查房要轻，以免惊吓患者。

3. 饮食护理

（1）一般饮食：多食养心安神、调和阴阳之品，如百合、莲子、银耳、酸枣仁等，忌食肥甘厚味、辛辣刺激食物。晚餐不宜过饱，睡前禁饮用咖啡、可乐、浓茶等醒神之品。

（2）辨证施食：①心脾两虚、心虚胆怯者，应选择健脾养心、益气生血之品，如山药、莲子、小麦、大枣、龙眼肉等，食疗可选龙眼肉、莲子、大枣煎汤服用，以补气养血安神；或以党参、大枣、粳米煮成参枣米饭，以益气安神。②阴虚火旺者，应选择滋阴降火之品，如百合、莲子、海参、鸡蛋、牡蛎、淡菜等，食疗可选鲜桑椹制成的桑椹膏，以滋阴降火；忌食辛燥动火之品。③肝火扰心者，宜食清肝泻火之品，如芹菜、菊花等。④痰热内扰者，宜清热化痰健脾和胃之品，如海带、萝卜、薏苡仁等，有消化不良者可食用荸荠、山楂等消食导滞之品。

4. 用药护理　中药宜睡前温服，禁止用药后活动或外出。严格按照医嘱服药，避免长期依赖安眠药物。

5. 情志护理　鼓励患者进行自我情志调节，做到喜怒有节，控制情绪，做到“每临大事，必有静气”，以豁达乐观平和的态度对待人生。对情绪不宁者，睡前做好情绪疏导，避免紧张、兴奋、焦虑、惊恐、恼怒等情绪的影响；亦可聆听轻音乐、催眠曲等以宁心安神，促进睡眠。

6. 适宜技术

（1）耳穴压籽：以王不留行籽贴压心、肝、肾、神门、交感等穴，每日自行按压，可宁心安神，适用于各种不寐证型。

（2）手法按摩：按揉头面部及背部经络穴位，如印堂、神庭、风池、肩井、背俞、关元等穴，以补益气血，滋养肝肾，疏肝解郁，交通肝肾；或按揉脾俞、心俞、神门、内关穴；心脾两虚者，睡前可按摩背部夹脊穴。

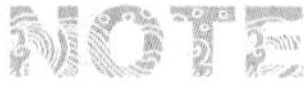

（3）中药泡足：热水泡足可调整脏腑功能、调和阴阳，促进睡眠，中药泡足更能事半功倍。如气虚者可选用党参、黄芪、白术等补气药；肝火扰心者宜将菊花、枸杞子、桑叶枝、丹参等与冰片少许煎药泡脚；需活血补肾者，可选择当归、赤芍、红花、川断等。

（4）穴位贴敷：将适量吴茱萸研末，用米醋调成糊状，敷于两足涌泉穴，每晚一次，次日晨起取下，可改善患者不寐症状，尤其对阴虚火旺者有明显疗效。

（二）主要症状护理

本病的常见症状主要是不寐，护理措施如下：

1. 睡前进行温水泡脚，促进睡眠，对阴虚上炎者，可交替按摩涌泉穴 60 ～ 100 次，或采用吴茱萸膏敷帖涌泉穴，以引火下行，宁心安神。

2. 耳穴贴压神门、交感、心等穴，每天按揉 3 ～ 5 次，睡前按揉半小时。

3. 晚餐可进食促进睡眠的食物，如莲子百合红枣羹、热牛奶等，禁食浓茶、咖啡等兴奋性饮品。

4. 睡前听舒缓轻音乐，稳定情绪，少思少虑，养成良好的睡眠习惯。

（三）健康教育

1. 情志调摄　患者应学会克服焦虑、紧张、抑郁、恐惧、愤怒、兴奋等不良情绪，保持平和心态；避免贪欲妄想，做到恬淡虚无，精神内守；适当参加社会活动，开阔视野和心胸。

2. 起居有常　①养成良好的睡眠习惯，不熬夜，定时就寝；②选择合适的卧具，家居环境应远离马路、工地等喧嚣之地或辐射地，居室静谧、舒适；③睡前尽量放松，可用温热水或中药泡脚，促进睡眠；④劳逸结合，节制房事，适当从事体力劳动和体育运动，增强体质。

3. 饮食有节　所谓“胃和则卧安”，尤其晚餐要清淡，不宜过饱；忌饮浓茶、咖啡、醇酒等刺激之物。根据不同证型，进食补益气血、滋阴、安神等功效的食物，如山药莲子粥、红枣莲子粥、黄芪粥、酸枣仁膏、银耳羹等。

第九节　眩晕

一、概述

眩晕是因风阳上扰、痰瘀内阻等导致脑窍失养，脑髓不充，以自觉头晕眼花，视物旋转动摇为主要临床特征的一类病证。眩为目眩，即视物昏花，模糊不清，或眼前发黑；晕为头晕，即感觉自身或周围景物旋转不定。两者常同时并见，故统称为眩晕。其轻者闭目可止，重者如坐车船，旋转不定，不能站立，或伴有恶心、呕吐、汗出、面色苍白等症状，严重者可突然仆倒。

眩晕是临床常见病证，多见于中老年人，亦可发于青年人。本病可反复发作，妨碍正常工作及生活。严重者可发展为中风或厥证、脱证而危及生命。

凡高血压病、脑动脉硬化症、梅尼埃综合征、贫血、椎－基底动脉供血不足以及神经衰弱等以眩晕为主要表现者，均属本病证的讨论范围，可参考本节辨证施护。

二、病因病机

眩晕的病因主要由内伤所致。病因主要有情志失调、饮食不节、体虚年高、跌仆损伤等。

眩晕的病位在头窍，病变脏腑与肝、脾、肾密切相关。肝乃风木之脏，其性主动主升，若肝肾阴亏，水不涵木，肝阳偏亢，上扰头目，则发眩晕。脾为后天之本，脾虚不能运化水湿，聚湿生痰，上扰清窍，或痰火上逆，扰动清窍亦致眩晕；肾主骨生髓，脑为髓海，肾精亏虚，髓海空虚，清窍失养亦可发为眩晕。眩晕的病性分为虚实两方面，但虚者居多。虚者为肝肾阴虚，肝风内动，气血亏虚，清窍失养，肾精亏虚，脑髓失充；实证者多为痰浊阻遏，升降失常，或痰火气逆，上犯清窍。风、火、痰、瘀是导致眩晕的常见病理因素。病因病机见图 1–9。

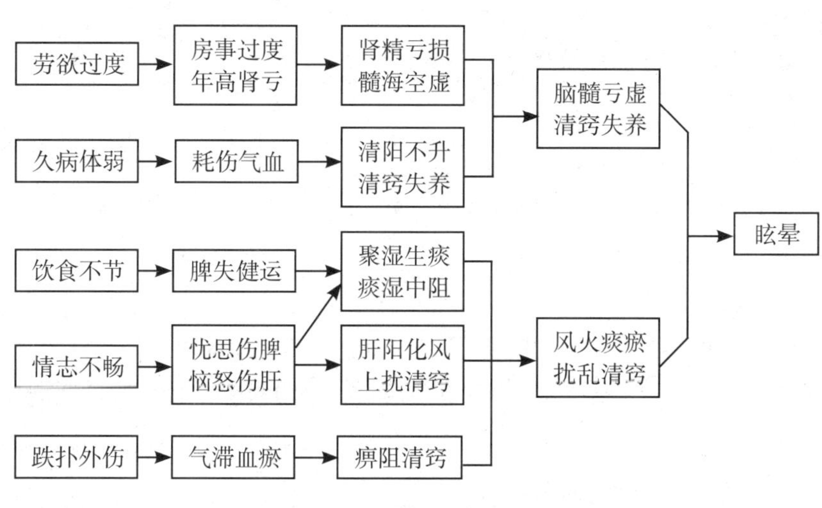

图 1–9　眩晕病因病机示意图

三、常见证型

1. 肝阳上亢

【临床症状】性情急躁易怒，眩晕耳鸣，头胀头痛，每因烦劳或恼怒而头晕、头痛加剧，面色潮红，少寐多梦，口干口苦，腰膝酸软，头重足飘或肢体震颤，颜面潮红。舌质红，苔黄，脉弦细数。

【辨证分析】肝阳化火，风阳上扰清空，故眩晕耳鸣，头痛且胀；阳升则面部潮红，肝火旺则急躁易怒；恼怒太过伤肝，肝失条达，气郁化火伤阴，则头晕、头痛加剧；肝火扰动心神，故少寐多梦；阳亢于上，阴亏于下，则腰膝酸软，头重足飘；口干口苦，舌质红，苔黄，脉弦，皆是肝阳上亢之征。若脉弦细数，则为肝肾阴虚内热之象。

【施护法则】平肝潜阳，清火息风。

【代表方】天麻钩藤饮。

2. 痰浊中阻

【临床症状】眩晕，头重如裹，胸闷恶心，呕吐痰涎，食少多寐。舌淡胖，苔白厚腻，脉濡滑。

【辨证分析】痰浊中阻，气机阻滞，清阳不升，浊阴不降，痰湿蒙蔽清阳，则眩晕，头重如裹；痰阻中焦，胃气不降，气机不利故胸闷恶心，呕吐痰涎；脾阳不振，则少食多寐；舌淡

NOTE

胖，苔白厚腻，脉濡滑皆为痰浊中阻之征。

【施护法则】燥湿化痰，健脾和胃。

【代表方】半夏白术天麻汤。

3. 气血亏虚

【临床症状】头晕目眩，劳累则甚，气短声低，神疲懒言，面色淡白，唇甲色淡，发色不泽，心悸少寐，饮食减少。舌淡胖嫩且边有齿印，苔少或薄白，脉细弱。

【辨证分析】血虚则脑失所养，气虚则清阳不展，劳则气耗，故头晕目眩，劳累加重；血不养心，心神不安，则心悸少寐；血虚失濡，则唇甲色淡，发色不泽；气虚则气短声低，神疲懒言，面色苍白；脾胃气虚，运化失司，则饮食减少；舌淡胖嫩且边有齿印，苔少或薄白，脉细弱均为气血虚弱之征。

【施护法则】补益气血，健运脾胃。

【代表方】归脾汤。

4. 肾精不足

【临床症状】头晕而空，健忘耳鸣，腰酸遗精，齿摇发脱。偏于阴虚者，少寐多梦，颧红咽干，烦热形瘦，舌嫩红，苔少或光剥，脉细数；偏于阳虚者，精神萎靡，四肢不温，形寒肢冷，舌质淡，脉沉细无力。

【辨证分析】肾精不足，髓海空虚，不能上充于脑，故头晕而空；腰为肾之府，肾开窍于耳，肾虚则腰酸耳鸣；精关不固，则遗精，齿摇发脱；肾阴不足，阴虚火旺，心肾不交，故少寐多梦，颧红咽干，烦热形瘦，苔少或光剥，脉细数；偏于阳虚则生外寒，致精神萎靡，四肢不温，形寒怯冷，舌质淡，脉沉细无力。

【施护法则】补肾养精，充养脑髓。

【代表方】偏肾阴虚者，左归丸加减；偏肾阳虚者，右归丸加减。

5. 瘀血阻窍

【临床症状】眩晕时作，反复不愈，头痛，唇甲紫暗，伴有善忘，夜寐不安，心悸，精神不振及肌肤甲错等。舌有瘀点、瘀斑，脉弦涩。

【辨证分析】瘀血内阻，络脉不通，气血不能正常运行，脑失所养，故眩晕时作，头痛；瘀血阻遏脉道，心神失养，故可兼见心悸，夜寐不安，健忘，精神不振等症。唇紫，舌有瘀点、瘀斑，脉弦涩，亦为内有瘀血之征。

【施护法则】祛瘀生新，活血通窍。

【代表方】通窍活血汤。

四、施护

（一）辨证施护

1. 病情观察　①观察眩晕发作或加重的诱因以及眩晕的特点如时间、程度、性质，伴随症状如头痛、呕吐等，以助辨病。②注意观察眩晕患者发作前的先兆症状，如胸闷、恶心、视物昏花等。③严密观察病情变化，定时监测血压，若出现血压升高、头晕加重、头痛、肢体麻木、语言不利等症状时，应及时报告医生。④外伤所致眩晕患者，应注意观察血压、瞳孔、呼吸、神志等变化，如出现异常及时报告医生并处理。

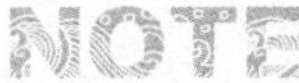

2. 生活起居　①病室环境宜安静，光线宜柔和，空气新鲜。避免强光、噪音，减少探视。②发作时要卧床休息，闭目养神，尽量减少头部的转侧活动，特别是不宜突然猛转头，或突然剧烈的体位改变，防止眩晕加重或昏仆。眩晕轻症患者，可适当活动，但不宜过度疲劳，应保证充足睡眠。③经常反复发作的患者，外出不宜乘坐高速车、船，避免登高或高空作业，以免发生危险。④辨证起居：气血亏虚者，注意休息，以免过劳耗伤气血，室温宜暖，防止外邪乘虚而入；肾精不足者，应慎房事，劳逸结合。肾阴虚者，病室宜凉爽湿润；肾阳虚者，病室宜温暖向阳。

3. 饮食护理　①饮食宜清淡易消化，低脂、低盐饮食，少食多餐，忌辛辣、肥腻、生冷、过咸之品，戒烟、戒酒。肥胖患者要适当控制饮食。②辨证施食：肝阳上亢者，宜清淡饮食，平时多食萝卜、芹菜、豆类、鱼类、瓜果蔬菜等，忌食辛辣、动物内脏及动火生风滞气之品，如辣椒、葱、蒜、公鸡肉、虾、蟹等；痰浊中阻者，宜食清淡化痰之品，忌食油腻和肥甘厚味、生冷之物，以防助湿生痰，多食薏苡仁、冬瓜、赤小豆等清热利湿之品；气血亏虚者，以富含营养、易于消化的食物为佳，如蛋类、奶类、鱼类、瘦肉、猪血、红枣、桂圆、黑芝麻等；肾精不足者，宜多吃补肾填精之品，如胡桃、黑芝麻、黑豆、百合、猪肾等。偏阴虚者，可多食甲鱼、海参、蜂蜜、银耳等以补益肾精、滋阴润燥，忌食海鲜、羊肉；偏阳虚者，可给羊肉、胡桃仁等以补肾助阳，忌生冷。

4. 用药护理　汤药宜温服，早晚各一次。服药后宜静卧休息，闭目养神，使药物起效。眩晕发作前 1 小时服药，有助于减轻症状。眩晕伴呕吐严重服药困难者，可将药液浓缩或采取少量频服、热服，必要时可鼻饲给药。

5. 情志护理　情绪激动或忧思恼怒都可诱发或加重眩晕，应加强对患者的心理疏导，避免不良情志刺激。可根据眩晕不同证型进行辨证选乐，如肝火亢盛者，可给予商调的音乐，有良好制约愤怒和稳定血压作用，如《江河水》《汉宫秋月》等；如阴虚阳亢者，可给予羽调的音乐，其柔和清润的特点可有助滋阴潜阳的作用，如《二泉映月》《寒江残雪》等。

6. 适宜技术

（1）眩晕头痛：①耳穴埋豆，可选择神门、肝、脾、肾、降压沟、心、交感等穴位。②穴位按摩，可选择百会、风池、上星、头维、太阳、印堂等穴位。③穴位贴敷：可选择双足涌泉穴。④高血压引起的眩晕可予双手搓揉耳郭降压沟以助降压，双手以拇指食指分别捏着双耳耳轮，食指在内，拇指在外，搓揉耳郭 8 ～ 16 次。

（2）呕吐：穴位按摩，按揉双侧内关、合谷、足三里等穴。

（二）主要症状护理

本病的常见症状主要是眩晕。护理措施如下：

1. 避免和消除导致眩晕发生的各种内、外致病因素，如：饮食不节、劳倦过度、情志失调等。

2. 保持病室安静、避免声光刺激。指导患者卧床休息并采取正确体位，防止眩晕加重。

3. 密切观察眩晕的性质、程度、持续时间以及伴随症状。

4. 保持心情舒畅，情绪稳定，防止七情内伤。

5. 适当的体育锻炼，增强体质。注意劳逸结合，避免体力和脑力的过度劳累。

6. 遵医嘱给予改善脑循环等药物，用药期间注意观察药物疗效及不良反应。

NOTE

7. 遵医嘱选用耳穴埋豆、穴位贴敷、穴位按摩等外治方法。

（三）健康教育

1. 眩晕急性发作时，应卧床休息，闭目养神，减少头部晃动，症状缓解后方可下床活动，动作宜缓慢，防止跌倒。眩晕轻者可适当活动，但不宜过度疲劳。

2. 指导患者自我监测血压，如实做好记录，以供临床治疗参考。

3. 指导患者外出不宜乘坐汽车、船，避免登高或高空作业，以免发生危险。

4. 选择清淡、易消化、低脂肪、低胆固醇、低盐饮食，要求戒烟限酒。

5. 指导患者避免不良情志刺激，平时多听些悠扬的音乐，以舒缓心情。

6. 指导患者适当选择舌操、降压操、眩晕康复操进行功能锻炼。

第十节　头痛

一、概述

头痛是指因外感六淫、内伤杂病使得头部脉络绌急或失养，清窍不利，以致自觉头痛为主要表现的病证。头痛是临床常见病证，可见于各年龄段人群。

凡紧张性头痛、偏头痛、丛集性头痛、三叉神经痛等原发性头痛，以及外伤后头痛，部分颅内病变、神经官能症、高血压病等而表现头痛证候者，均属于中医头痛范围，可参考本节辨证施护。

二、病因病机

头痛之病因不外乎外感与内伤两类。多与感受外邪、情志失常、先天不足或房事不节、饮食劳倦、久病体虚、头部外伤或久病入络等相关。

病位在头，多与肝、脾、肾三脏的功能失调有关。外感头痛的基本病机为，外邪上扰清空，壅滞经络，络脉不通，不通则痛；内伤头痛的病机为，内邪阻络，清窍不利；精血不足，脑失所养，不荣则痛。外感头痛之病性多属表属实，多由风、寒、暑、湿、燥、火引起，病程较短，预后较好；内伤头痛起病较缓，病程较长，病性较为复杂。病因病机见图 1–10。

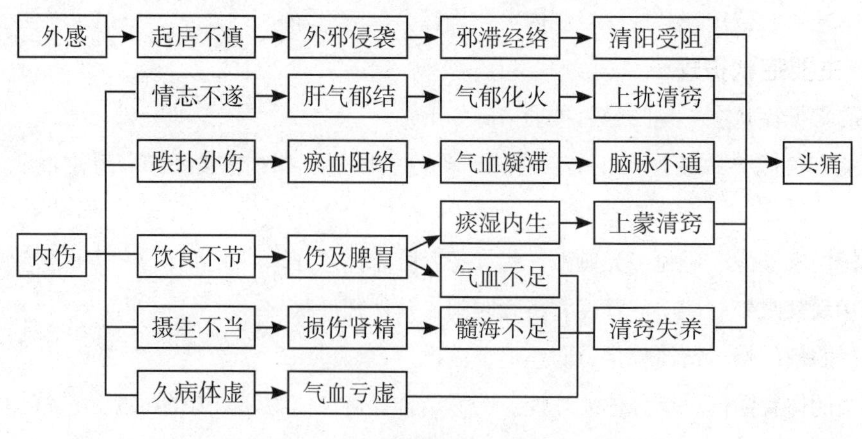

图 1–10　头痛病因病机示意图

三、常见证型

（一）外感头痛

1. 风寒头痛

【临床症状】头痛连及项背，常有拘急收紧感，或伴恶风畏寒，遇风尤剧，口不渴。苔薄白，脉浮紧。

【辨证分析】风寒外袭，上犯颠顶，凝滞经脉，故头痛起之较急，其痛如破，连及项背；风寒束于肌表，卫阳被遏，不得宣发，故恶风畏寒，遇风尤剧；口不渴，苔薄白，脉浮紧，均为风寒在表之征。

【施护法则】疏散风寒止痛。

【代表方】川芎茶调散。

2. 风热头痛

【临床症状】头痛而胀，甚则如裂，发热恶风，面红目赤，口渴喜饮，大便秘结，小便黄赤。舌红苔黄，脉浮数。

【辨证分析】风热外袭，上扰清空，窍络失和，故头痛而胀，甚则如裂；风热之邪犯卫，故发热恶风；热邪上炎，耗伤精液，故面红目赤，口渴喜饮，便秘溲黄；舌红苔黄，脉浮数均为风热邪盛之象。

【施护法则】疏风清热。

【代表方】芎芷石膏汤。

3. 风湿头痛

【临床症状】头痛如裹，肢体困重，胸闷纳呆，小便不利，大便溏薄。苔白腻，脉濡或滑。

【辨证分析】风湿之邪，上蒙清窍，困遏清阳，故头痛如裹；脾司运化而主四肢，湿浊中阻，脾阳为湿所困，故肢体困重，胸闷纳呆；湿浊内蕴，阳气不通，则小便不利，大便溏薄；苔白腻，脉濡或滑均为湿邪偏盛之征。

【施护法则】祛风胜湿通窍。

【代表方】羌活胜湿汤。

（二）内伤头痛

1. 肝阳头痛

【临床症状】头胀痛而眩，两侧为主，头晕目眩，心烦易怒，失眠多梦，面红目赤，口苦胁痛。舌质红，苔薄黄或少苔，脉弦或弦细数。

【辨证分析】肝失条达，肝阳偏亢，上扰清空，故头胀痛而眩；肝胆气火偏亢，扰乱心神，故心烦易怒，失眠多梦；胁为肝之分野，肝火内郁，故见口苦胁痛；面红目赤，为肝胆郁火内炽之征；舌红苔黄，脉弦有力，为肝阳偏盛之征。

【施护法则】平肝潜阳息风。

【代表方】天麻钩藤饮。

2. 血虚头痛

【临床症状】头痛隐隐，时时昏晕，心悸失眠，遇劳加重，神疲乏力，自汗，气短，畏风，面色少华。舌质淡，苔薄白，脉细弱。

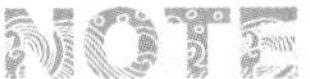

【辨证分析】气血不足，不能上荣，窍络失养，故头痛而晕；血虚心失所养，故心悸失眠，遇劳加重；血虚致气虚，故神疲乏力、自汗、气短、畏风；面色少华，舌质淡，苔薄白，脉细弱均为气血不足之征。

【施护法则】养血滋阴，和络。

【代表方】加味四物汤。

3. 肾虚头痛

【临床症状】头痛而空，眩晕耳鸣，腰膝酸软，遗精，带下，少寐健忘，神疲乏力。舌红少苔，脉沉细无力。

【辨证分析】肾精亏虚，髓海不足，脑窍失荣，故头痛而空，眩晕耳鸣；腰为肾之府，肾虚则腰膝酸软，遗精，带下；心肾不交则少寐健忘；舌红少苔，脉沉细无力均为肾阴不足之征。

【施护法则】养阴补肾，填精生髓。

【代表方】大补元煎。

4. 痰浊头痛

【临床症状】头痛昏蒙，胸脘满闷，纳呆呕恶。舌胖大有齿痕，苔白腻，脉滑或弦滑。

【辨证分析】脾失健运，痰浊中阻，上蒙清窍，清阳不升，故头痛昏蒙；痰阻胸膈，故胸脘满闷；痰浊上逆，则纳呆呕恶；舌胖大有齿痕，苔白腻，脉滑或弦滑均为痰浊内停之征。

【施护法则】健脾化痰降逆。

【代表方】半夏白术天麻汤。

5. 瘀血头痛

【临床症状】头痛经久不愈，痛处固定不移，痛如锥刺；或有头部外伤史。舌紫暗或有瘀斑，苔薄白，脉细或细涩。

【辨证分析】头痛经久不愈，久病入络，或有头部外伤史，瘀血阻窍，不通则痛，故头痛经久不愈，痛处固定不移；舌紫暗或有瘀斑，苔薄白，脉细或细涩均为瘀血内停之征。

【施护法则】活血化瘀，通窍止痛。

【代表方】通窍活血汤。

四、施护

（一）辨证施护

1. 病情观察 ①观察头痛发作或加重的原因，发作的特点如时间、程度、性质，伴随症状如呕吐等，以助辨病。②严密观察神志、瞳孔、面色、生命体征及肢体活动情况等，如出现病情变化，应及时报告医生。

2. 生活起居 ①轻者注意休息，勿过劳，重者应卧床。②病室应安静，空气清新，光线柔和。保持适当室温，注意保暖，勿重感外邪。③辨证起居：风寒头痛者，须保暖，多饮热开水，以助汗出；风热头痛者，不宜过暖，可用冷毛巾敷于头部，多饮凉开水；内伤头痛者，勿过劳或用脑过度，头痛发作时协助患者取舒适卧位休息；肾虚、肝阳头痛者取头高或半卧位；血虚头痛者可取去枕平卧位，保证睡眠充足。

NOTE

3. 饮食护理 ①饮食宜清淡，少油腻。忌用黏腻辛辣之品。②辨证施食：风寒头痛者，可多食温热食物，如葱、姜、胡椒等，饮热水、热粥；风热头痛者，可多食水果、蔬菜，口渴时用果汁或菊花煎汤代茶饮；风湿头痛者，可多食荷叶粥、茯苓饼、薏米汤等化湿的食物；肝阳头痛者，饮食宜清淡偏凉，忌辛辣及烟、酒，可多食海带、天麻鱼头汤、菊花粥、夏枯草粥等平肝潜阳的食物；肾虚头痛者，可多食营养丰富、补肾益精的药膳食物，如核桃、黑芝麻、甲鱼等；血虚头痛者注意加强营养，多食猪肝、瘦肉、蛋类等益气养血的食物；痰浊头痛者忌肥甘厚味及酒，多食山药、莲子、饴糖等补益脾胃的食物；瘀血头痛者，多吃川芎、红花、田七等活血化瘀食物。

4. 用药护理　汤药宜温服，早晚各一次。服药后宜静卧休息，闭目养神，使药物起效。外感头痛的中药汤剂不宜久煎，宜趁热温服；内伤头痛的中药汤剂多为补益之剂，宜文火久煎，空腹服用；痰浊头痛者可分次服药，防止呕吐。

5. 情志护理　加强情志护理，使患者心情舒畅，勿恼怒忧郁、过思或过于紧张，尤其是肝阳头痛的患者。

6. 适宜技术　头痛者可选用推拿按摩，前额痛可按摩眉棱骨、太阳穴等部位或指压印堂、上星、太阳、头维等穴。风热头痛可选用刮痧法，可选疼痛部位轻刮或循经刮。肝阳头痛者可用头部冷敷、清凉油局部涂擦。瘀血头痛可选用热敷法、药熨法和灸法等。

（二）主要症状护理

本病的常见症状主要是头痛，护理措施如下：

1. 头痛患者保持情绪舒畅，避免精神刺激。
2. 当顺应四时变化，寒温适宜，起居定时，参加体育锻炼，以增强体质，抵御外邪侵袭。
3. 饮食宜清淡，忌肥甘厚腻、辛辣发物，以免生热动风而加重病情。
4. 选择合适的头部保健按摩法，以疏通经脉，调畅气血，防止头痛发生。
5. 观察头痛发作或加重的原因，发作的特点如时间、程度、性质，伴随症状如呕吐等；严密观察神志、瞳孔、面色、生命体征及肢体活动情况等，如出现病情变化，及时报告医生。
6. 按医嘱予止痛治疗，并注意观察疗效。

（三）健康教育

1. 避免诱发本病的因素，如外感、劳累、情志刺激、饮食不节、跌扑外伤等。
2. 起居有常，劳逸结合，保持充足睡眠，保持心情舒畅，情绪稳定，以减少头痛发生。
3. 饮食有节，合理膳食，避免进食诱发或加重头痛的食物。有高血压者应低盐饮食。
4. 积极治疗头痛的原发病，指导患者自我监测血压。

第十一节　中风

一、概述

中风俗称“脑卒中”，是以突然昏仆，不省人事，半身不遂，口眼㖞斜，失语或语言謇涩为临床特征的一种病证。病轻者可无昏仆而仅见半身不遂及口眼㖞斜等症状。

中风具有起病急、变化快的特点，多见于中老年人。本病一年四季皆可发病，但以冬春两

NOTE

季最为多见。

西医学的急性脑血管疾病与本病证相似，包括出血性中风和缺血性中风，如短暂性脑缺血发作、局限性脑梗死、原发性脑出血和蛛网膜下腔出血等，凡以急性起病，突然昏仆、半身不遂、口眼㖞斜、言语障碍、偏身麻木为主要表现的脑血管疾病，均属本病证的讨论范围，均可参照本节辨证施护。

二、病因病机

中风的病因主要是内伤积损，劳欲过度，饮食不节，情志所伤和气虚邪中。多在内伤积损的基础上，复因劳倦内伤，忧思恼怒，饮酒饱食，嗜食肥甘厚味或外邪侵袭等诱发。

本病病位在脑，与心、肝、肾密切相关，其主要病机为阴阳失调，气血逆乱，肝阳上亢，肝风内动，夹痰夹火，直冲犯脑，形成脑络痹阻或血溢脉外发为中风。本病的病理性质属于本虚标实之证。肝肾阴虚，气血衰少为致病之本，风、火、痰、气、瘀为发病之标，两者互为因果。急性期，多以标实证候为主；恢复期及后遗症期，多虚实夹杂，或以本虚证候为主。病因病机见图 1-11。

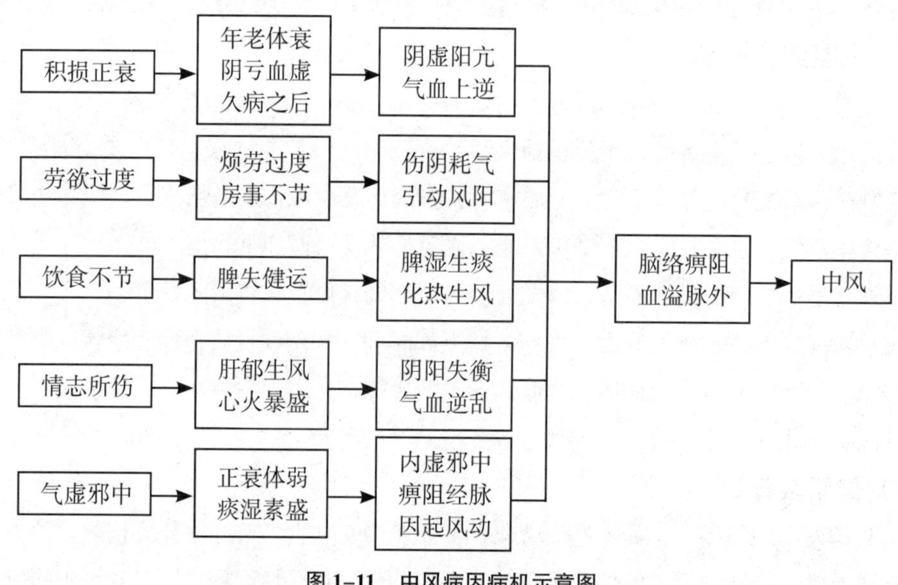

图 1-11　中风病因病机示意图

三、常见证型

（一）中经络

1. 风痰入络

【临床症状】半身不遂，口眼㖞斜，舌强言謇或不语，偏身麻木，兼见头晕目眩。舌质暗淡，苔薄白或白腻，脉弦滑。

【辨证分析】肝阴不足，肝阳偏亢至肝风动越，肝风夹痰、夹瘀血，痹阻脉络，则见半身不遂，口眼㖞斜，舌强言謇或不语，偏身麻木；肝阳上扰则头晕目眩；瘀血阻络则舌质暗淡，亦可有瘀斑瘀点；苔白腻，脉弦滑为痰湿之征。

【施护法则】祛风化痰通络。

【代表方】真方白丸子。

NOTE

2. 风阳上扰

【临床症状】素有眩晕头痛，突然发生口眼㖞斜，舌强言謇或不语，偏身麻木或手足重滞，甚至半身不遂，或面红目赤，口苦咽干，心烦易怒，尿赤便干。舌质红，苔薄黄，脉弦有力。

【辨证分析】素体肝肾阴虚，肝阳偏亢，阴阳失调。肾精亏于下，肝气不舒，郁久化火，肝火上炎则见眩晕头痛，面红目赤，口苦咽干，心烦易怒，尿赤便干；阳化风动，风火上扰，上犯于脑，闭塞脑脉或血溢脉外，而出现口眼㖞斜，舌强言謇或不语，半身不遂，偏身麻木或手足重滞；舌质红，苔薄黄，脉弦有力亦为肝火内炽之征。

【施护法则】平肝潜阳，息风通络。

【代表方】天麻钩藤饮。

3. 阴虚风动

【临床症状】素有眩晕耳鸣，腰酸膝软，烦躁失眠，五心烦热，手足蠕动，突然出现半身不遂，口眼㖞斜，言语不利。舌质红或暗红，少苔或无苔，脉细弦或细弦数。

【辨证分析】素体肝肾阴虚，肾精不足，髓海不充则见眩晕耳鸣，腰酸膝软；阴不制阳，火升风动，上犯于脑，脑脉壅塞或血溢脉外而见半身不遂，口眼㖞斜，言语不利；阴虚内热，水不济火，心火扰乱，则烦躁、失眠；手足心热，舌质红或暗红，少苔或无苔，脉弦细数均为阴虚之征。

【施护法则】滋阴潜阳，息风通络。

【代表方】镇肝息风汤。

（二）中脏腑

1. 闭证

（1）痰热腑实证

【临床症状】平时多有眩晕、头痛、面红目赤、心烦易怒、便秘等症，突然发病，昏仆不省人事，半身不遂，口眼㖞斜，语言不利，肢体强硬拘急，伴腹胀便秘。舌质暗红，苔黄腻，脉弦滑或弦涩。

【辨证分析】素有肝肾阴虚，肝阳偏亢，故多见眩晕、头痛、面红目赤、心烦易怒等症，阴虚肠失濡润，则便干便秘；饮食不节，内伤脾胃，脾虚生痰，痰郁化火，遇恼怒，内风骤起，夹痰热闭阻经脉，则突发昏仆，不省人事，半身不遂，口眼㖞斜，肢体强硬拘急等症；痰热阻于中焦，传导失司，升清降浊失常，腑气不通，则腹胀，便秘加重；舌质暗红，苔黄腻，脉弦滑或弦涩为痰热壅盛，络脉不通之征。

【施护法则】通腑泄热，息风化痰。

【代表方】桃仁承气汤。

（2）痰火瘀闭证

【临床症状】突然昏仆，不省人事，半身不遂，口眼㖞斜，语言不利，肢体强痉拘急，项强身热，躁扰不宁，甚则手足厥冷，频繁抽搐，鼻鼾痰鸣，气粗口臭，偶见呕血。舌质红，苔黄腻，脉弦滑数。

【辨证分析】肝阳暴张，阳亢风动，痰火壅盛，气血上逆，神窍闭阻，则突发昏仆，不省人事，半身不遂，口眼㖞斜，语言不利，肢体强痉拘急，项强身热等症；风火痰热内阻，阳气不能外达则见手足厥冷；热灼血脉，迫血妄行则可见呕血；鼻鼾痰鸣，气粗口臭，舌质红，苔黄腻，脉弦滑数，均为痰热内炽之征。

【施护法则】息风清火，豁痰开窍。

【代表方】羚角钩藤汤。

（3）痰浊瘀闭证

【临床症状】突然昏仆，不省人事，半身不遂，口眼㖞斜，口吐痰涎，语言不利，肢体强痉拘急，面白唇暗，四肢不温，甚则四肢厥冷。舌质淡，苔白腻，脉沉滑或沉缓。

【辨证分析】素体阴盛，痰浊内蕴，痰浊上壅清窍，内蒙心神，神机闭塞，则见神昏，半身不遂，口眼㖞斜，口吐痰涎，语言不利；湿痰为阴邪，易伤阳气，故见肢冷，面白唇暗；痰浊内停则见痰涎壅盛；舌质淡，苔白腻，脉沉滑或沉缓，均为痰浊内蕴之征。

【施护法则】温阳化痰，醒神开窍。

【代表方】涤痰汤。

2. 脱证

【临床症状】突然昏仆，不省人事，半身不遂，肢体软瘫，口眼㖞斜，语言不利，目合口张，鼻鼾息微，手撒肢冷，冷汗淋漓，大小便自遗。舌痿软，脉细弱或脉危欲绝。

【辨证分析】本证多由中风闭证转化而来，为元气衰微，正不胜邪，阴阳欲绝，则中风患者又见目合口张，鼻鼾息微，手撒肢冷，冷汗淋漓，大小便自遗；舌痿软，脉细弱或脉危欲绝为心气衰败之征。

【施护法则】益气回阳，救逆固脱。

【代表方】参附汤合生脉散。

（三）恢复期

1. 痰瘀阻络

【临床症状】舌强语謇，失语，口眼㖞斜，肢体麻木或半身不遂。舌质暗紫，脉弦滑。

【辨证分析】风痰、血瘀阻滞舌之经络，则舌强语謇或失语；痰流窜经络，血脉痹阻，经脉不通，则肢麻或半身不遂；舌暗紫，苔滑腻，脉弦滑为痰瘀之征。

【施护法则】化痰祛瘀，活血通络。

【代表方】温胆汤合四物汤。

2. 气虚血瘀

【临床症状】除半身不遂，肢体软瘫外，伴语言謇涩，口眼㖞斜，面色萎黄或暗淡无华，心悸气短，乏力。舌淡紫，苔薄白，脉细涩或细弱。

【辨证分析】气虚血行乏力，气不能行，血不能荣，故肢体废而不用或半身不遂或舌强语謇、口眼㖞斜；气血不足，肾精亏虚不能上承，故心悸气短，乏力；舌淡紫，苔薄白，脉细涩或细弱为气虚血瘀之征。

【施护法则】益气养血，化瘀通络。

【代表方】补阳还五汤。

3. 肝肾亏虚

【临床症状】半身不遂，患肢僵硬，拘挛变形，或偏瘫，肢体肌肉萎缩，口眼㖞斜，言语不利，眩晕耳鸣，腰膝酸软。舌质红，少苔，脉细弦数。

NOTE

【辨证分析】肝肾亏虚，阴血不足，筋脉失养则致半身不遂，患肢僵硬，拘挛变形，肢体肌肉萎缩，口眼㖞斜，言语不利；肾精不足，髓海不充则见眩晕耳鸣，腰膝酸软；舌质红，少苔，脉细弦数为肝肾亏虚之征。

【施护法则】滋养肝肾。

【代表方】左归丸合地黄饮。

四、施护

（一）辨证施护

1. 病情观察　①观察患者神志、瞳孔变化等病情表现。如果患者瞳孔由大变小，或两侧瞳孔不等大，对光反射迟钝或消失，或患者出现项背强直、抽搐、面赤、鼻鼾、烦躁不安等情况，说明病情加重。如患者静卧不语，昏迷加深，手足逆冷，应防止脱证。②严密观察患者的呼吸和痰鸣音的变化，中风患者常伴有痰涎壅盛、喉中痰鸣漉漉的现象，由此易引起呼吸时有间歇，呼吸不畅，呼吸阻塞。若出现呼吸或有鼾声异常，应立即报告医生，采取必要措施，防止窒息发生，防止痰涎堵塞气道而窒息。③密切观察患者血压的变化。④观察舌象、脉象、汗出等情况，为辨证提供依据。⑤观察患者其他伴随症状。中脏腑神志昏迷，通常伴呕吐，常喷射而出，如呕吐紫黑色物或大口吐血，则预后不良；若患者伴发呃逆、抽搐等症状，则属凶兆；患者一般不发热，或有低热，如发高热，常较难控制。

2. 生活起居　①保持病室环境安静，空气流通，避免患者直接吹风。注意保暖，并随天气变化为患者添加衣被和调节室内温度。风阳上扰者病室宜凉爽、安静，并限制探视的人数；阴虚风动者，病室宜通风凉爽，避免冷风直接吹入；痰热腑实者，病室温度不宜过高，衣被不可过厚；痰火瘀闭者，病室光线宜稍暗些，注意调节温湿度；痰浊瘀闭者，注意保暖。②予绝对卧床休息，并避免不必要的搬动及变动体位，以防脑络出血不止，加重昏迷。病情稳定后可逐步适量下床活动。③注意患者的枕头不宜太高，15°～20°为宜，以免气血上逆，加深昏迷。血压稳定者可抬高头部30°，以利头部静脉回流减轻颅内静脉瘀血及脑水肿。④保持呼吸道通畅，喉间痰液壅盛者，协助其翻身、拍背，促进痰液排出。长期卧床的患者应教会其运用有效的咳痰方法，促进痰液排出。⑤皮肤护理：勤翻身，防止受压，以免发生压疮。偏瘫的肢体，要经常按摩，促进血液运行。⑥口腔护理：每日用生理盐水或银花甘草煎煮后取过滤的药液清洗口腔4次，防止口臭、口垢和口腔糜烂；口腔糜烂患者可用西瓜霜、冰硼散等涂擦。若患者张口呼吸时，可用生理盐水浸湿纱布或以石菖蒲浸液湿纱布覆盖口唇上，以保持口腔湿润。取下义齿，以免误入气管而发生意外。⑦眼部护理：中风患者眼睑常不能完全闭合，可按摩上下眼睑，使其尽量闭合。两目上视，目开不合的患者，为防止因眼结膜长期暴露易致干燥、损伤，可用凡士林纱布或眼罩覆盖两眼或每天定时用氯霉素眼药水滴眼以保护角膜。⑧床边加用床档，以防坠床。⑨神志昏蒙者给予氧气吸入，每分钟2～4L。

3. 饮食护理　①饮食宜高碳水化合物、高蛋白、低脂、低盐、清淡、富营养食物。神清患者予半流质或软食，如面条、粥等。神志昏迷患者宜鼻饲流质，如牛奶、米汤、藕粉等。注意食物的量和温度，应少量温服。吞咽困难者，应给予糊状饮食，以免引起咳呛。禁忌肥甘甜腻、辛辣刺激等助火生痰之品，如公鸡肉、猪头肉、海产品等，禁烟酒。②辨证施食：风痰入络者，宜清淡，多食黑大豆、藕、梨等食物，禁食狗肉、鸡肉等辛香走窜之品；风阳上扰者，宜食清淡甘寒，如绿豆、芹菜等食物；阴虚风动者，宜养阴清热，多食百合莲子薏仁粥，甲鱼汤和银耳汤等食物；痰热腑实者，宜清热，化痰，润燥，多食萝卜、绿豆、梨和香蕉等，忌食辣椒、大蒜、海鲜、羊肉等食物；痰浊瘀闭者，食物宜偏温性，多食南瓜、石花菜、小油菜等食物，忌食生冷、助湿生痰之品；中风脱证者，可用鼻饲注入足够的水分和富于营养的流质饮食，如果汁、米汤、牛奶、菜汤、肉汤等。恢复期患者，食物应注意滋补。一般可给予普食，少量多餐，逐步加量，进食不宜过快，预防呛咳。可食用山楂、芹菜、洋葱、玉米、甲鱼等具有降压、降脂、软化血管和补益作用的食物。

4. 用药护理 ①严格遵医嘱给药，汤药宜少量多次频服，防止呛咳。神志昏迷患者应采用鼻饲法，药物应研碎水调后灌服，并密切注意患者有无异常反应。②辨证施药：痰热腑实患者服用通腑泄热汤药时，应注意观察药后反应，若药后 3 ～ 5 小时泻下 2 ～ 3 次稀便，说明腑气已通，不需再服，若服药后，仍未解大便，可报告医生，继续服药，以泻为度；痰火瘀闭、口噤不开者，药物应鼻饲，若为灌服，药丸先用温开水化开，然后徐徐喂服，听到药汁咽下声后，再予继续喂服，注意观察有无呛咳。

5. 情志护理 ①中风急性期神志清楚的患者，需做好情志护理，解释疾病转归、诊治，让患者感到安全、信赖。鼓励家属多陪伴患者，家庭温暖是疏导患者情志的重要方法。②中风恢复期的患者注意做好健康宣教工作，让患者了解大怒、大喜、大悲、大恐是引起中风复发的主要诱因。嘱咐患者平时要注意克制情绪激动，尤其是要特别强调“制怒”，从而使气血运行通畅，减少复发的因素。

6. 适宜技术

（1）神志昏蒙：①可予醒脑开窍药枕，借中药之辛散香窜挥发性刺激头部腧穴，如风池、风府、哑门、大椎等。②脱证者可艾灸百会、关元、神阙、气海等穴位，每穴灸 20 ～ 30 分钟，以回阳固脱。

（2）半身不遂：①可运用推拿手法对患侧肢体施术，使其舒经活络、气血运行通畅。②穴位按摩，患侧上肢取穴：极泉、尺泽、肩髃、合谷等；患侧下肢取穴：委中、阳陵泉、足三里等。③艾条灸，患侧上肢取穴：极泉、尺泽、肩髃、合谷等；患侧下肢取穴：委中、阳陵泉、足三里等。④中药熏洗：予活血通络的中药熏洗患肢，以达到疏通腠理、祛风除湿、清热解毒功效。⑤穴位拍打：用药棒循患肢手阳明大肠经（上肢段）、足阳明胃经（下肢段）轻轻拍打。有下肢静脉血栓者禁用。⑥中药热熨患肢相应的穴位，达到温经通络，以助于恢复肢体功能。

（3）语言謇涩：①穴位按摩：取廉泉、哑门、承浆、大椎等穴。②若因口眼㖞斜、舌体强硬而影响发音者，可用蓖麻子捣烂与黄鳝血外敷患侧脸颊。

（4）口眼㖞斜：①可用一指禅推法按摩，以一手拇指从睛明穴开始，沿眼眶上缘至太阳、丝竹空、阳白、鱼腰、攒竹、迎香、地仓、承浆、颊车达下关穴。②穴位贴敷法：取白附子、蝎尾各 15g，僵蚕 30g，共研细末，酒调涂抹患处。

（二）主要症状护理

本病的常见症状主要是神志昏迷、半身不遂、言语謇涩、口眼㖞斜、二便失禁等，本节主要介绍半身不遂的护理。

1. 注意观察患者的肌力、肌张力、肢体活动、感觉等变化。

2. 急性期予安置适合的体位，保持患者瘫痪肢体处于功能位置。平卧时肩背部放置垫枕，使肩关节稍外展，伸肘，伸指，掌心向下。下肢伸髋，膝微屈，踝背伸 90°，防止足下垂。给予上床栏、防坠床。

3. 按时协助患者变换体位，以防止压疮。每日温水擦浴或红花酒精按摩受压部位的骨突处，以促进局部血液循环。

4. 遵医嘱运用推拿、穴位按摩、艾灸、中药烫熨等方法辅助治疗。

5. 加强护患沟通，指导患者坚持进行主动的肢体功能的训练。

（三）健康教育

1. 告知患者避免中风发作的诱发因素，预防复中。①生活起居有常，避免过劳。避四时虚邪贼风，尤应避寒邪，防感冒。②加强心理疏导，保持良好的情绪，切忌恼怒。③注重饮食调护，饮食讲究宜忌，饮食宜清淡。忌暴饮暴食、辛辣肥甘厚味、烟酒。④保持大便通畅。

2. 指导患者掌握中风的康复治疗知识与自我护理方法。告知患者起坐或低头系鞋带等体位变换时动作宜缓慢，转头不宜过急，洗澡时间不宜过长。鼓励和督促患者坚持功能锻炼，增强自我照顾的能力。

3. 指导患者加强功能锻炼，防止肢体失用性萎缩。

（1）上肢可以进行 Bobath 握手动作，防止肩关节僵硬、前臂伸肌挛缩等。

（2）下肢可进行桥式运动等，加强腰部和腿部肌肉的力量，促进肢体功能恢复。

4. 指导患者积极治疗原发病，定期门诊检查。如有高血压、高脂血症、糖尿病、心脏病、动脉硬化等疾病，应根据医嘱要求，按时服药，切忌自行服药或停药，若用药后不适要及时向医护人员反馈。发现有头痛，眩晕，呕吐，血压升高，喉中痰鸣，咯出不易，肢体麻木加重等中风先兆，家属应协助患者立即到医院就诊，以便及时治疗。

第十二节　呕吐

一、概述

呕吐系因胃失和降，胃气上逆，而出现以胃内容物经口吐出为主要临床表现的病证。一般以有物有声谓之呕，有物无声谓之吐，无物有声谓之干呕。呕与吐常同时发生，很难截然分开，故并称为呕吐。

凡急性胃炎、胃黏膜脱垂症、神经性呕吐、幽门痉挛、幽门梗阻、贲门痉挛、肠梗阻、急性肝炎、急性胆囊炎、急性胰腺炎、胆石症等疾病以呕吐为主要临床表现的，均属本病证的讨论范围，可参考本节辨证施护。

二、病因病机

呕吐的病因主要有外邪犯胃、饮食内伤、情志失调和脾胃虚弱等方面。病位主要在胃，与肝脾有关，亦可涉及胆腑。基本病机为胃失和降，胃气上逆。病理性质有虚实之分。

1. 实证　外邪、食滞、痰饮、肝气，损伤脾胃，胃气壅阻，和降失司。

2. 虚证　气虚、阳虚、阴虚等正气不足，使胃失温养，无力和降。

一般来说，初病多实，日久损伤脾胃，中气不足，可由实转虚；脾胃素虚，复为饮食所

NOTE

伤，或成痰生饮，则因虚致实，出现虚实并见的复杂病机。病因病机见图 1–12。

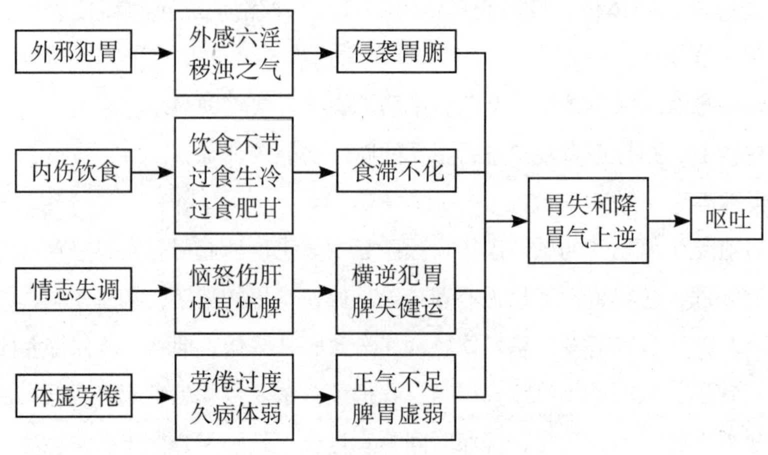

图 1–12　呕吐病因病机示意图

三、常见证型

1. 外邪犯胃

【临床症状】突然发生呕吐，胸脘满闷，恶心厌食，伴恶寒发热，头身疼痛。舌苔白腻，脉濡缓。

【辨证分析】外感风寒之邪或夏令暑湿秽浊之气，扰动胃腑，浊气上逆，故突然呕吐，胸脘满闷，恶心厌食；外邪束表，营卫失和，则伴恶寒发热，头身疼痛。舌苔白腻，脉濡缓，皆为寒湿之征。

【施护法则】疏邪解表，和胃降逆。

【代表方】藿香正气散。

2. 饮食停滞

【临床症状】呕吐酸腐，脘腹胀满，恶心厌食，嗳气，吐后反快，大便不爽，气味臭秽。舌苔厚腻，脉滑实。

【辨证分析】食滞内阻，浊气上逆，故呕吐酸腐；食滞中焦，气机不利，故脘腹胀满，恶心厌食，嗳气，吐后反快；脾失升清，肠道传导失司，则大便不爽，气味臭秽。舌苔厚腻，脉滑实，为食滞之征。

【施护法则】消食化滞，和胃降逆。

【代表方】保和丸。

3. 痰饮内停

【临床症状】呕吐清水，胸脘满闷，纳谷不振，头眩心悸，大便稀溏。舌淡红，苔白腻，脉滑。

【辨证分析】中阳不运，痰饮内停，胃气不降，则胸脘满闷，纳谷不振，呕吐清水；水饮上犯，清阳不振，故头眩，水饮凌心则心悸；苔白腻，脉滑为痰浊内停之征。

【施护法则】温化痰饮，和胃降逆。

【代表方】小半夏汤合苓桂术甘汤。

NOTE

4. 肝气犯胃

【临床症状】呕吐吞酸，嗳气频作，胸脘满闷，烦闷不爽。舌边红，苔薄腻，脉弦。

【辨证分析】肝气不舒，横逆犯胃，胃失和降，故呕吐吞酸，嗳气频作，胸脘满闷，烦闷不爽；舌边红，苔薄腻，脉弦为肝气郁滞之征。

【施护法则】疏肝理气，和胃止呕。

【代表方】半夏厚朴汤合左金丸。

5. 脾胃虚弱

【临床症状】饮食不慎或劳累，即易呕吐，时做时止，胃纳不佳，脘腹满闷，面色少华，神疲乏力，口淡不渴，大便溏薄。舌质淡，苔薄白，脉濡缓。

【辨证分析】脾胃虚弱，中阳不振，水谷运化不及，故稍饮食不慎或劳累，即易呕吐，时做时止，胃纳不佳，脘腹满闷；脾胃阳虚，不能温布，则面色少华，神疲乏力；中焦虚寒，气不化津，故口淡不渴，大便溏薄；舌质淡，苔薄白，脉濡缓，为脾阳不足之象。

【施护法则】益气健脾，降逆和胃。

【代表方】理中丸。

6. 胃阴不足

【临床症状】呕吐反复发作，呕量不多或仅吐唾沫，时作干呕，口燥咽干，胃中嘈杂，似饥而不欲食。舌红少津，脉细数。

【辨证分析】胃阴不足，虚热内生，气失和降，则呕吐反复发作，呕量不多或仅吐唾沫，时作干呕，口燥咽干，胃中嘈杂，似饥而不欲食；津液不足，故口燥咽干；舌红少津，脉细数，均为津液耗伤，阴虚有热之象。

【施护法则】滋养胃阴，和胃降逆。

【代表方】麦门冬汤。

四、施护

（一）辨证施护

1. 病情观察　观察和记录呕吐物颜色、气味、性质、量、次数及伴随症状。呕吐剧烈、量多，或呕吐物中带咖啡样物或鲜血时，及时报告医师，并配合处理；观察胃部疼痛及腹部胀满的部位、性质、程度、持续时间、诱发因素及伴随症状；出现疼痛加剧，冷汗、面色苍白时应立即报告医生，采取应急处理措施；观察神志、面色、寒热、血压、脉象等，并做好记录。

2. 生活起居　病室环境宜安静，光线宜柔和，空气新鲜，避免强光、噪音刺激；急性发作时宜卧床休息，给予精神安慰；伴有呕血或便血时立即报告医生，指导患者避免活动及精神紧张；保持口腔清洁，呕吐后及时用温水漱口；腹部胀满者，鼓励患者饭后半小时适当运动，如慢走，以不劳累为宜，并保持大便通畅。

3. 饮食护理

（1）外邪犯胃者　宜食温中散寒的食品，如生姜、茴香、苏叶、葱白等。忌寒凉之品，如鸭肉、螃蟹、香蕉等。

（2）饮食停滞者　宜食消食导滞的食品，如山楂、炒麦芽、陈皮、萝卜等。忌油腻、燥热的食品，如肥肉、烤肉、油条等。

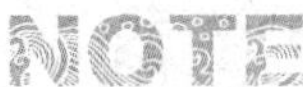

（3）痰饮内停者　宜食利湿化浊的食品，如砂仁、白豆蔻、红豆、荷叶、薏苡仁等。忌生冷、肥甘、厚腻之品。

（4）肝气犯胃者　宜食疏肝理气的食物，如金橘、柑橘、陈皮、佛手等。忌食油腻之品。

（5）脾胃虚寒者　宜食健脾养胃的食品，如莲子、芡实、茯苓、山药、薏苡仁等。忌食易损伤脾胃的食品，如咖啡、韭菜、辣椒、酒类等。

（6）胃阴不足者　宜食清淡甘凉、细软多汁的食物，如绿豆汤、莲子汤、西瓜、蜂蜜等。忌食辛辣、油腻之品。

（7）呕吐严重者 4 ～ 6 小时应禁食　呕吐停止后应遵循“流食－半流食－软食－普食”的原则。少食多餐、细嚼慢咽。

4. 用药护理　勿空腹服药，服药前宜先进食少量易消化食物，如稀粥等，以减少药物对胃肠道刺激；呕吐严重者中药汤剂宜浓煎，少量频服。服药期间禁食辛辣刺激之品，以免影响药效。

5. 情志护理　采用移情相制疗法，转移其注意力。鼓励家属多陪伴患者，给予患者心理支持。鼓励病友间多沟通交流疾病防治经验。肝气犯胃者，性格急躁易怒，易加重病情，故应了解其郁闷恼怒的原因，加强情志护理。

6. 适宜技术　①穴位贴敷，取中脘、足三里、内关、膈俞、脾俞、胃俞等穴。②穴位按摩，取内关、膈俞、胃俞、脾俞等穴。③穴位注射，取足三里或内关穴。④耳穴贴压，取脾、胃、交感、神门、贲门等穴。⑤中药药熨胃脘部。⑥艾灸，取中脘、内关、足三里等穴。

（二）主要症状护理

本病的常见症状主要是呕吐，护理措施如下：

1. 避免和消除能导致呕吐发生的各种内、外致病因素，如：饮食不节、劳倦过度、情志失调等因素。

2. 指导患者卧床休息并予侧卧位，头可稍抬高，注意保持呼吸道通畅。

3. 密切观察呕吐的性质、程度、持续时间，呕吐物的颜色、性状、量、气味等症状，以及有无窒息、腹痛、头痛、眩晕等病情变化。维持水电解质平衡，按医嘱记录出入量及补充水分和电解质。

4. 呕吐后协助患者用温开水或淡盐水漱口以保持口腔清洁。

5. 按医嘱留取呕吐物等标本送检。

6. 保持心情舒畅，情绪稳定，防止七情内伤。

7. 按医嘱选用穴位贴敷、穴位按摩、穴位注射、耳穴贴压、中药药熨、艾灸等中医外治方法。

（三）健康教育

1. 养成良好的饮食习惯，饮食有节，注意饮食卫生。

2. 指导患者注意保暖，避免腹部受凉，根据气候变化及时增减衣物。

3. 病愈后，仍需注意饮食调护，加强锻炼。

4. 学会简便的止吐方法，如指压内关、合谷、中脘等穴，含服姜片等。

5. 积极治疗相关疾病，若中年以上反复呕吐，应认真检查，及时治疗。

第十三节　胃痛

一、概述

胃痛，又称胃脘痛，主要由胃气郁滞，或胃失濡养，导致以上腹胃脘部近心窝处疼痛为主要临床表现的病证。本病在胃肠病症中较为常见，疼痛性质有胀痛、刺痛、灼痛、隐痛等不同，可伴胃脘部痞满、胀闷、嗳气、腹胀、纳呆等。本病多反复发作，与气候、情志、饮食、劳倦等有关。

“胃脘痛”之名最早见于《黄帝内经》，因本病病位近心窝处，唐宋以前的文献，常将胃脘痛与心痛相混而论，故有“心痛”“心下痛”等病名别称。宋代陈无择首次对心痛、胃痛混为一谈提出质疑。金元时期李杲《兰室秘藏》中首立“胃脘痛”一门，将胃脘痛的证候、病因病机及治法明确区分于心痛，使胃脘痛成为独立的病证。

《黄帝内经》提出本病的病因有感受风寒、情志不畅、饮食不调等。汉·张仲景为后世留下了诸多治疗胃痛的名方。明·张景岳在《景岳全书·心腹痛》指出：“痛有虚实……辨之之法，但当察其可按者为虚，拒按者为实……脉与证参，虚实自辨。”并提出胃痛多因食、寒、气以及虫、火、痰、血等引起，认为胃痛“因寒者常居八九，因热者十唯一二”。李中梓《证治汇补》中认为“服寒药过多，致脾胃虚弱”也是胃痛不可忽略的病因之一。清·叶天士在《临证指南医案》中对胃痛的气血辨证作了深入探讨，强调“夫痛则不通，通字须究气血阴阳，便是看诊要旨意”“初病在经，久痛入络，以经主气，络主血”，为后世胃痛的治疗提供了宝贵的辨证思路。

西医学中的急性胃炎、慢性胃炎、消化性溃疡、胃痉挛、功能性消化不良、胃下垂、胃黏膜脱垂等疾病，以上腹胃脘部疼痛为主要症状者，均可参照本节辨证施护。

二、病因病机

胃痛的病因主要为感受外邪，饮食不节，情志失调及脾胃虚弱，各种病因常相互影响，而外邪中又以寒邪最易犯胃。基本病机为胃气郁滞，不通则痛，或胃失濡养，不荣则痛。

本病病位主要在胃，但与肝、脾亦有密切关系。病理因素主要有气滞、寒凝、食积、热郁、湿阻、血瘀等。病变早期多为由外邪、饮食、情志所伤，属实证；病久伤正，则见脾胃虚弱之候；素虚之体，则以本虚为主。虚实之间可互相兼杂与转化，如脾虚夹湿、夹瘀，胃阴不足夹气夹火等。后期久痛入络，胃络受阻，可导致瘀血内结，使胃痛加重，缠绵难愈。胃痛日久，若迁延失治，或可变生他疾，如呕血、便血、噎膈、反胃、癥积等重症。病因病机见图1-13。

NOTE

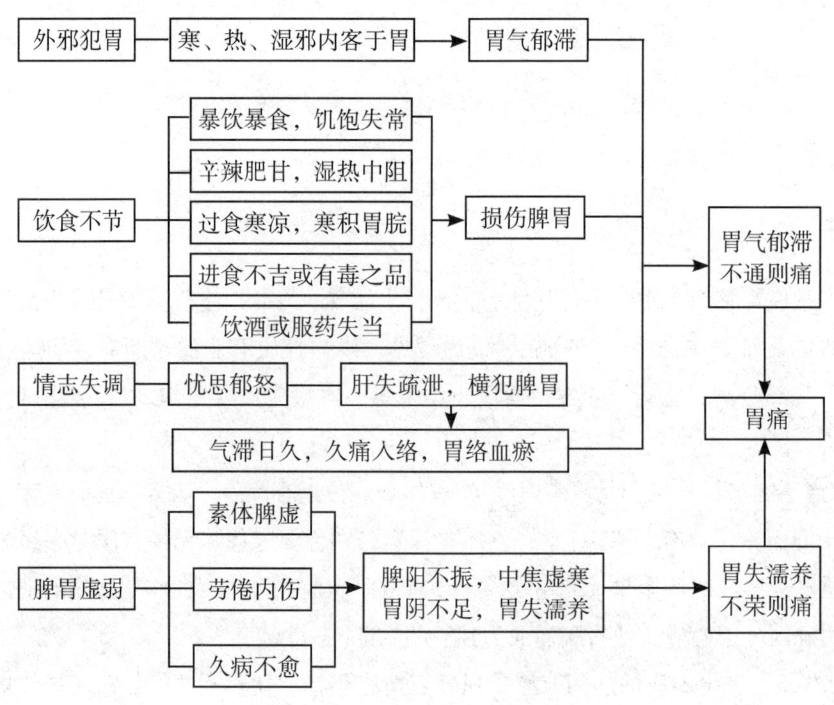

图 1–13　胃痛病因病机示意图

三、常见证型

1. 寒邪犯胃

【临床症状】胃痛暴作，或猝感寒邪，或饮食生冷，恶寒喜暖，得温痛减，遇寒加重，口淡不渴，或喜热饮。舌淡苔薄白，脉弦紧。

【辨证分析】寒邪客胃，阳气被遏不得舒展，胃气郁滞，加上寒性收引，故胃痛暴作。寒邪得阳则散，遇阴则凝，故胃脘部得温则痛减，遇寒则痛增；而口不渴，喜热饮，苔薄白，脉弦紧均为寒象。

【施护法则】温胃散寒，理气止痛。

【代表方】香苏散合良附丸，轻症可服生姜红糖汤。

2. 饮食停滞

【临床症状】胃脘胀痛，疼痛拒按，嗳腐吞酸，或呕吐不消化食物，其味臭腐，吐食或矢气后痛减，不思饮食，大便不爽，臭如败卵。舌苔厚腻，脉滑。

【辨证分析】饮食不节，食滞中焦，胃气阻滞，故胃脘疼痛，胀满拒按；纳运失司，积而化腐，故嗳腐吞酸，呕吐不消化食物，其味腐臭，大便臭如败卵；胃气阻滞，脾胃气机升降失调，运化失常，故见大便不爽，不思饮食；苔厚腻，脉滑为宿食之征。

【施护法则】消食导滞，和胃止痛。

【代表方】保和丸。

3. 肝气犯胃

【临床症状】胃脘胀痛，痛连两胁，遇烦恼郁怒则痛作或痛甚，嗳气、矢气则痛舒，胸闷嗳气，矢气多，喜叹息，大便不畅，苔多薄白，脉弦。

【辨证分析】肝主疏泄而喜条达，若情志不舒，则肝气郁结，横逆犯胃，胃气阻滞，故胃

NOTE

脘胀痛，痛连两胁；肝失疏泄，气机失和，故胸闷嗳气，喜叹息，矢气多，大便不畅，遇烦恼郁怒则痛作或痛甚；舌苔薄白，脉弦为肝胃不和之象。

【施护法则】疏肝理气，和胃止痛。

【代表方】柴胡疏肝散。

4. 脾胃湿热

【临床症状】胃脘疼痛，痛势急迫或痞闷灼热，泛酸嘈杂，心烦，口干口苦或黏，口渴不欲饮，身重倦怠，纳呆恶心，小便色黄，大便不畅。舌苔黄腻，脉滑数。

【辨证分析】湿热蕴结，胃气阻滞，则胃脘疼痛，痛势急迫；湿阻热郁，困遏气机，则脘闷灼热，口干口苦，口渴不欲饮，身重倦怠，小便色黄；湿热伤脾，纳运失常，故见大便不畅；舌苔黄腻，脉滑数为湿热之象。

【施护法则】清热化湿，理气和胃。

【代表方】清中汤。

5. 瘀阻胃络

【临床症状】胃痛如针刺或刀割，痛有定处，拒按，痛时持久，食后加剧，入夜尤甚，或见呕血黑便。舌质紫暗或有瘀点瘀斑，脉涩。

【辨证分析】气为血帅，气行则血行，气滞则血瘀，或久病入络，或吐血、便血之后，离经之血停积于胃，胃络不通，形成瘀血，故痛如针刺或刀割；瘀血有形，故痛有定处，痛时持久；进食则动其瘀，故食后加剧；血属阴，故入夜尤甚；瘀血内阻，血不循经，可见呕血黑便；舌质紫暗，或有瘀点、瘀斑，脉弦或涩为血脉瘀阻之象。

【施护法则】活血化瘀，和胃止痛。

【代表方】失笑散合丹参饮。

6. 胃阴亏虚

【临床症状】胃脘隐隐灼痛，嘈杂似饥而不欲食，口燥咽干，大便干结，消瘦乏力。舌红少津，脉细数。

【辨证分析】胃痛日久，郁热伤阴，胃络失养，故见胃痛隐作；若阴虚有火，则可见胃中灼热不适；胃津亏虚，胃纳失司，故可见嘈杂似饥而不欲食；阴虚津少，无以上承故口干咽燥；阴虚液耗，无以灌溉，肠道失润而大便干结；舌红少苔，脉细数，皆为胃阴不足而兼虚火之象。

【施护法则】养阴益胃，和中止痛。

【代表方】一贯煎合芍药甘草汤。

7. 脾胃虚寒

【临床症状】胃痛隐隐，绵绵不休，喜温喜按，空腹为甚，得食则缓，劳累或受凉后发作或加重，泛吐清水，神倦乏力，手足不温，大便多溏。舌质淡胖，边有齿痕，苔薄白，脉虚弱或沉细无力。

【辨证分析】中阳不足，脾胃虚寒，胃失温养，故胃痛绵绵，喜温喜按，空腹时疼痛加剧，进食后缓解，劳累或受凉后发作或加重；脾阳不振，寒湿内生，饮邪上逆，则可泛吐清水；脾为气血生化之源，脾虚血弱，机体失养而神倦乏力，脾主四肢，阳虚则不达四末而手足不温；舌淡胖，边有齿痕，苔薄白，脉虚弱或沉细无力亦为脾胃虚寒之象。

NOTE

【施护法则】温中健脾，和胃止痛。

【代表方】黄芪建中汤。

四、施护

（一）辨证施护

1. 病情观察

（1）观察胃痛的诱发和缓解因素、发作规律、疼痛部位、性质、持续时间、程度及伴随症状等。注意辨寒热、虚实与在气在血。实证多疼痛较剧，拒按，脉实；虚证多痛势徐缓，喜按，脉虚。寒邪犯胃疼痛者多胃痛暴作，疼痛剧烈而拒按，喜暖恶凉；脾胃阳虚之虚寒胃痛，多隐隐作痛，喜温喜按，遇冷加剧；脾胃湿热，胃气失和之胃痛，多为灼痛，痛势急迫，喜冷恶热，舌苔黄腻；胃阴亏虚为灼痛隐隐，口干咽燥，饥不欲食，舌红少苔；瘀阻胃络之胃痛，多痛处固定，呈刺痛，入夜尤甚。一般初痛者多在气，久痛者多在血。在气者，多见胀痛，或涉及两胁，或痛处不定，或兼见嗳气，恶心呕吐，疼痛与情绪有关；在血者，痛处固定，痛如针刺，舌暗或有瘀斑。

（2）观察有无呕血和便血，若见大便色如柏油样，考虑有邪伤胃络的可能；若见面色苍白、汗出肢冷、血压下降、脉搏细数，为气随血脱。

（3）观察有无其他并发症：如见腹肌紧张、压痛、反跳痛，考虑为胃穿孔，应及时报告医生，配合救治。中年以上患者，胃痛经久不愈，经常便血，日渐消瘦，应考虑癌变可能。

（4）注意鉴别其他病变。老年人胃痛需与真心痛相鉴别，因部分真心痛部位接近胃脘，并可伴恶心呕吐，但病情危急，故不可不知。

2. 生活起居　虚证患者宜多休息以培育正气，避免过度劳累而耗伤正气。脾胃虚寒或寒邪客胃者居室宜温暖，注意胃脘部保暖，避免风寒侵袭；胃阴亏虚者居室宜湿润凉爽，适当休息，劳逸结合；脾胃湿热者居室宜清凉干爽；肝气犯胃者，病室宜凉爽通风，痛剧时卧床休息，痛减时应适当增加运动。

3. 饮食护理　饮食以易消化、富有营养、定时定量、少量多餐为原则，忌食粗糙、辛辣、肥腻、过冷过热及难以消化的食物；禁食不鲜、不洁食物；胃酸过多者，不宜食用醋、柠檬、山楂等过酸食物；疼痛剧烈、有呕血或便血量多时应暂禁食。

（1）寒邪犯胃者，宜食姜、葱、蒜、胡椒等温热食物，饮食宜温热、易消化，如热粥、面条等，忌食生冷瓜果和肥甘厚味之品，食疗可选生姜红糖水，高良姜粥等。

（2）脾胃虚寒者宜进温中散寒、健脾理气之品，如生姜、红糖、桂圆、羊肉、狗肉、山药、黄芪、党参等，食疗方可选生姜红糖茶、胡椒猪肚汤、生姜羊肉汤、姜橘椒鱼羹等。

（3）肝气犯胃者宜食理气和胃解郁之品，如萝卜、大蒜、柑橘、玫瑰花、合欢花等，悲伤郁怒时暂不进食，忌食南瓜、山芋、土豆、番薯等壅阻气机的食物。

（4）饮食停滞者应控制饮食，痛剧时暂禁食，待病情缓解后，再进宽中理气消食之品，如萝卜、柑橘、柠檬、麦芽、槟榔等，忌甜腻黏性食物，如糯米等。

（5）胃阴不足者宜食润燥生津之品，如牛奶、豆浆、梨汁、藕汁，石斛麦冬煎汤代茶饮等。

（6）瘀阻胃络患者宜食行气活血之品，如山楂、木耳、田七等。

NOTE

（7）脾胃湿热者，饮食宜清淡，选用清热祛湿之品，如西瓜汁、荷叶、木棉花、鸡蛋花、薏苡仁等，忌食辛辣肥甘厚味。

4. 用药护理　中药汤剂一般温服，寒邪犯胃者宜热服，以驱寒止痛，服药后可添加衣被，或用热水袋温熨胃脘部，助药力以驱散寒邪；脾胃湿热者宜稍温凉服；胃阴亏虚、脾胃虚寒者中药宜久煎，温热服，服药后观察效果。胃痛发作时遵医嘱予解痉止痛剂，片剂、丸剂应温开水送服，注意观察不良反应。

5. 情志护理　由于病情的反复，患者易出现紧张、忧虑、抑郁等不良情绪，引起肝气郁滞，又可致胃痛发作或加重。故应积极疏导患者，正确认识疾病，消除情志刺激，保持心情舒畅，以利疾病康复。

6. 适宜技术　脾胃虚寒或寒邪犯胃者发作时可在胃脘部热敷、药熨，或艾灸、穴位敷贴，脾胃虚寒可选中脘、天枢、神阙、足三里、脾俞、胃俞等穴，以温中健脾，和胃止痛。胃痛发作时可行穴位按摩或针刺，取中脘、内关、足三里等穴，按摩者直到得气后 5 ～ 10 分钟或疼痛缓解为止。肝气犯胃者可加用肝俞、期门、太冲等穴。耳穴压豆，选胃、肝、脾、神门、交感、十二指肠、内分泌等穴。穴位注射可取足三里穴进行，瘀血阻络者可用丹参或复方当归注射液行穴位注射。脾胃虚寒型还可用温阳散寒的中药足浴方（如花椒、黄芪各 30g，姜黄、延胡索、红花、制附子片各 15g）煎煮泡足。

（二）主要症状护理

本病的常见症状主要有胃痛、胃胀、嗳气、反酸、呕吐等。护理措施如下：

1. 注意饮食定时定量，宜七八成饱，勿过饥过饱，勿进食过快，嗳气者勿进食番薯、土豆、芋头等产气食物，反酸者不宜进食酸性食物。

2. 饭后不宜平躺及做增加腹压的动作，如用力排便、咳嗽、用力提重物等。

3. 注意调节情绪，保持心情舒畅。

4. 适量运动，调节气机，但不宜饭后马上运动，以免影响脾胃运化。

5. 呕吐者可遵医嘱穴位按压或穴位注射或针刺内关、合谷、中脘等穴；嗳气者，加用膈俞；胃胀者加气海、天枢等；脾胃虚寒或寒邪客胃者可艾灸上述穴位。

6. 遵医嘱予耳穴压豆，取脾、胃、交感、神门、贲门等穴。

7. 遵医嘱予胃药治疗，告知患者不同药物的服药时间及常见不良反应，避免进食非甾体类抗炎药、激素、铁剂等损伤胃黏膜的药物。

（三）健康教育

1. 养成良好的生活习惯，起居有常，劳逸结合，适当运动，以促进血脉流畅，增强体质。

2. 养成良好的饮食习惯，注意饮食卫生，进食规律，勿过饥过饱、过冷过热，少食油腻生冷、辛辣刺激、难以消化之物，戒浓茶、咖啡和烟酒。根据不同证候的饮食特点，在医护人员的指导下调整饮食，寻找适合自己的最佳食谱。

3. 指导患者正确对待疾病，积极治疗，调节情绪，培养乐观豁达的生活态度，避免过度紧张。

4. 指导患者及家属了解本病的性质，养成观察大便的习惯，掌握控制疼痛的简单方法。遵医嘱按时服药，不适随诊。

5. 病愈后需坚持合理饮食，查明胃痛原因，积极治疗原发病。中年以上反复发作者，迁延

NOTE

不愈，应定期检查，以防变生他证。

第十四节　泄泻

一、概述

泄泻是因湿邪内盛，脾胃运化失常所致，以排便次数增多，粪便稀溏或完谷不化，甚至泻出如水样为主要临床表现的病证。泄者，泄漏之意，大便稀溏，时作时止，病势较缓；泻者，倾泻之意，大便如水倾注直下，病势较急。临床上有时难以截然分开，故统称为泄泻。

泄泻首载于《黄帝内经》，有"鹜溏""飧泄""濡泻""洞泄""注下"等病名，认为风、寒、湿、热均可引起泄泻，而且与饮食、起居、情志有关。《难经》提出五泄之名，即胃泄、脾泄、大肠泄、小肠泄、大瘕泄。汉代张仲景在《金匮要略》中将泄泻与痢疾统称"下利"，并提出虚寒下利及实热积滞下利的症状、治则治法，为后世泄泻的辨证论治奠定了基础。隋代《诸病源候论》开始明确将泄泻与痢疾分开论，并首次论述了小儿泄泻。宋代以后本病才统称" 泄泻"。明代李中梓《医宗必读·泄泻》在总结前人经验的基础上，提出了著名的治泻九法，即淡渗、升提、疏利、清凉、甘缓、酸收、燥脾、温肾、固涩。清代叶天士在《临证指南医案》中提出久患泄泻，"阳明胃土已虚，厥阴肝风震动"，故以甘养胃，以酸制肝，创泻木安土之法。清代吴谦《医宗金鉴·幼科心法要诀》曰："小儿泄泻需认清，伤乳停食冷热惊，脏寒脾虚飧水泄，分消温补治宜精。"其分类证治法则至今仍有临床指导意义。

泄泻一年四季均可发生，以夏秋两季多发，临床上分暴泻和久泻，一般中医药治疗效果较好。小儿脏腑娇嫩，稚阳未充，稚阴未长，患泄泻后较成人更易损阴伤阳发生变证。重症泄泻患儿，可出现气阴两伤甚至阴竭阳脱的危重变证；久泻不止，肝风内动，可出现慢惊风；脾虚失运，生化乏源，久则可致疳证。

西医学中急性肠炎、慢性肠炎、秋季腹泻、胃肠功能紊乱、肠易激综合征、吸收不良综合征、肠结核、结肠过敏等消化系统疾病，以泄泻为主要表现者，均可参照本节辨证施护。

二、病因病机

泄泻的病因主要为感受外邪、饮食所伤、情志失调及脏腑虚弱，病位在脾胃及大、小肠，与肝、肾密切相关。

感受外邪、饮食所伤、情志失调均可影响脾胃气机，导致运化失常，浊气不降，清气不升，水湿停滞，可致泄泻；而长期饮食失调、情绪不畅或素体脾虚、久病伤正等皆可损伤脾胃，甚至损及肾阳，脾虚运化无力，或阳虚不化，均能导致水湿内停，发为泄泻。病因病机见图 1-14。

本病的基本病机是脾虚湿盛，暴泻以湿邪为主，久泻以脾虚为主。成人泄泻主要病理因素是湿，小儿泄泻的主要病理因素是湿与乳食之滞。

NOTE

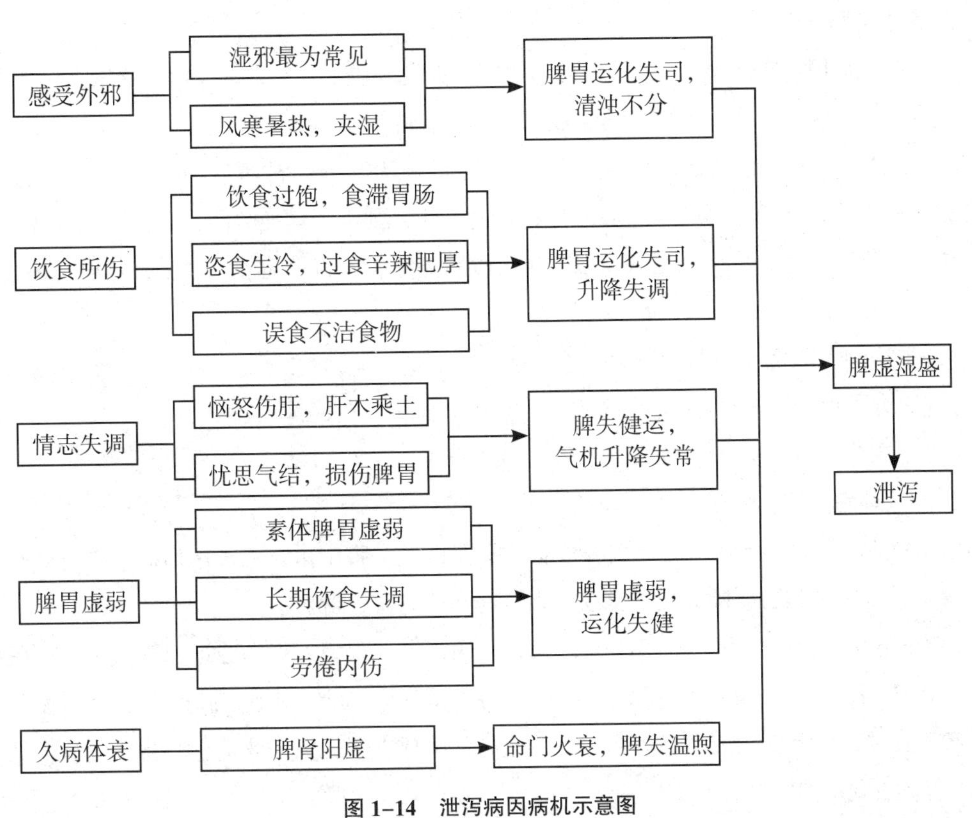

图 1-14　泄泻病因病机示意图

三、常见证型

（一）暴泻

1. 寒湿泄泻

【临床症状】泻下清稀，甚至如水样，腹痛肠鸣，脘闷食少，兼有外感时可见恶寒发热，鼻塞头痛，肢体酸痛。苔薄白或白腻，脉濡缓。

【辨证分析】外感寒湿或风寒之邪，侵袭肠胃，或过食生冷瓜果，导致脾失健运，升降失调，水谷不化，清浊不分，肠腑传导失司，故大便清稀，甚则泻下如水样；寒湿内盛，肠胃气机受阻而见腹痛肠鸣；寒湿困脾，则脘闷食少；若兼风寒之邪袭表，则见恶寒发热，鼻塞头痛；苔薄白或白腻，脉濡缓，为寒湿内盛之象。

【施护法则】芳香化湿，解表散寒。

【代表方】藿香正气散。

2. 湿热泄泻

【临床症状】腹痛即泻，泻下急迫，或泻下不爽，粪色黄褐而臭，肛门灼热，可伴有烦热口渴，小便短赤。舌红苔黄腻，脉滑数或濡数。

【辨证分析】感受湿热之邪，或夏令暑湿伤及脾胃，肠腑传化失常，而发生泄泻；肠中有热，故泻下急迫；湿热互结，腑气不通，故泻而不爽；湿热下注，故肛门灼热，粪便色黄褐而臭，小便短赤；烦热口渴，舌红，苔黄腻，脉濡数或滑数，均为湿热内盛之征。

【施护法则】清热利湿。

【代表方】葛根芩连汤。

NOTE

3. 食滞胃肠

【临床症状】腹痛肠鸣，泻下粪便臭如败卵，夹乳凝块或食物残渣，泻后痛减，脘腹胀满，嗳腐酸臭，不思饮食，夜卧不安。舌苔垢浊或厚腻，脉滑。

【辨证分析】暴饮暴食，宿食内停，阻滞肠胃，传化失常，故腹痛肠鸣，脘腹痞满，不思饮食；宿食不化，浊气上逆可见嗳腐酸臭；宿食下注，则泻下臭如败卵；宿食不化，故大便夹乳凝块或食物残渣；泻后腐浊之邪得以外出，故腹痛减轻；舌苔垢浊或厚腻，脉滑是宿食内停之象。

【施护法则】消食导滞。

【代表方】保和丸。

（二）久泄

1. 肝气乘脾

【临床症状】腹痛肠鸣即泻，每因情志不畅而诱发，腹中雷鸣，攻窜作痛，矢气频作，泻后痛缓，平素多有胸胁胀闷、嗳气食少。舌苔薄白或薄腻，脉弦。

【辨证分析】七情所伤，气机不畅，肝失条达，横逆犯脾，脾失健运，气滞于中则腹痛肠鸣，攻窜作痛，矢气频作；脾运无权，水谷下趋则泄泻；肝失疏泄，脾虚不运，可见胸胁胀闷，嗳气食少；舌苔薄白或薄腻，脉弦，符合肝郁脾虚夹湿之象。此证型小儿较成人少见。

【施护法则】抑肝扶脾。

【代表方】痛泻要方。

2. 脾胃虚弱

【临床症状】大便时溏时泻，反复发作。饮食稍有不慎，大便次数即增多，可夹见水谷不化，伴有饮食减少，脘腹胀闷不舒，面色萎黄，肢倦乏力。舌淡或淡胖，苔白，脉细弱。

【辨证分析】脾胃虚弱，运化无权，水谷不化，清浊不分，故大便溏泄；脾虚运化失司，故饮食减少，脘腹胀闷不舒，稍进油腻之物，则大便次数增多；久泻不止，脾胃虚弱，气血生化乏源，可见面色萎黄，肢倦乏力；舌淡或淡胖，苔白，脉细弱，乃脾胃虚弱之象。

【施护法则】健脾益气，化湿止泻。

【代表方】参苓白术散。

3. 肾阳亏虚

【临床症状】黎明之前脐腹作痛，肠鸣即泻，完谷不化，泻后则安，腹部喜温，形寒肢冷。舌质淡，苔白，脉沉细。

【辨证分析】泄泻日久，肾阳虚衰，不能温养脾胃，运化失常，黎明之前阴寒较盛，阳气未振，水谷下趋肠道而泻，故见黎明之前脐腹作痛，肠鸣即泻，又称为“五更泻”；阳虚不能腐熟水谷，故泻下完谷不化；肾阳虚衰，失于温煦，故腹部喜温，形寒肢冷；舌质淡，苔白，脉沉细，为脾肾阳气不足之征。

【施护法则】温肾健脾，固涩止泻。

【代表方】四神丸。

NOTE

四、施护

（一）辨证施护

1. 病情观察

（1）注意了解发作原因、起病时间，观察泄泻的次数，大便的色、质、量、味及有无腹痛等，辨别证候。寒湿泄泻，泻多溏薄，味不甚；湿热泄泻，泻多如酱黄色，味臭秽；食滞肠胃之泄泻，粪便臭如败卵，泻后痛减；肝气郁滞之泄泻，每因情志郁怒而增剧；脾气亏虚之泄泻，以大便时溏时泻，夹有水谷不化，稍进油腻或饮食不慎，则大便次数增多；肾阳亏虚之泄泻，多发于黎明前或晨起之时，以腹痛肠鸣，泻后则安为特点，亦称“五更泻”。若排泄物为柏油样或伴有新鲜血液，为胃肠道脉络损伤，应按便血进行辨证施护。

（2）注意观察神志、生命体征、舌脉、尿量、口干等情况，预防暴泻或久泻后发生脱水，小儿泄泻尤其需要注意观察。如患者出现神疲乏力、眼窝凹陷（或患儿囟门凹陷）、口舌干燥、皮肤干燥、弹性消失、尿量减少、舌红少苔为气阴两伤表现，应及时补充体液，并给予淡盐水口服；若久泻者出现面色苍白、四肢厥冷、大汗淋漓，舌淡无津，脉沉微等，为阴竭阳脱征象，应立即报告医生采取相应措施。气阴两伤与阴竭阳脱属泄泻变证，多见于小儿泄泻。

2. 起居护理　起居有常，劳逸结合，冷暖适宜，保持充足睡眠，避免外邪侵袭。保持适度的活动和锻炼。寒湿和虚弱者宜住向阳病室，做好腹部保暖，必要时热水袋暖腹；湿热患者居室宜凉爽干燥。便后及时清理，开窗通风。如患者泄泻因传染性疾病引起，应严格执行消化道隔离制度，患者的生活用具专用，用后要消毒。久泻者加强肛周皮肤护理。患儿要注意臀部干燥清洁，勤换尿布，每次便后用温水清洗臀部并擦干，防止红臀。如发生红臀，可涂紫草油膏以防破溃。

3. 饮食护理

（1）饮食有节，以免加重脾胃负担。宜以清淡卫生、温热细软易消化、富有营养的食物为主，忌食辛辣、生冷、肥甘厚味、不易消化或清肠润滑食物，某些对牛奶不耐受者应避免摄食。

（2）急性期予流质或半流质饮食，如米汤或面条、粥水等，多喝淡盐水。

（3）寒湿困脾者应给予温热食物，可饮热开水，或生姜红枣水，忌生冷瓜果；肠道湿热者以清淡爽口为宜，可多食西瓜、薏苡仁或选用荷叶、藿香、鸡蛋花、木棉花等煎水代茶饮等；食滞胃肠者适当控制饮食甚至禁食数小时至 1 天，待腹中宿食泻尽，逐渐从流质、半流质开始饮食，可予山楂、麦芽、谷芽、萝卜、神曲等煎水代茶以消食导滞，伴有呕吐者，不宜急于止吐，应让宿食全部吐出；肝气乘脾者忌食红薯、土豆等易产气食物，可常食金橘饼、陈皮、玫瑰花茶等；虚证者宜温补软烂、少油脂而易于消化之食，脾胃虚弱可进食鳗鱼、鲫鱼、牛羊肉、瘦肉、猪肚、鸡肉、山药、薏苡仁、太子参、北芪等补中健脾之品；肾阳虚衰者，可予山药、龙眼、牛肉、羊肉、鸡肉、胡桃、狗肉等，可稍佐干姜、胡椒等温阳散寒。

4. 情志护理　积极疏导患者情绪，引导其培养豁达乐观的心态，正确对待自身的疾病，避免忧郁、焦虑、紧张和急躁等负性情绪。另外，指导患者排解不良情绪的方法，如谈心释怀、移情易性、音乐疗法等，使其肝气条达，心情舒畅。肝气乘脾泄泻者更应注意调畅情志，防止因情复病。

NOTE

5. 用药护理　按时按量服药，观察用药后症状缓解情况。中药汤剂以饭后温服为宜，出现气阴两伤、阴竭阳脱者除多喝淡盐水，热服、频服中药汤剂外，应及时进行输液等抢救，以免延误时机。食滞胃肠泻下不畅者，遵医嘱予通便导滞之药物，通因通用，以消食化滞。在用药过程中出现大便色黑者，应查找原因，警惕消化道出血的发生。

6. 适宜技术　寒湿泄泻或脾胃虚弱、肾阳虚衰者可用艾灸或穴位敷贴，取足三里、中脘、关元等穴，以温中止泻，也可取神阙穴进行隔姜灸或隔附子灸。慢性久泻者可用五倍子和醋调成糊状敷脐，也可用吴茱萸、粗盐封包加热热敷腹部。此外，可配合耳穴压豆法，取大肠、小肠、脾、胃、肝、肾、交感等耳穴。脾胃虚弱及肾阳虚衰者，可逆时针方向行腹部按摩。湿热泄泻及食滞胃肠者可顺时针腹部按摩，促进湿热之邪与宿食排出。小儿泄泻者可配合小儿推拿法治疗，如寒湿泻者，补脾经、推三关、补大肠、揉外劳、推上七节骨、揉龟尾、按揉足三里；湿热泻者，清脾胃、清大肠、清小肠、推六腑、揉天枢、龟尾；食滞胃肠者，补脾经、清大肠、揉板门、运内八卦、揉中脘、摩腹、揉天枢、龟尾；脾虚泻者，补脾经、补大肠、推三关、摩腹、揉脐、推上七节骨、揉龟尾、捏脊；脾肾阳虚者，按脾虚泻推拿基础上加补肾经。此外，中药脐贴法也常用于小儿泄泻。

（二）主要症状护理

本病的常见症状主要是腹泻、腹痛、口干。护理措施如下：

1. 口干应多喝温水或温淡盐水，中药频服、热服，必要时配合输液。

2. 寒湿或脾肾亏虚导致的腹痛要注意腹部保暖，可艾灸、热熨、摩腹，避免受凉等。

3. 观察腹泻的次数、大便性状；观察腹痛的部位、性质、持续时间、频率；观察口干的程度及嘴唇干湿度、皮肤弹性、尿量、眼眶、生命体征等情况。

4. 小儿泄泻合并腹痛，可配合小儿推拿，除上述治疗泄泻的常用推拿手法外，寒痛可加掐揉一窝风，拿肚角散寒理气止痛；食滞痛可分腹阴阳、拿肚角；发热者加退六腑、清天河水。

（三）健康教育

1. 起居有常，顺应四时气候变化，慎防外邪侵袭。

2. 饮食有节，养成良好的卫生习惯，以清淡卫生、易消化、富有营养的食物为主；勿暴饮暴食；少吃辛辣肥甘之品，不食生冷瓜果及不洁食物，不饮生水。

3. 调畅情志，保持心情舒畅，切忌烦躁郁怒，避免思虑忧愁伤脾。

4. 向患者及家属介绍相关保健知识，暴泻期间应予新鲜、清淡、富于营养易消化的流质、半流质饮食，如淡盐汤、米汤、粥等，定时定量，少食多餐；如泄泻不止，出现口渴、皮肤弹性下降、尿量减少、高热、心悸、烦躁等症状，应立即就医。

5. 恢复期予加强营养，健运脾胃，可予五指毛桃、太子参、莲子、薏米、陈皮等健脾祛湿行气之品煲汤或煎水代茶，增强体质；另外，还需加强锻炼，可选择太极拳、八段锦、五禽戏等健身运动，使脾气旺盛，促进血脉流畅。

NOTE

第十五节　便秘

一、概述

便秘是指大肠传导失司，导致大便秘结不通，排便周期延长；或周期不长，但粪质干结，排出艰难；或粪质不硬，虽频有便意，但排便不畅为主要临床表现的病证。两次排便时间间隔3天以上，或超过自身习惯1天以上称为排便周期延长。

本病既是一个独立的病证，也是临床多种急慢性疾病的常见症状。中老年多发，女性较多见。《黄帝内经》称便秘为“后不利”“大便难”，认为与脾胃受寒、肠中有热、肾病等有关。汉·张仲景称便秘为“脾约”“阳结”“阴结”，认为其发病与寒、热、气滞有关，在治疗方面除了提出内服药物治疗外，还提出蜜煎导、猪胆汁方等外用药塞肛通便法，至今仍具有临床指导意义。隋·巢元方《诸病源候论·大便病诸侯》阐明了津液不足、糟粕内结，水不能行舟，是便秘发生的主要机理。金元时期，朱丹溪认为便秘由于血少，或肠胃受风，涸燥枯干所致。张元素首倡实秘、虚秘之别，且主张实秘责物，虚秘责气。清·沈金鳌《杂病源流犀浊·大便秘结源流》指出大便与肺、肾亦有密切关系。

西医学中的功能性便秘、肠道及肛门疾患引起的便秘、药物性便秘、内分泌及代谢性疾病引起的便秘等，均可参照本节辨证施护。

二、病因病机

便秘的病因有饮食不节、感受外邪、情志失调、劳倦过度、年老体虚等，且常相兼为病。本病病位在大肠，与肺、脾、胃、肝、肾等脏腑关系密切。

基本病机为大肠传导失司。因上述各种病因引起胃肠积热、气机郁滞、阴寒凝滞，或气血阴阳不足，肠道传导无力，失于濡养，均可导致大肠传导失司，从而引发便秘。病因病机见图1-15。

因此，本病病性可概括为寒、热、虚、实四方面。胃肠积热者为热秘；气机郁滞者为气秘；阴寒凝滞者为冷秘；气血阴阳不足者为虚秘。四者之中，又以虚实为纲，热秘、气秘、冷秘属实秘，气血阴阳不足的便秘属虚秘。而寒热虚实之间，常相互兼夹或相互转化。如热秘久延不愈，津液渐耗，阴津受损，肠失濡养，病情可由实转虚。气机郁滞，久而化火，则气滞与热结并存。气血不足者，多易受饮食或情志所伤，出现虚实相兼。气虚易致气滞，病久阴血生化乏源，可出现气血亏虚或气阴两虚。阳虚阴寒凝结者，如温燥太过，津液被耗，或病久阳损及阴则可见阴阳俱虚之证。

NOTE

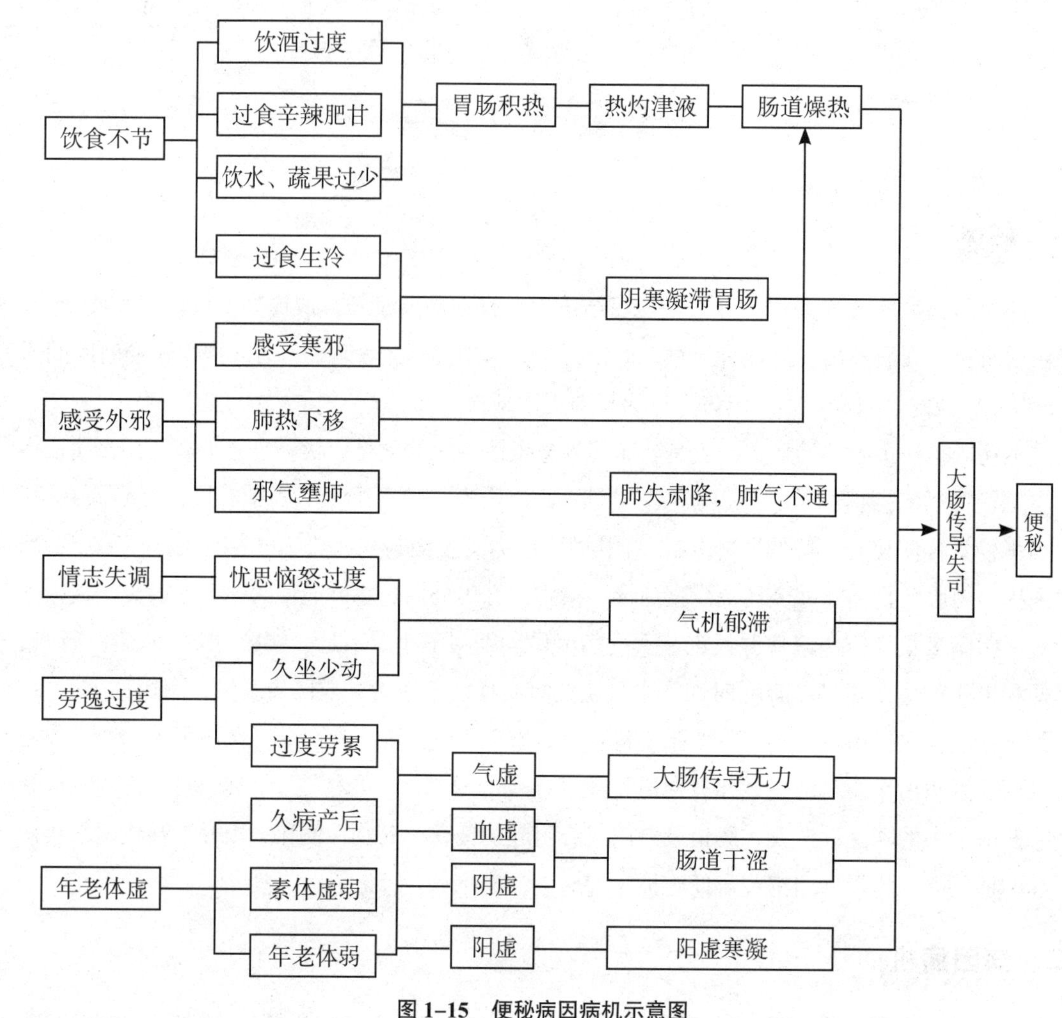

图 1-15 便秘病因病机示意图

三、常见证型

（一）实秘

1. 热秘

【临床症状】大便干结，腹部胀满，按之作痛，口干或口臭，面赤身热，小便短赤，肛门灼热。舌红干，苔黄燥，脉滑数。

【辨证分析】肠胃积热，灼伤津液，故大便干结。热伏于内，脾胃之热熏蒸于上，故口干口臭；热积胃肠，腑气不通，故腹部胀满，按之作痛；热盛于内，故面红身热，心烦不安，肛门灼热，小便短赤；舌红干苔黄燥为热已伤津化燥，脉滑数为里实热证的脉象。

【施护法则】泄热导滞，润肠通便。

【代表方】麻子仁丸。

2. 气秘

【临床症状】大便干结，或不甚干结，欲解不得，或排便不畅，肠鸣矢气，腹中胀满，胸胁痞满，嗳气频作，纳食减少。苔薄白或薄黄、薄腻，脉弦。

【辨证分析】情志失和，肝气郁结，或久坐少动，导致气机阻滞，大肠传导失常，故欲便不得，或排便不畅，腹中胀满，肠鸣矢气；腑气不通，则气不下行而上逆，故胸胁满闷，嗳气

NOTE

频作；肠胃气滞则脾气不运，故纳食减少；苔薄腻，脉弦为肝脾不和、内有湿滞之象。

【施护法则】顺气导滞，降逆通便。

【代表方】六磨汤。

3. 冷秘

【临床症状】大便艰涩，排出困难，腹痛拘急，胀满拒按，四肢不温，呃逆呕吐。舌苔白腻，脉弦紧。

【辨证分析】阴寒凝滞胃肠，导致大肠传导失常，加上寒性收引，故大便艰涩，排出困难，腹痛拘急，胀满拒按；寒性凝滞，阳气不能到达四肢，故手足不温；脾阳被寒气所遏，脾失升清，胃失和降，故呃逆呕吐；苔白腻，脉弦紧是寒实之象。

【施护法则】温里散寒，通便止痛。

【代表方】大黄附子汤。

（二）虚秘

1. 气虚秘

【临床症状】大便并不干硬，虽有便意，但排便困难，临厕努挣乏力，挣则汗出气短，便后乏力，平素面白神疲。舌淡胖或边有齿印，苔薄白，脉细弱。

【辨证分析】肺脾气虚，运化失职，大肠传导乏力，故虽有便意，但排出困难；肺卫不固，腠理疏松，故用力努挣则汗出气短；脾气虚，化源不足，则面白神疲；舌淡胖或边有齿印，脉细弱，便后乏力，均属气虚之象。

【施护法则】补气健脾，润肠通便。

【代表方】黄芪汤。

2. 血虚秘

【临床症状】大便干结，努挣难下，面色无华，头晕目眩，心悸气短，失眠健忘，口唇色淡。舌淡苔白，脉细或细涩。

【辨证分析】血虚津少，不能下润大肠，故大便秘结；血虚不能上荣，故面色无华，头晕目眩，口唇色淡；心血不足，故心悸气短，失眠健忘；舌淡苔白，脉细或细涩为血虚之象。

【施护法则】养血润燥。

【代表方】润肠丸。

3. 阴虚秘

【临床症状】大便干结，状如羊屎，形体消瘦，头晕耳鸣，两颧红赤，心烦少眠，潮热盗汗，腰膝酸软。舌红，苔少，脉细数。

【辨证分析】热病津伤，或素体阴虚，肠失濡润，故大便干结，状如羊屎；阴虚阳亢，虚火上炎，故两颧红赤，心烦少眠，潮热盗汗；肾阴亏虚则腰膝酸软；肌肤、孔窍失于濡养，可见形体消瘦；脑髓失充，头目失养，故头晕耳鸣；舌红苔少，脉细数为阴虚阳亢之象。

【施护法则】滋阴通便。

【代表方】增液汤。

4. 阳虚秘

【临床症状】大便干或不干，排出艰涩，面色㿠白，畏寒肢冷，小便清长，甚则腹中冷痛或腰脊酸冷。舌淡苔白润，脉沉迟无力。

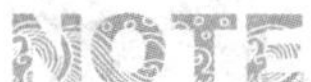

【辨证分析】阳虚寒凝，大肠传导失司，故大便艰涩，排出困难；阳虚内寒，温煦无权，则面色㿠白，畏寒肢冷，小便清长；阴寒内盛，寒性凝滞收引，故腹中冷痛，或腰脊酸冷；舌谈，苔白润，脉沉迟无力为阳虚内寒之象。

【施护法则】温阳通便。

【代表方】济川煎。

四、施护

（一）辨证施护

1. 病情观察 ①观察排便周期、每次排便持续时间、粪便的性状、颜色及量，特别注意观察粪便形状的变化，及时发现肠梗阻、肿瘤等引起的梗阻性便秘。②观察伴随症状及病证的特点，分辨虚实各证及观察治疗效果。③注意患者体质及基础病，询问和观察是否有疝气、虚脱，或久蹲起立后跌倒，或用力大便时诱发胸痹心痛、心衰、中风等情况出现。④注意触诊患者腹部和听诊肠鸣，鉴别积聚与肠结。便秘者可在左下腹扪及条索状物或粪块，排便后消失。积聚的包块可在腹部各处，与排便无关。肠结多为急病，因大肠通降受阻所致，表现为大便完全不通，且无矢气和肠鸣音，严重者可吐出大便。⑤评估影响患者排便的因素：年龄、日常饮食、活动、心理、疾病、药物使用及治疗检查等。

2. 生活起居 实证患者，病室应通风透气，光线柔和，热秘室温偏低，湿度偏高，冷秘室温偏高。虚证患者，尤其是气虚、阳虚者，病室宜温暖向阳，及时增添衣被，注意腹部保暖，切勿受寒。鼓励患者适量运动，指导其进行腹部按摩和提肛训练，避免久坐少动。培养定时排便的习惯，告知气虚或老年患者勿过度用力排便，以免出现疝气、虚脱或久蹲起立后跌倒等情况，甚者可诱发老年人胸痹心痛、心衰、中风等疾病。

3. 饮食护理 饮食宜选择清淡、富含纤维素和水分及润肠的食物，忌收敛固涩之品，如白果、芡实、石榴等不宜服用。晨起空腹饮淡盐水或蜂蜜水等，有助于预防便秘的发生。热秘者宜进食凉润之物，多吃新鲜水果和蔬菜，如梨、香蕉、荸荠、火龙果、黄瓜、苦瓜、萝卜、芹菜、莴苣等，忌食辛辣、厚味温补之品，如辣椒、姜、羊肉等。气秘者宜用行气软坚润肠之物，如橘子、萝卜、佛手等，可食用紫苏麻仁粥。气虚者宜多用健脾益气润肠之物，如山药、扁豆、北芪、党参、太子参等，忌用寒凉之品，如苦瓜、西瓜等。血虚、阴虚者宜用滋阴养血润燥之物，如桑椹、蜂蜜、芝麻、枸杞子、花生、核桃等，可食用松子仁粥，忌辛辣香燥之品。阳虚者宜多食温阳润肠通便之品，如韭菜、羊肉、狗肉、牛肉等，多进热饮或温果汁，可早晚温热食用肉苁蓉粥，以温肾壮阳，润肠通便。

4. 用药护理 遵医嘱用通便药物时，便通即止，不可滥用泻药。中药汤剂一般温服，以饭前空腹及临睡前服用为佳，阴虚肠燥者，适当增加服药次数和数量，频频饮服，达到润肠通便的目的；胃肠积热者中药汤剂宜偏凉服用。服药后应注意观察大便次数、性状和量。中药代茶方面，胃肠积热可用番泻叶泡水代茶饮，但中病即止，不宜经常服用；津液耗伤者可用生地黄、麦冬煎水代茶；气秘者可用槟榔、佛手泡水代茶饮；气虚秘者可用党参或西洋参、黄芪泡水代茶饮；血虚者可用熟地黄、黄精煎水代茶饮；阴虚可用生地黄、玄参煎水代茶饮。

5. 情志护理 七情内伤是便秘致病因素之一。便秘患者因病久痛苦，情志多忧，而与病证互为因果，形成恶性循环。向患者解释情志不和、肝气郁结等易导致便秘，指导患者采用自我调适情志的方法，如音乐放松法、运动疗法、陪伴倾听疗法，鼓励家属、朋友多与患者交流，给予患者陪伴支持，使患者能保持心情舒畅，创造舒适的生活和工作环境，避免情志所伤。

6. 适宜技术　①按摩法。揉按腹部：手部涂抹适量润滑油后，有力度的沿升结肠、横结肠、降结肠、乙状结肠进行深度按摩，促进排气。也可实证顺时针揉腹 50 ～ 100 次，虚证先逆时针揉腹 50 次，再顺时针揉腹 50 次，以调畅气机，健脾助运。按揉时双手重叠，用力要适度，精神集中，呼吸自然。穴位按摩：可按摩中脘、左右天枢、关元、足三里等穴位。②药熨法。可用吴茱萸与粗盐混合制作成中药封包，微波炉加热至 60 ～ 70℃，热熨患者腹部，5 分钟后，可把封包放在神阙进行腹部热敷，10 ～ 20 分钟，治疗过程注意观察局部皮肤情况。此法不适用于热秘患者。③耳穴压豆：用王不留行籽耳穴贴压，实秘取大肠、直肠下段、便秘点、交感、肺、肝胆等穴。虚秘可取脾胃、肾、大肠、直肠下段、皮质下、便秘点等穴。④艾灸可艾灸中脘、天枢、关元、足三里等穴。此法不适用于热秘患者。⑤穴位敷贴和脐疗：可取大黄研为粉末醋调或用蜂蜜调成糊状，贴敷神阙穴、天枢穴等。⑥拔罐：实秘者取天枢、曲池、内庭、支沟、太冲等穴，虚秘者取天枢、上巨虚、大肠俞、支沟、足三里等穴，留罐，每次 10 ～ 15 分钟，每日一次，2 周为 1 疗程。⑦灌肠：便秘严重者，可根据医嘱行灌肠法，如复方大黄灌肠液或其他中药药液保留灌肠。

（二）主要症状护理

本病的常见症状主要是便秘、腹胀、肛裂。护理措施如下：

1. 多喝水，多进食蔬菜、粗粮等粗纤维食物及润肠食物。

2. 适当运动，按摩腹部，促进肠蠕动；排便无力者，可进行腹肌锻炼、排便动作训练和提肛肌的收缩练习。

3. 养成规律的排便习惯，可选择晨起或餐后肠蠕动活跃时如厕，便前可按摩迎香穴或足三里穴，以促进排便。

4. 必要时使用开塞露塞肛或灌肠以利大便排出。

5. 保持肛周皮肤清洁，有肛门疾病者可在便后用 1 ： 5000 高锰酸钾溶液或五倍子、苦参、花椒煎水坐浴，肛裂者坐浴后可用黄连膏外敷。

（三）健康教育

1. 生活起居有规律，加强身体锻炼，保持心情舒畅。指导及协助患者及家属做腹部按摩、腹肌锻炼、提肛肌收缩练习及床上翻身等活动。

2. 向患者讲明不良生活方式和饮食习惯、运动量不足、滥用药物、精神因素等与便秘的关系，指导养成定时排便的习惯，多选择晨起或餐后，排便时尽量提供隐蔽条件，并保证充足的时间。

3. 加强饮食调养。多吃蔬菜、小米、粗粮等含纤维素多的食物，辨证食用蔬菜瓜果，多饮水，视情况可服蜂蜜、牛乳，忌食辛辣之品，戒烟酒。

NOTE

第十六节　黄疸

一、概述

黄疸是指因湿邪困遏，脾胃运化失健，肝胆疏泄失常等，导致胆汁泛溢肌肤，表现为目黄、身黄和（或）小便黄为主症的病证。其中目睛黄染尤为本病重要特征。

《黄帝内经》即有关于黄疸病名和主要症状的记载，如《素问·平人气象论》言："溺黄赤，安卧者，黄疸……目黄者曰黄疸。"汉代张仲景的《金匮要略》将黄疸分为黄疸、谷疸、酒疸、女劳疸、黑疸五种，并对各种黄疸的形成机理、症状特点进行探讨。隋代巢元方《诸病源候论·黄疸诸侯》和宋代的《圣济总录·黄疸门》均记载了急黄以及阴黄。宋代·韩袛和《伤寒微旨论·阴黄证》除了论述黄疸的阳黄外，还详细地论述了阴黄的辨证论治。元代罗天益《卫生宝鉴·发黄》中系统化论述的阳黄和阴黄的辨证论治对临床具有重要指导意义。张介宾《景岳全书·杂症谟·黄疸》提出了"胆黄"病名，认为"胆伤则胆气败，而胆液泄，故为此证"。清代程钟龄《医学心悟》创制茵陈术附汤，至今仍为阴黄治疗的代表方剂。清代沈金鳌《沈氏尊生书·杂病源流犀烛·黄疸》有"又有天行疫疠，以致发黄者，俗称之瘟黄，杀人最急"的记载，对黄疸的可传染性及预后转归有所认识。

本病证可涉及西医学中肝细胞性黄疸、阻塞性黄疸和溶血性黄疸。临床常见的急慢性肝炎、肝硬化、胆囊炎、胆结石、钩端螺旋体病及某些消化系统肿瘤等，凡出现黄疸者，均可参照本节辨证施护。

二、病因病机

黄疸的病因与外感湿邪疫毒、饮食不节、脾胃虚寒、他病继发、砂石或虫体阻滞等因素有关。

病位主要在脾胃肝胆，基本病机为湿邪困遏，脾胃运化失健，肝胆疏泄失常，胆汁泛溢肌肤。病理因素以湿邪为主。病性有阴阳之分，因于湿热所伤或过食甘肥酒热，或素体胃热偏盛，则湿从热化，湿热交蒸，发为阳黄。其中又有热重于湿和湿重于热之分。如湿热瘀结胆腑，通降失司，胆汁不循常道，则见胆腑郁热证。若湿热蕴积化毒，疫毒炽盛，充斥三焦，深入营血，内陷心肝，可见猝然发黄，神昏谵语，痉厥出血等危重症，称为急黄，属阳黄之重症。如因寒湿伤人，或素体脾胃虚寒，或久病脾阳受伤，则湿从寒化。寒湿瘀滞，中阳不振，脾虚失运，胆液为湿邪所阻，表现为阴黄证。其中又有寒湿阻遏和脾虚血亏之分。病因病机见图1–16。

NOTE

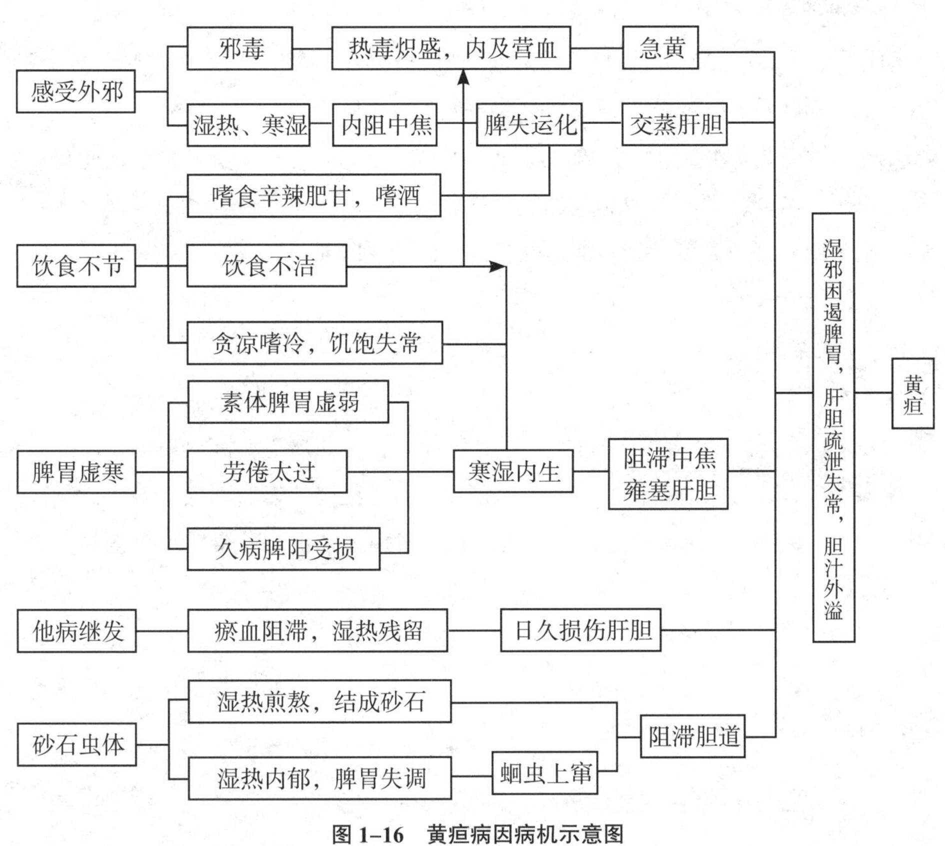

图 1–16　黄疸病因病机示意图

三、常见证型

（一）阳黄

1. 热重于湿证

【临床症状】身目俱黄，黄色鲜明，发热口渴，心烦，腹部胀闷，胁痛，口干而苦，恶心呕吐，小便短少黄赤，大便秘结。舌苔黄腻，脉象弦数。

【辨证分析】湿热熏蒸，困遏脾胃，壅滞肝胆，胆汁泛溢，故见身目黄色鲜明，身热口渴心烦；湿热蕴结，脾胃运化失健，气机阻滞，见纳差，恶心，脘胀胁痛；湿热下注，腑气不通，则小便短赤，大便秘结；舌苔黄腻脉弦数为热熏蒸之象。

【施护法则】清热通腑，利湿退黄。

【代表方】茵陈蒿汤。

2. 湿重于热证

【临床症状】身目俱黄，黄色不及热重于湿证鲜明，头重身困，胸脘痞满，食欲减退，恶心呕吐，腹胀或大便溏垢。舌苔厚腻微黄，脉象濡数或濡缓。

【辨证分析】湿遏热伏，困遏中焦，胆汁不循常道，故见身目色黄而不鲜，身热不扬；湿困中焦，脾胃运化失常，则食欲减退，胸脘痞满，恶心呕吐；湿邪内阻，见头重身困，大便溏垢，小便短黄；舌苔厚腻微黄，脉濡数或濡缓为湿遏热伏之象。

【施护法则】利湿化浊运脾，佐以清热。

【代表方】茵陈五苓散合甘露消毒丹。

3. 胆腑郁热证

【临床症状】身目发黄，黄色鲜明，上腹右胁胀闷疼痛，牵引肩背，身热不退，或寒热往来，口苦咽干，呕吐呃逆，尿黄赤，大便秘。舌红苔黄，脉弦滑数。

【辨证分析】湿热或砂石阻滞胆腑，通降失司，胆汁不循常道，身发黄疸而胁痛；胆经热炽，身热，口干，口苦，咽干，或见寒热往来；胆胃不和，恶心呕吐，纳呆；腑气不通，膀胱不利，则腹胀，便秘，尿赤；舌红苔黄，脉弦滑数为湿热阻滞之象。

【施护法则】疏肝泄热，利胆退黄。

【代表方】大柴胡汤。

4. 疫毒炽盛证

【临床症状】发病急骤，黄疸迅速加深，其色如金，皮肤瘙痒，高热口渴，胁痛腹满，神昏谵语，烦躁抽搐，或见衄血、便血，或肌肤瘀斑。舌质红绛，苔黄而燥，脉弦滑或数。

【辨证分析】湿热疫毒深入营血，熏灼肝胆，则黄疸迅速加深，身黄如金；热盛灼津，故见高热烦渴，尿闭；邪陷营血，迫血妄行，则见衄血、便血，或皮下斑疹；热毒引动肝风，肢体躁动，甚则抽搐；热毒内陷心包，神明失用，则神昏谵语；舌质红绛，苔黄而燥，脉弦滑数为热毒炽盛之象。

【施护法则】清热解毒，凉血开窍。

【代表方】《千金》犀角散。

（二）阴黄

1. 寒湿阻遏证

【临床症状】身目俱黄，黄色晦暗，或如烟熏，脘腹痞胀，纳谷减少，大便不实，神疲畏寒，口淡不渴。舌淡，苔腻，脉濡缓或沉迟。

【辨证分析】中阳不振，寒湿滞留，肝胆失于疏泄，影响胆汁排泄，身目发黄而晦暗；寒湿困中，运化失健，纳减、脘闷腹胀、便溏；寒湿损伤中阳，气血不足，神疲乏力、畏寒；舌淡，苔腻，脉濡缓或沉迟为寒湿阻遏之象。

【施护法则】温中化湿，健脾和胃。

【代表方】茵陈术附汤。

2. 脾虚血亏证

【临床症状】面目及肌肤淡黄，甚则晦暗不泽，肢软乏力，心悸气短，大便溏薄。舌质淡，苔薄，脉濡细。

【辨证分析】黄疸日久，脾失健运，气血亏虚，湿滞残留，故面目及肌肤淡黄，晦暗不泽，大便溏薄；气血亏虚，则肢软乏力，心悸气短；舌淡，苔薄，脉濡细为脾虚血亏之象。

【施护法则】健脾温中，补养气血。

【代表方】黄芪建中汤。

四、施护

（一）辨证施护

1. 病情观察　观察黄疸的颜色、发生部位、病势、病程等；观察患者有无皮肤瘙痒，如有应观察瘙痒部位、程度、持续时间等；观察患者其他伴随症状，如寒热喜恶、食欲、口味、口

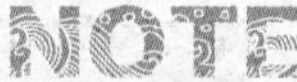

臭、恶心呕吐、二便、舌脉等；观察有无“尿黄挂盆”的现象，急黄其色如金，小便染黄便器，摇晃后上层出现黄色泡沫层，称为“尿黄挂盆”。如患者出现神昏谵语、烦躁抽搐、眩晕、瘀斑、出血、肢体抽搐等异常，应警惕急黄的发生，并同时做好抢救准备。

2. 生活起居　病室应干净、整洁、安静，可用紫外线灯、食醋熏蒸等进行空气消毒。患者应注意卧床休息，且保证充足睡眠，因《黄帝内经》记载“人卧则血归于肝”。待病情明显好转后，可逐渐恢复活动，散步、打太极拳等为宜，以不疲劳为度。时疫所致者应做好消毒隔离，尤其是消化道和血源隔离。所用衣物、被褥等应经常在阳光下暴晒 2 小时以上；所有呕吐物、排泄物、大便器等均需严格消毒；血液、注射器、手术器械等均需严格按照消毒隔离原则进行处理。皮肤瘙痒者，修剪指甲，不可抓挠，每日用温水清洗，忌水温过高。口腔疾患者，可用温开水、淡盐水、银花甘草漱口液漱口，预防口腔感染。保持大便通畅，有助于黄疸退却，具体参见便秘病症。阳黄热重于湿者，病室宜凉爽；急黄者，病室也宜凉爽，患者需绝对卧床休息，烦躁、神昏者需加床栏，必要时专人看护。阴黄者，病室温暖干燥，光线充足，慎避外邪。

3. 饮食护理　饮食宜清淡、易消化、低脂肪、营养丰富，忌肥甘厚味、海腥发物，禁饮酒，禁暴饮暴食；病情好转后，可逐渐增加高蛋白饮食。阳黄湿重于热者，饮食宜偏凉，多食冬瓜、芹菜、赤小豆、绿豆、薏苡仁等清热除湿的食物，也可取茵陈、白茅根、鲜芦根、金钱草、黄花菜根等煎水服用；急黄者，予以流质饮食，好转后改为半流质，以清热生津的水果、饮料为宜；神昏者可用鼻饲，但要严格限制蛋白质的摄入甚至禁食；阴黄寒湿阻遏者，饮食宜温热，忌生冷、甜腻、厚味等阻碍脾胃之品，不可多食汤汁，以免水湿内停，可选茵陈粥、干姜粥等利湿退黄；阴黄脾虚血亏者，饮食宜温热、营养、易消化，可多食红枣、山药、鱼、肉和蛋等血肉有情之品，以补血健脾。

4. 用药护理　阳黄热重于湿者汤剂宜偏凉服；阴黄寒湿阻遏者宜温热服；急黄者，药液需浓煎，少量多次频服，必要时鼻饲灌入。可用食醋加水（比例 3 ∶ 1）进行保留灌肠，以退黄去氨。避免使用对肝有损害的药物，若需服用，需定期检查肝功能。

5. 情志护理　告知患者皮肤发黄、目睛发黄能随病情的好转减退或消失，消除思想顾虑。平日多与患者沟通交流，倾听患者心声，随时了解患者不良情志，多安慰劝导，使患者保持情志舒畅，利于疾病恢复。

6. 适宜技术　阳黄者取胆俞、阴陵泉、太冲等穴进行穴位按摩，也可用茵陈、栀子、大黄、甘草煎汤 200mL 进行保留灌肠以退黄。阴黄者取胆俞、脾俞、三阴交等穴进行穴位按摩，也可选用肝、胆、脾、胃等进行耳穴压豆，还可以十字灸法艾灸腹部，或热熨腹部。

（二）主要症状护理

本病的常见症状主要是黄疸、皮肤瘙痒。护理措施如下：

1. 观察黄疸的部位、色泽、程度、消长以及二便的颜色变化。

2. 保持皮肤清洁，穿宽松棉质衣服，禁用刺激性洗涤剂。

3. 取胆俞、肝俞、期门、阳陵泉、阴陵泉、至阳等，每次 2 ～ 3 穴，用丹参、维生素 B_1、维生素 B_{12} 注射液进行穴位注射。

4. 点按刺激董氏奇穴胆穴、经穴阳陵泉均能辅助乙型肝炎所致黄疸的退黄。

5. 用白茅根煎水以利小便，多食粗纤维食物可使大便通畅，均有利于黄疸消退。

NOTE

6. 皮肤瘙痒者可苦参 30g 煎汤外洗，每日一次，局部可涂炉甘石洗剂、冰硼水、大枫子酊或止痒酊外搽，每日 2 ～ 3 次。

（三）健康教育

1. 起居有常，勿妄劳作。
2. 饮食有节，勿过食辛热肥甘食物，避免不洁食物，戒酒。
3. 消除顾虑及烦忧，避免急躁易怒。保持情志舒畅，以免疾病复发。
4. 对于有传染性的患者注意防止传染。
5. 根据不同病因进行预防，积极治疗原发病，坚持服药，定期复诊。

第十七节　鼓胀

一、概述

鼓胀是指因多种原因导致气滞、血瘀或水湿，水停腹中，以腹部胀大如鼓为主症的病证，临床表现为腹大胀满，绷急如鼓，皮色苍黄，脉络显露，亦名臌胀。

鼓胀病名最早见于《黄帝内经》，如《灵枢·水胀》载："鼓胀何如？岐伯曰：腹胀，身皆大，大与肤胀等也，色苍黄，腹筋起，此其候也。"较详细地描述了鼓胀的临床特征。有关本病的病因病机，《素问·阴阳应象大论》认为是"浊气在上"。隋代巢元方《诸病源候论·水肿病诸侯·水蛊候》认为发病与感受"水毒"有关，将"水毒气结于内，令腹渐大，动摇有声"者，称为"水蛊"；并提出鼓胀的病机是"脉络否涩，水气停聚，在于腹内"。唐代孙思邈《备急千金要方》提出"治蛊以水药，治水以蛊药"，对后世治疗鼓胀有较大影响。唐代孟诜《食疗本草》中提到"鼓胀伴黄疸，以瓜蒂、丁香、赤小豆各七枚，研为末，纳少许于鼻中"。明代张景岳《景岳全书》将鼓胀称为单腹胀，"单腹胀者，名为鼓胀……肢体无恙，胀为在腑，故又名为单腹胀"，认为鼓胀的发生与情志、劳欲、饮食有关。清代医家喻家言《医门法律·胀病论》认识到癥积日久可致鼓胀，"胀病亦不外水裹、气结、血凝"，认为鼓胀与气、血、水瘀结有关。

西医学的肝硬化腹水，如病毒性肝炎、血吸虫病、胆汁淤积性、营养不良性等多种原因导致的肝硬化腹水，可参照本节辨证施护。其他疾病如结核性腹膜炎、腹腔肿瘤、肾综等出现腹水者，亦可参照本节内容。

二、病因病机

鼓胀的病因主要为酒食不节、情志失调、虫毒感染和病后继发，病位主要在肝脾，久则及肾。

基本病机为肝脾肾受损，气血水互结于腹中。邪犯于肝，肝失疏泄，气滞血瘀，进而横逆乘脾，脾失运化，水湿内聚，进而土壅木郁，以致肝脾俱病。病延日久，累及于肾，肾开关不利，水湿不化，则胀满愈甚。气滞、血瘀、水湿是主要的病理因素，水邪停蓄不去，腹部日益胀大成鼓。气、血、水三者既各有侧重，又常相互为因，错杂同病。病因病机见图 1–17。

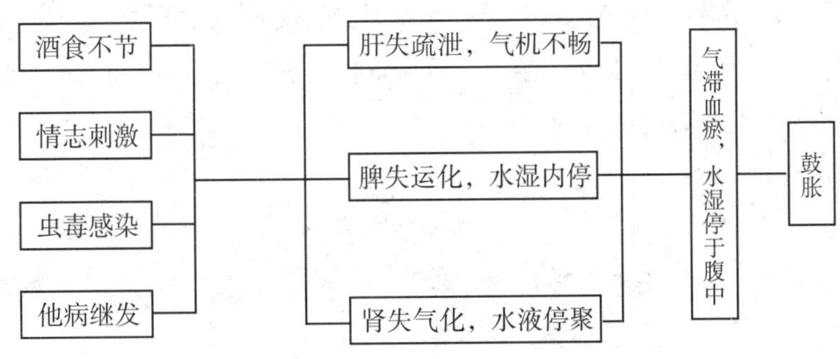

图 1-17　鼓胀病因病机示意图

三、常见证型

1. 气滞湿阻

【临床症状】腹胀按之不坚，胁下胀满或疼痛，饮食减少，食后胀甚，得嗳气、矢气稍减，小便短少。舌苔薄白腻，脉弦。

【辨证分析】肝郁气滞，脾运不健，湿浊中阻，浊气充塞，故腹部胀满而不坚；肝失条达，络气痹阻，胁下胀痛；脾胃运化失健，则食少易胀，嗳气不适；气壅湿阻，水道不利，故小便短少；舌苔薄腻为湿浊中阻之象，脉弦为肝郁气滞之脉象。

【施护法则】疏肝理气，运脾利湿。

【代表方】柴胡疏肝散合胃苓汤。

2. 水湿困脾

【临床症状】腹大胀满，按之如囊裹水，甚则颜面微浮，下肢浮肿，脘腹痞胀，得热则舒，精神困倦，怯寒懒动，小便少，大便溏。舌苔白腻，脉缓。

【辨证分析】湿邪困遏，脾阳不振，寒水内停，故腹大胀满，按之如囊裹水；寒水相搏，中阳不运，则脘腹痞胀，得热稍舒，精神困倦，怯寒懒动，小便少，大便溏，下肢浮肿；舌苔白腻，脉缓为水湿困脾之象。

【施护法则】温中健脾，行气利水。

【代表方】实脾饮。

3. 水热蕴结

【临床症状】腹大坚满，脘腹胀急，烦热口苦，渴不欲饮，或有面目皮肤发黄，小便赤涩，大便秘结或溏垢。舌边尖红，苔黄腻或兼灰黑，脉象弦数。

【辨证分析】湿热壅盛，蕴结中焦，浊水内停，则腹大坚满，脘腹胀急；湿热上蒸，故烦热口苦，渴不欲饮；湿热下注，气化不利，则小便赤涩；湿热熏蒸，胆汁排泄不利，可见面目、皮肤发黄；舌边尖红，苔黄腻或兼灰黑，脉象弦数为水热蕴结之象。

【施护法则】清热利湿，攻下逐水。

【代表方】中满分消丸合茵陈蒿汤。

4. 瘀结水留

【临床症状】脘腹坚满，青筋显露，胁下癥结痛如针刺，面色晦暗黧黑。或见赤丝血缕，面颈胸臂出现血痣或蟹爪纹，口干不欲饮水，或见大便色黑。舌质紫暗，或有紫斑，脉细涩。

【辨证分析】肝脾瘀结，隧道不通，水气停留，故腹大坚满，脉络怒张，胁腹刺痛；瘀热蕴阻下焦，病邪日深，入肾则面色晦暗黧黑，入血则赤丝血缕，面、颈、胸、臂出现血痣或蟹爪纹，唇色紫褐；络伤血溢，可见大便色黑；舌质紫暗，或有紫斑，脉细涩均为血瘀之象。

【施护法则】活血化瘀，行气利水。

【代表方】调营饮。

5. 阳虚水盛

【临床症状】腹大胀满，形似蛙腹，朝宽暮急，面色苍黄，或呈㿠白，脘闷纳呆，神倦怯寒，肢冷浮肿，小便短少不利。舌体胖、质紫，苔淡白，脉沉细无力。

【辨证分析】脾肾阳虚，不能温运，水湿内聚，故腹大胀满不舒，入暮尤甚，脘闷纳呆，神倦怯寒，肢冷，小便短小，下肢浮肿；脾肾阳虚，则见面色苍黄或㿠白；舌体胖、质紫，苔淡白，脉沉细无力均是阳虚水液聚集之象。

【施护法则】温补脾肾，化气利水。

【代表方】附子理苓汤或《济生》肾气丸。

6. 阴虚水停

【临床症状】腹大胀满，或见青筋暴露，面色晦滞、唇紫，口干而燥，心烦失眠，时或鼻衄，牙龈出血，小便短少。舌质红绛少津，苔少或光剥，脉弦细数。

【辨证分析】肝肾阴虚，津液失布，水湿内停，故腹大胀满，甚至青筋暴露，面色晦滞，小便短少；阴虚内热，热伤阳络，心烦失眠，衄血；舌质红绛少津，苔少或光剥，脉弦细数为阴虚内热之象。

【施护法则】滋肾柔肝，养阴利水。

【代表方】六味地黄丸合一贯煎。

四、施护

（一）辨证施护

1. 病情观察　观察腹胀及腹水情况，定期检测脉搏、呼吸、血压、腹围、体重、24 小时出入量；观察血痣赤缕、腹壁脉络等；观察出血倾向，尤其是阴虚水停者；注意大便情况，如颜色、次数、性状等；疾病后期出现腹水反复发作、腹大如翁、脐心突出、神昏、抽搐、出血等，提示预后不良。如患者出现性格改变，举止反常，动作缓慢等肝性脑病先兆表现，应及时报告医生处理。

2. 生活起居　少量腹水尽量平卧，以增加肝肾血流量，大量腹水的患者应尽量采取半卧位，以减少呼吸困难，必要时给予氧气吸入；久卧者需经常更换体位，以防发生压疮。保持皮肤清洁，用温水清洗擦身，避免皮肤破损，腹水穿刺后，胶布不宜粘太多，以免撕破皮肤。养成良好排便习惯，保持大便通畅；顺应四时，避免感染，注意养成良好的卫生习惯，尽量避免抠鼻和剔牙等。寒湿困脾者，病室宜温暖、向阳，注意保暖；湿热蕴结者，宜干燥凉爽，适当通风；肝肾阴虚者，病室应偏凉、偏湿润。

3. 饮食护理　以营养丰富、低盐低脂为宜；忌海腥食物和胀气食物，忌对肝脏有损害的食物；限制每日饮水量不超过 1000mL，每日食盐控制在 2g/d 以下；血氨过高或肝性脑病时应给低蛋白饮食。气滞湿阻者，饮食忌过饱，可食萝卜、柑橘、佛手和扁豆等理气健脾的食物；水湿困脾者，可食鲤鱼、鲫鱼、赤小豆和薏苡仁等健脾除湿的食物，加葱姜以利驱除寒湿，食疗方可用鲤鱼赤小豆汤、赤小豆红枣粥；湿热蕴结者，多食冬瓜、黄花菜、鲤鱼、赤小豆、芥菜等清热利湿；瘀结水留者，宜食萝卜、橘子、桃仁等行气活血、软坚散结之品，食疗方可用大枣鳖甲汤；阳虚水盛者，可食用黄芪粥、党参粥、核桃仁粥等健脾益肾；阴虚水停者可多食瘦肉、甲鱼、木耳等滋养肝肾，以及可多食新鲜水果、果汁，如梨汁、荸荠汁、藕汁等。

4. 用药护理　向患者说明用药的作用、方法、不良反应、注意事项，并注意观察用药后的效果。一般宜浓煎并于清晨空腹顿服，年老体弱者用枣汤送服，散剂用胶囊或龙眼包裹吞服。食管静脉曲张者，丸剂研碎后服。服药后安静休息，2 ～ 3 小时后可食些稀粥。

用药前后需测量并记录腹围、体重、血压、脉搏。服用峻下逐水剂后一般 1 ～ 2 小时开始腹泻，观察泻下的次数、量、性质，有无恶心呕吐及腹痛等，一般以泻下稀便为佳，5 ～ 6 次为宜。如患者出现严重吐泻、腹痛剧烈、心慌烦躁，要立即停药，及时处理。峻下逐水剂药性峻猛，应中病即止，用量不可过大，时间不可过长，应“衰其大半而止”，以防昏迷、出血等危急情况的发生。

5. 情志护理　鼓胀患者多腹大如鼓，行动不便，病程较久，多焦虑、恐惧、失望、悲观，担心对工作、家庭、生活的影响。应向患者讲解疾病的相关知识，说明情志与本病发生、发展、预后的密切关系，介绍成功病例，多鼓励患者，增强患者治病抗病的信心。气滞湿阻者尤其需注意调节情志，避免肝气郁结以致湿邪加重。

6. 适宜技术　阳虚水停者可艾灸以脐为中心的腹部，与水湿困脾均可艾灸关元、神阙、中极等，亦可隔姜灸、隔附子饼灸或腹部盐熨、葱熨，以温阳利水；中药外敷可用麝香、甘遂捣烂敷贴于肚脐以利水消胀，湿热蕴结者加用大黄、莱菔子、芒硝等，水湿困脾、脾肾阳虚者加用黄芪、附子、肉桂等，气滞湿阻者可用大蒜、车前草各 15g 捣烂贴脐。

（二）主要症状护理

本病的常见症状主要是腹胀。护理措施如下：

1. 观察腹胀的部位、性质、程度、持续时间，每日测量腹围和体重等。

2. 观察利尿剂用药后的疗效及反应等，根据患者体重和尿量变化，以及电解质的监测来调整药物用量。

3. 可选肝、胆、脾、肾等进行耳穴压豆以健脾益气，除湿消肿。

4. 严重腹胀时可行腹腔穿刺放腹水，必要时腹水浓缩回输治疗，具体参见内科护理学中的相关内容。

5. 顺时针按摩腹部，每日 2 次，每次 10 ～ 15 分钟，以利于消胀。

6. 呼吸困难者协助其取半坐卧位或舒适体位，必要时给予氧气吸入。

（三）健康教育

1. 起居有常，避免过度劳累，适度锻炼，提升正气以抗邪。

2. 饮食有节，宜清淡营养，富含纤维素，以利于大便通畅，不吃腐败变质的食物，戒酒。

3. 注意调畅情志，保持乐观心态，尤其避免抑郁恼怒。

4. 积极治疗黄疸、积证等原发病。

5. 远离疫区，生活在疫区者避免接触疫水，防止再次感染。

第十八节　淋证

一、概述

淋证是指因外感湿热或饮食不节等多种因素导致肾与膀胱气化不利，出现以小便频数短涩，滴沥刺痛，欲出未尽，小腹拘急，或痛引腰腹为主要特点的病证。

淋之名称，始见于《黄帝内经》。《素问·六元正纪大论》中记载："热至则身热……血溢血泄，淋閟之病生矣。"称其为"淋""淋閟"。汉代张仲景在《金匮要略·五脏风寒积聚病脉证并治》称为"淋秘"，将其病机归为"热在下焦"；隋代巢元方所著的《诸病源候论》将淋证分为石淋、劳淋、气淋、血淋、膏淋、寒淋、热淋七种，并对淋证的病机进行了高度概括，指出："诸淋者，由肾虚而膀胱热故也。"明清时期，张介宾在《景岳全书·淋浊》中倡导"凡热者宜清，涩者宜利，下陷者宜升提，虚者宜补，阳气不固者宜温补命门"的治疗原则。清代尤在泾在《金匮要略·诸淋》中说："初者热淋、血淋，久则煎熬水液，稠浊如膏、如沙、如石也。"指出各淋证之间可以相互转化。他还阐述了"开郁行气，破血滋阴"治疗石淋、膏淋的原则，对临床治疗有重要的指导意义。

西医学中泌尿系急、慢性感染，泌尿系结核，泌尿系结石，急、慢性前列腺炎，前列腺肥大，乳糜尿以及尿道综合征等病，见有淋证特征者，可参照本节辨证施护。

二、病因病机

淋证的病因主要为外感湿热、饮食不节、情志失调、禀赋不足或劳伤久病四个方面。基本病机实证为湿热蕴结下焦，肾与膀胱气化不利。虚证为脾肾两虚，膀胱气化无权。其病位在膀胱与肾，亦与肝脾有关。肾主水，维持机体水液代谢；膀胱乃州都之官，有贮尿和排尿功能。当湿热蕴结膀胱，或久病脏腑功能失调，均可导致肾与膀胱气化不利而致淋证。其病理因素主要为湿热之邪。病因病机见图1-18。

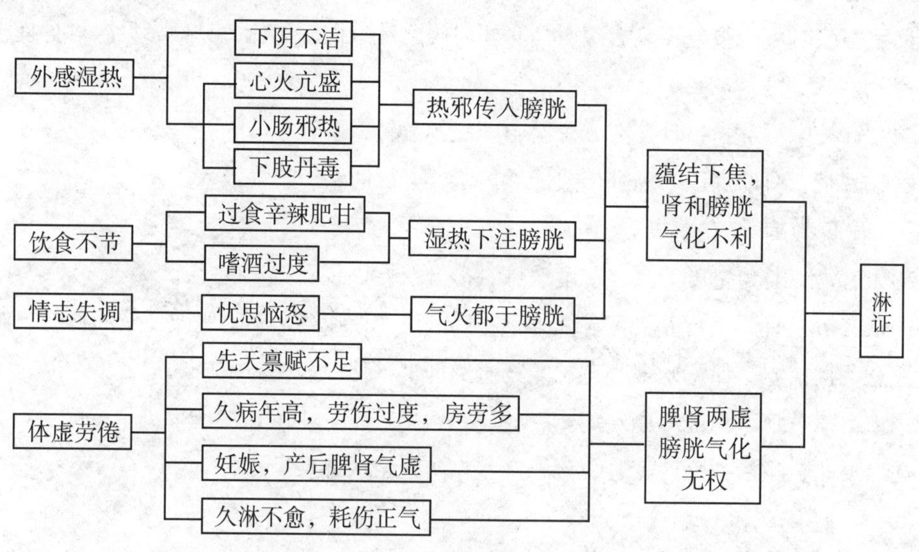

图1-18　淋证病因病机示意图

三、常见证型

1. 热淋

【临床症状】小便频数短涩，灼热刺痛，溺色黄赤，少腹拘急胀痛，或有寒热，口苦，呕恶，或有腰痛拒按，或有大便秘结。苔黄腻，脉滑数。

【辨证分析】湿热蕴结下焦，膀胱气化不利，故见小便频数短涩，灼热而刺痛；痛引小腹，小腹拘急胀痛，腰痛拒按；湿热郁蒸，少阳枢机不利，可见恶寒发热，口干舌燥，恶心呕吐；苔黄腻，脉滑数为湿热内蕴之象。

【施护法则】清热利湿通淋。

【代表方】八正散。

2. 石淋

【临床症状】尿中夹砂石，排尿涩痛，或排尿时突然中断，尿道窘迫疼痛，少腹拘急，多呈突发，一侧腰腹绞痛难忍，甚则牵及外阴，尿中带血。舌红，苔薄黄，脉弦或弦数。

【辨证分析】湿热蕴结下焦，煎熬尿液成石，砂石阻滞，膀胱气化失司，故尿中时有砂石，小便艰涩或排尿时中断，尿道窘迫疼痛，少腹拘急，腰腹绞痛难忍，尿中带血；舌红，苔薄黄，脉弦或弦数为湿热阻滞之象。

【施护法则】清热利湿，排石通淋。

【代表方】石韦散。

3. 血淋

【临床症状】小便热涩刺痛，尿色深红，或夹有血块，小腹疼痛满急加剧，或见心烦。舌红苔黄，脉滑数。病延日久，尿色淡红，尿痛涩滞不显著，腰膝酸软，神疲乏力。舌淡红，脉细数。

【辨证分析】湿热下注膀胱，热伤血络，迫血妄行，故见小便出血，尿色深红，甚或夹有血块；血块阻塞尿道，不通则痛，故排尿疼痛，牵引小腹；舌红苔黄，脉滑数为湿热夹瘀之象。病程日久，肾阴不足，虚火灼络，络伤血溢，则可见尿色淡红，涩痛不明显，腰膝酸软；舌淡红、脉细数为肾阴虚之象。

【施护法则】清热通淋，凉血止血；或滋阴清热，补虚止血。

【代表方】小蓟饮子或知柏地黄丸。

4. 气淋

【临床症状】小便涩滞，淋沥不畅，少腹满痛，苔薄白，脉沉弦。或见少腹坠胀，尿有余沥，面色苍白，舌质淡，脉虚细无力。

【辨证分析】肝失条达，气机郁结，膀胱气化不利，则小便涩滞，淋沥不畅，少腹满痛，苔薄白，脉沉弦。病久不愈，或过用苦寒疏利之品，耗伤中气，气虚下陷，故见少腹坠胀；气虚能摄纳，故尿有余沥；面色苍白，舌淡，脉虚细无力为气血亏虚之象。

【施护法则】疏肝理气或补中益气，通淋利尿。

【代表方】沉香散或补中益气汤。

5. 膏淋

【临床症状】小便浑浊如米泔水，或置之沉淀如絮状，或见尿血甚至尿中夹有血块，尿道

NOTE

热涩疼痛。舌红苔黄腻，脉濡数。病久反复发作，淋出如脂，涩痛反见减轻，形体消瘦，头昏乏力，腰膝酸软，舌淡，苔腻，脉细弱无力。

【辨证分析】湿热蕴结下焦，阻滞络脉，膀胱气化不利，清浊不分，故见小便浑浊如米泔水，或置之沉淀如絮状，尿道热涩疼痛；红苔黄腻，脉濡数为湿热之象。湿热灼伤络脉，血溢脉外，则可见尿血甚至尿中夹有血块。若日久反复不愈，肾虚下元不固，不能制约脂液，故见淋出如脂；肾元亏虚则形瘦，头昏无力，腰膝酸软；肾虚湿热留恋故见舌淡，苔腻，脉细弱无力。

【施护法则】清利湿热，分清泌浊或补虚固涩。

【代表方】程氏萆薢分清散或膏淋汤。

6. 劳淋

【临床症状】小便淋沥不已，赤涩疼痛不甚，时轻时重，时作时止，遇劳即发，腰膝酸软，神疲乏力，病程缠绵。舌淡，脉细弱。

【辨证分析】湿热留恋，正气耗伤，脾肾两虚，膀胱气化无权，故小便淋沥不已，赤涩疼痛不甚，时轻时重，时作时止；气虚故神疲乏力；劳则耗气，故遇劳即发；舌淡，脉细弱为脾肾两虚之象。

【施护法则】补脾益肾。

【代表方】无比山药丸。

四、施护

（一）辨证施护

1. 病情观察　观察小便的量、色、质以及尿常规和肾功能的情况，并同时观察淋证可能的诱因，如过度劳累、治疗不彻底、复感外邪等；观察排尿的伴随症状，如疼痛、滞塞不通等。热淋者还需观察体温、寒热喜恶、排尿有无灼热刺痛、血常规等；石淋者，应观察是否有砂石排出以及急性发作时的绞痛情况，如患者出现面白汗出、呕恶、辗转呻吟，应及时告知医生，做好急救准备；血淋者，应注意观察血尿的情况，以防血尿堵塞尿道，并做好排尿次数及血量记录；膏淋者，需观察尿液的浑浊程度，也需防止膏脂物阻塞尿道而致排尿困难。

2. 生活起居　病室环境干净整洁、温湿度适宜，避免外邪侵袭，尤其是季节交替时。注意个人卫生，保持会阴清洁，每天温水清洗或者用清热解毒中药熏洗，穿棉质内裤，月经期、妊娠期和产褥期更应经常更换，不穿紧身裤。一般急性期卧床休息为宜，慢性期不宜从事过重体力劳动和剧烈活动。宜节制房事。热淋者，病室宜凉爽、通风，但应避免对流风，发热明显者对症处理；石淋者，鼓励患者多喝水并用力排尿，以便于排出砂石，同时根据砂石情况做适当跳跃运动。急性绞痛时应卧床休息。膏淋者，如有乳糜块阻塞尿道致排尿困难者，嘱患者用腹部呼吸，增加腹内压，使膏脂物随尿排出。劳淋者，病室宜温暖向阳，适当休息，避免劳累、复感外邪。

3. 饮食护理　饮食宜清淡、营养、易消化，忌肥腻、辛辣、煎炸、动火之品，戒烟酒。热淋者，宜多食清热利湿之品，如芹菜、黄瓜、西瓜等，应多饮水，每日达到3000mL以上，忌食辛辣温补食物，食疗可选小麦汤、车前子粥。石淋者应根据结石成分不同给予相应的饮食护理，含钙盐结石的患者，应避免进食高钙食物，如乳类和豆类；尿酸盐结石者，避免过多摄入高嘌呤类食物，如肉类、鱼类、动物内脏、菇类、豆类、咖啡等；草酸结石者，应避免摄入草酸含量高的食物，如菠菜、竹笋、芥菜等；食疗方如金钱草饮、鸡内金赤豆粥和核桃仁粥。血淋者，宜多食凉血止血的食物，如藕粉、侧柏叶、柠檬汁，食疗可选白茅根煎汤代茶饮；气淋者宜多食理气之品，如柑橘、丝瓜等，忌吃产气食物，如土豆、红薯、南瓜等；虚证可用山茱萸粥，山茱萸 15g 同适量粳米煮粥食用。膏淋者宜食低脂低蛋白饮食，随时嚼服南瓜子补脾利水，选芹菜、荠菜煮水代茶；虚证可用芡实茯苓粥以补虚固涩，取芡实、茯苓各 15g，粳米适量，煮粥食用。劳淋者宜食健脾益肾的食物，如牛奶、核桃、人参等，食疗可用黑芝麻粥、人参大枣粥、枸杞子酒等，忌食辛辣、刺激之品。

4. 用药护理　急性发作期多为实证，根据证型药液温服或者凉服；久病虚证宜久煎、饭前空腹服用，以增强药效。热淋者汤剂宜饭前分次凉服；石淋者中药汤剂宜饭前温服，服药后每次将尿液排在容器中，以便观察有无结石排出；血淋者中药汤剂宜在饭后 1 ～ 2 小时温服；膏淋者中药汤剂宜饭后服用；劳淋者中药汤剂宜空腹服用。

5. 情志护理　嘱患者保持情绪舒畅，避免忧思伤脾或多言伤神，树立信心，促进疾病康复。

6. 适宜技术　淋证可针刺或按压三阴交、阴陵泉、肾俞、膀胱俞等穴；或选取交感、神门、肾、膀胱等行耳穴压豆。

（二）主要症状护理

本病的常见症状主要是小便频数短涩、淋沥刺痛、小腹拘急引痛，本节主要介绍疼痛的护理。措施如下：

1. 保持病室环境舒适，疼痛发作时卧床休息，协助取舒适体位，腰下垫软枕。

2. 观察疼痛的部位、性质、程度、持续时间、发作特点及伴随症状。

3. 遵医嘱给予止痛药，用药期间注意观察药物疗效及不良反应。

4. 根据病情需要，可选择针刺、耳穴压豆、艾灸、穴位敷贴等方法止痛，肾虚腰痛者可使用热熨、热敷、拔火罐等缓解疼痛。如为石淋患者，可指导其通过改变体位、叩击、运动如跳绳、跑步、登山、打球等来促进结石排出。

（三）健康教育

1. 劳逸适度，久淋者尤其忌劳累过度。加强锻炼，增强抗病能力。

2. 保持会阴清洁，尤其是月经期、妊娠期、产褥期及房事后。不憋尿，尽量每 2 ～ 3 小时排尿 1 次。

3. 饮食宜清淡，热淋、血淋者忌肥甘辛辣煎炸之品，石淋者多饮水。

4. 避免纵欲过度，保持心情舒畅。

5. 恢复期应注意起居有常、劳逸结合、饮食营养等，以防复发。

第十九节 癃闭

一、概述

癃闭是因外邪侵袭或饮食不节或情志内伤等导致肾与膀胱气化功能失调，出现以小便量少，排尿困难，甚则小便闭塞不通为主症的病证。其中小便不畅，点滴而短少，病势较缓者称为癃；小便闭塞，点滴不通，病势较急者称为闭。

癃闭之名，首见于《黄帝内经》，该书又称其为“闭癃”，并对病因、病机、病位有较详细论述。汉代张仲景《伤寒论》与《金匮要略》中有关淋病和小便不利的记载包含癃闭的内容，提出其病因病机主要有膀胱气化不利、水湿互结、瘀血夹热及脾肾两虚等，并创制了五苓散、猪苓汤、蒲灰散、滑石白鱼散、茯苓戎盐汤等治疗方剂。唐代孙思邈在《备急千金要方》中载有治小便不通方剂13首，并有“一葱叶除尖头，内阴茎孔中深3寸，微用口吹之，胞胀，津液大通，便愈”，这是最早的用导尿术治疗小便不通的记载。王焘在《外台秘要》中记载了用盐及艾灸等外治法治癃闭。元代的朱丹溪运用探吐法治疗小便不通，并将探吐一法，譬之滴水之器，闭其上窍则下窍不通，开其上窍则下窍必利。

西医学中各种原因引起的尿潴留及无尿症，如神经性尿闭、膀胱括约肌痉挛、尿道结石、尿路肿瘤、尿道损伤、尿道狭窄、前列腺增生症、脊髓炎等病所出现的尿潴留以及各种肾功能不全引起的少尿、无尿症，可参照本节辨证论治，并注意结合辨病。

二、病因病机

癃闭的病因主要有外邪侵袭、饮食不节、情志内伤、瘀浊内停、体虚久病。基本病机是肾与膀胱气化功能失调。

癃闭的病位主要在膀胱与肾，并与三焦和肺、脾、肝密切相关。因肾与膀胱相表里，膀胱的气化受肾气所主。人体小便的通畅有赖于三焦气化正常，肺为水之上源，脾为水液升降枢纽，肝有疏泄之功。病理性质有虚实之分。膀胱湿热、肺热气壅、肝郁气滞、尿路阻塞，以致膀胱气化不利者为实证。脾气不升，肾阳衰惫，导致膀胱气化无权者为虚证。但各种原因引起的癃闭，常互相关联，或彼此兼夹。如肝郁气滞，化火伤阴；湿热久恋，灼伤肾阴；肺热壅盛，损津耗液，均可致水液无以下注膀胱；脾肾虚损日久，气虚无力运化而兼夹气滞血瘀等，均可表现为虚实夹杂之证。病因病机见图1–19。

NOTE

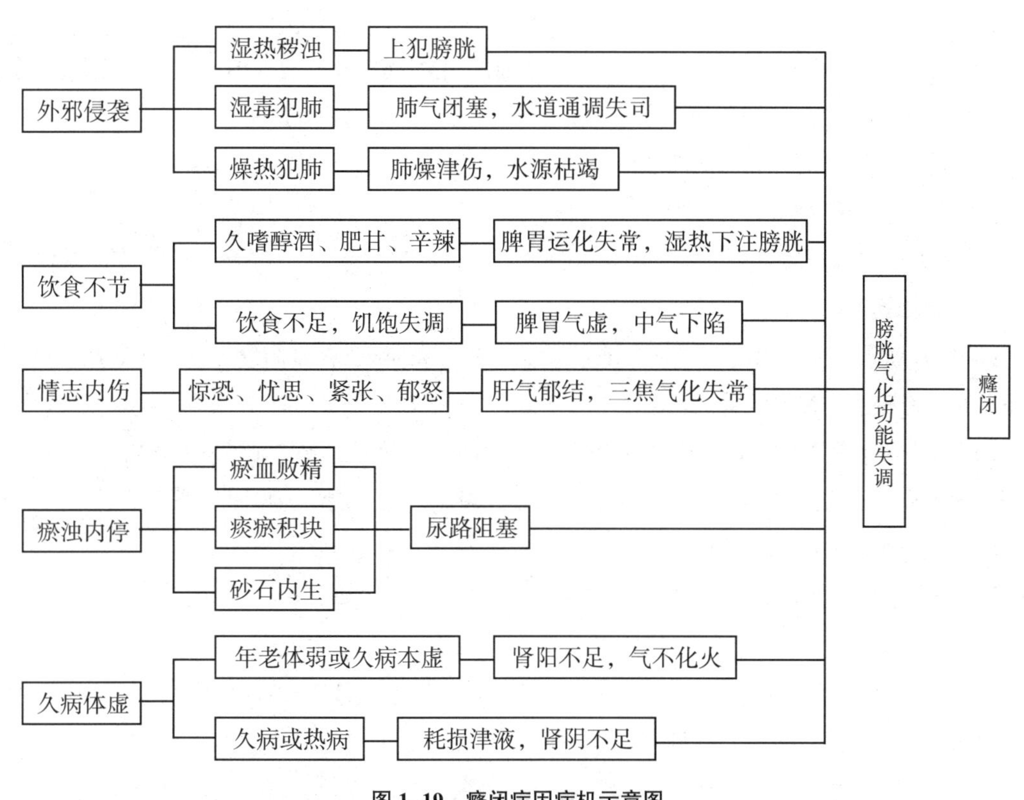

图 1–19　癃闭病因病机示意图

三、常见证型

1. 膀胱湿热

【临床症状】小便点滴不通，或量极少而短赤灼热，小腹胀满，口苦口黏，或口渴不欲饮，或大便不畅。舌质红，苔黄腻，脉数或濡数。

【辨证分析】湿热壅结下焦，膀胱气化不利，故小便点滴不通，或小便短赤，量少而灼热；湿热阻滞中焦，则口黏腻不爽；脾为湿困，健运失司，故见大便溏垢不爽；舌质红，苔黄腻，脉数或濡数为湿热内盛之象。

【施护法则】清利湿热，通利小便。

【代表方】八正散。

2. 肺热壅盛

【临床症状】小便不畅，甚或点滴不通，咽干，烦渴欲饮，呼吸急促，或有咳嗽。舌红，苔薄黄，脉数。

【辨证分析】肺热壅盛，肺失肃降，不能通调水道，膀胱气化不利，故小便不畅，甚至点滴不通；肺热壅盛，肺气上逆，出现呼吸急促甚或咳嗽；热盛津伤，无津上承，则咽干，烦渴欲饮；舌红，苔薄黄，脉数均为里热内郁之象。

【施护法则】清泄肺热，通利水道。

【代表方】清肺饮。

3. 肝郁气滞

【临床症状】小便不通或通而不爽，情志抑郁，或多烦善怒，胁腹胀满。舌红，苔薄黄，脉弦。

【辨证分析】肝失疏泄，三焦气化失宣，膀胱气化不利，故小便不通或通而不爽；肝气不舒，经脉之气不行，故胁肋胀满，善太息；肝郁日久，化火扰心，故见情志抑郁，多烦易怒；舌红，苔薄黄，脉弦均为肝郁气滞之象。

【施护法则】理气解郁，通利小便。

【代表方】沉香散。

4. 浊瘀阻塞

【临床症状】小便点滴而下，时有排尿中断，或尿如细线，甚则阻塞不通，小腹胀满疼痛。舌紫暗，或有瘀点、瘀斑，脉涩。

【辨证分析】瘀血败精或结石阻塞尿路，水道不通，故见小便点滴而出，时有排尿中断，甚则点滴不通，小腹急胀疼痛；舌紫暗或有瘀点、瘀斑，脉涩，均为瘀阻气滞之象。

【施护法则】行瘀散结，通利水道。

【代表方】抵当丸。

5. 脾气不升

【临床症状】时欲小便而不得出，或量少而不畅，伴小腹坠胀，神疲乏力，食欲不振，气短而语声低微。舌淡，苔薄，脉细。

【辨证分析】脾虚运化无力，中气虚陷，升清降浊失职，膀胱气化无权，故见时欲小便而不得出，或小便量少而不爽，小腹坠胀；脾虚气弱，运化无力，故神疲乏力，少气懒言，食欲不振；舌淡，苔薄，脉细为气虚之象。

【施护法则】升清降浊，化气行水。

【代表方】补中益气汤合春泽汤。

6. 肾阳衰惫

【临床症状】小便不通或点滴不爽，排尿无力，面白神萎，神气怯弱，畏寒肢冷，腰膝冷而酸软无力。舌淡胖，苔薄白，脉沉细或弱。

【辨证分析】肾阳虚衰，膀胱气化无权，故见小便点滴不通或点滴不爽，排尿无力；肾阳虚衰，机体失于温养和推动，故面白神萎，神气怯弱，畏寒肢冷，腰膝冷而酸软无力，舌淡胖，苔薄白，脉沉细或弱。

【施护法则】温补肾阳，化气利水。

【代表方】《济生》肾气丸。

四、施护

（一）辨证施护

1. 病情观察　观察小便的量、色、质等，严格记录排尿次数及 24 小时出入量，如 24 小时尿量小于 100mL 且伴有全身严重症状者，为危重征象，应及时救治。观察伴随症状，如神志、食欲、恶心呕吐、有无小腹膨隆胀满疼痛、有无排尿涩痛等。

2. 生活起居　病室整洁、通风、安静，必要时为患者提供适宜的排尿环境。保持外阴清洁，每天用温水清洗会阴或用清热解毒中药液进行冲洗，留置导尿术者应严防感染。膀胱湿热者，病室宜凉爽、湿润，避免对流风。肺热壅盛、肝气郁结者，病室宜凉湿润，避免强光射人。脾气不升、肾阳衰惫者，病室宜温暖向阳，慎避风寒。

3. 饮食护理 饮食宜清淡、营养、易消化，忌助火生湿之物，忌收敛收涩之物，如乌梅、白果等。有尿不得解者，以“量出为入”的原则，适当控制饮水量，每日进水量 = 前一天尿量 +500mL。膀胱湿热者，宜选凉润、渗湿的食物，如冬瓜、黄瓜、苦瓜等，食疗方可选赤小豆粥，竹叶、芦根、金钱草、车前草煎汤代茶；肺热壅盛者，饮食宜寒凉，宜选梨、枇杷、萝卜等，食疗可用西瓜汁、白藕汁、绿豆汤；肝郁气滞者，宜食佛手、橘皮等疏肝理气之品；浊瘀阻塞者，应补充足够的水分，可用金钱草煎水代茶，配合核桃仁粥，或选用鸡内金赤豆粥以利水排石；脾气不升者，宜食山药、黄芪、茯苓等，可选用黄芪粥或山药汤圆；肾阳衰惫者，饮食宜龙眼、核桃、韭菜、山药等温肾健脾的食物，食疗可予当归羊肉汤、芡实茯苓粥等，忌生冷之物。

4. 用药护理 实热证者中药汤剂宜饭前凉服，虚证患者服用补益药宜久煎、饭前温服。服药后注意观察药物效果及不良反应，并做好记录。

5. 情志护理 向患者说明疾病的发生、转归等，指导患者正确看待疾病，积极配合治疗和护理。

6. 适宜技术 脾肾虚弱者可艾灸足三里、三阴交、关元、气海、肾俞等穴，并可配合按摩疗法。也可采用每晚中药浴足，盐敷熨脐腹，或白矾 30g 研末并用醋调包脚心。膀胱湿热者可选肾俞、膀胱俞、关元拔火罐，留罐 20 分钟，也可用独蒜头 1 个、栀子仁 3 枚，盐少许，捣烂和匀，摊纸贴脐部，为防止蒜头刺激皮肤后起水疱，可先用凡士林涂皮肤后再敷，或予以足部中药熏洗。

（二）主要症状护理

本病的常见症状主要是小便量小、排尿困难、甚至闭塞不通，本节主要介绍排尿困难的护理。措施如下：

1. 适当卧床休息，可视情况略抬高上身或扶患者坐起排尿，尽量以习惯的姿势排尿。

2. 让患者听流水声、温水冲洗会阴、诱导排尿。

3. 按摩足三里、中极、三阴交、阴陵泉等穴或艾灸关元、中极等，必要时可用艾灸以上穴位，刺激排尿。

4. 可取膀胱、肾等行耳穴压豆。

5. 热敷或按摩膀胱区，如患者病情允许，可用手按压膀胱协助排尿，但不可强力，以防膀胱破裂。

6. 取嚏或探吐法：用消毒棉签刺激患者的鼻腔或咽喉，使其打喷嚏或呕吐，开上以通下，使膀胱内潴留的尿液排出，又称提壶揭盖法。对因肾衰竭所致的无尿者禁用。

7. 必要时行留置导尿术。

（三）健康教育

1. 顺应时节变化，慎避外邪，积极锻炼身体，增强抗病能力。勿忍尿、纵欲，避免久坐少动。

2. 保持个人卫生，保持外阴清洁，尤其是经期、孕期等，防止感染。

3. 饮食宜清淡、营养、易消化，忌辛辣肥甘助火生湿之品。饮食需有节，勿过饥过饱。

4. 保持乐观情绪，避免因不良情志而诱发和加重病情。

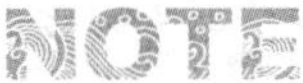

5. 积极治疗水肿、结石、淋证等，以防癃闭的发生。

6. 恢复期应注意起居有常、劳逸结合、适度锻炼，饮食营养、戒烟戒酒等，以防复发。

第二十节　水肿

一、概述

水肿是由于多种原因导致体内水液潴留，泛溢肌肤，引起以眼睑、头面、四肢、腹背甚至全身浮肿为主要临床表现的病证。水肿既是一个有独立意义的病证，又是多种疾病的一个症状。水肿有阴水、阳水之分，阳水易治，阴证难除，久则反复发作，不易速愈，甚至危及生命。

水肿在《黄帝内经》中泛称为"水"，并根据不同症状分成风水、石水、涌水。《素问·至真要大论》指出"诸湿肿满，皆属于脾"。《素问·水热穴论》又指出其病因"其本在肾，其末在肺"。《素问·汤液醪醴论》提出"平治与权衡，去菀陈莝……开鬼门，洁净府"的治疗原则。汉·张仲景《金匮要略·水气病脉证并治》提出发汗与利尿两大原则，即"诸有水者，腰以下肿，当利小便，腰以上肿，当发汗乃愈"。唐·孙思邈在《千金要方·水肿》中首先提出了水肿必须忌盐，为水肿的护理提供了宝贵的经验。元·朱丹溪《丹溪心法·水肿》将水肿分为阴水、阳水二大类，指出"若遍身肿，不烦渴，大便溏，小便少，不赤涩，此属阴水""若遍身肿，烦渴，小便赤涩，大便闭，此属阳水"，这种分类方法一直为后世医家所沿用。后世根据《血证论》"瘀血化水，亦发水肿，是血病而兼水也"的理论，应用活血化瘀法治疗水肿也取得了一定疗效。

西医学中的肾源性水肿、心源性水肿、营养不良性水肿、内分泌失调性水肿等，均可参照本节进行辨证施护。

二、病因病机

水肿病因主要有风邪袭表、疮毒内犯、外感水湿、饮食不节、禀赋不足、久病劳倦。

水不自行，赖气而动，故水肿一证，是全身气化功能障碍的一种表现。肺主通调水道、脾主运化水湿、肾主水，故其基本病机为肺失通调，脾失转输，肾失开阖，三焦气化不利。病位在肺、脾、肾三脏，关键在肾。

因风邪外袭，肺失宣降；或疮毒内侵，不得外泄，内归肺脾；或久居湿地、冒雨涉水，导致水湿困脾或风水相搏；或饮食不节，脾胃损伤，运化失司；或禀赋不足、久病劳倦，损伤脾肾，导致肺、脾、肾功能失调，三焦气化不利，均可产生水肿。病因病机见图 1-20。

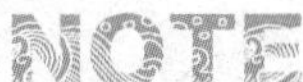

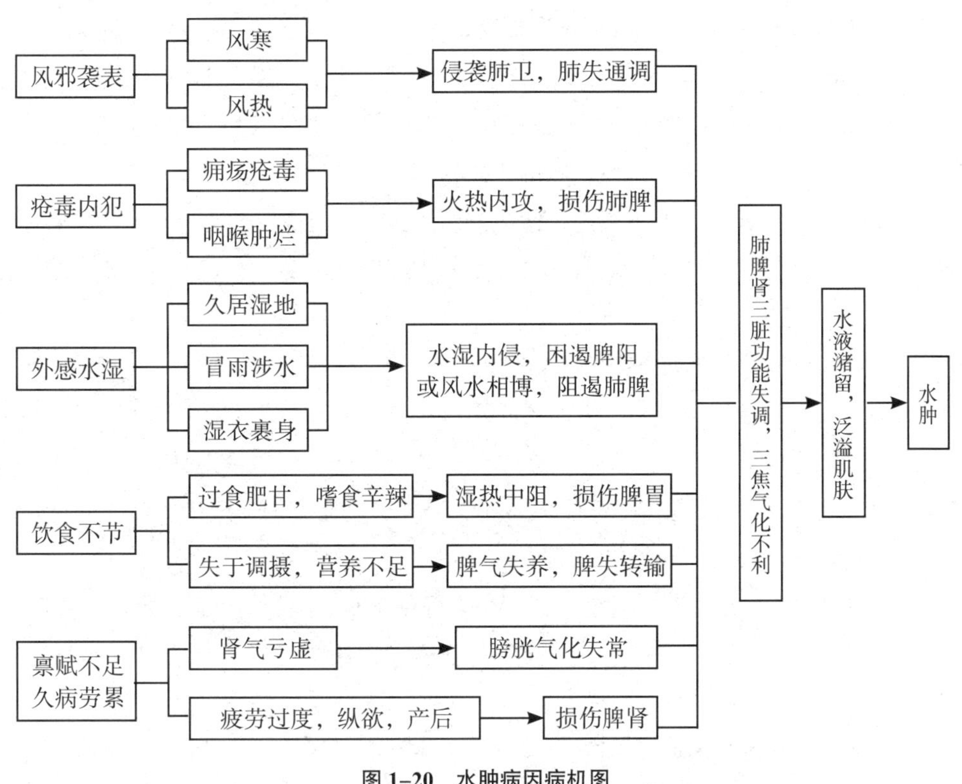

图 1-20　水肿病因病机图

三、常见证型

（一）阳水

1. 风水相搏

【临床症状】眼睑及颜面浮肿，继则波及四肢和全身，来势迅速，伴发热恶风，肢节酸楚，小便不利等。偏于风热者，口干咽痛。舌质红，苔黄，脉浮滑数。偏于风寒者，恶寒明显，可伴咳喘，舌苔薄白，脉浮紧。

【辨证分析】风邪外袭，肺气失宣，不能通调水道，下输膀胱，故小便不利而浮肿；风性轻扬，善行数变，易袭阳位，故其肿起于头面，迅即全身；邪在肌表，卫外的阳气受到遏制，故可见恶寒，发热，肢节酸重；水气侵犯肺脏，宣降功能失职，所以咳嗽而喘；舌苔薄白，脉浮紧，是风水偏寒之象；口干咽痛，舌质红，苔黄，脉浮滑数，乃风水偏热之象。

【施护法则】疏风解表，宣肺行水。

【代表方】越婢加术汤。

2. 湿毒浸淫

【临床症状】眼睑浮肿，延及全身，皮肤光亮，尿少色赤，咽喉肿痛或身发疮痍，甚者遗烂，伴恶风发热。舌质红，苔黄，脉浮数或滑数。

【辨证分析】肺主皮毛，脾主肌肉，咽喉肿痛或肌肤疮痍湿毒未能及时清解消散，内归脾肺，致肺不能通调水道，脾不能运化水湿而小便不利；风为百病之长，故病之初起多夹风邪，是以肿起眼睑，延及周身，有恶寒发热之象；舌质红，苔黄，脉浮数，乃风邪夹湿毒之象，而脉滑数乃湿毒浸淫之象。

【施护法则】宣肺解毒，利湿消肿。

NOTE

【代表方】麻黄连翘赤小豆汤合五味消毒饮。

3. 水湿浸渍

【临床症状】起病缓，病程较长，全身浮肿，下肢为甚，按之没指，小便短少，身重体倦，胸闷，纳呆，泛恶，腹胀。舌苔白腻，脉沉缓或濡。

【辨证分析】水湿浸渍，脾阳被遏，运化不健，致水湿泛滥肌肤而全身水肿，按之凹陷；湿性趋下，故下肢为甚；脾为湿困，阳气不展，故身重体倦，胸闷，纳呆，泛恶，腹胀等症；舌脉所见乃湿胜之象。

【施护法则】健脾化湿，通阳利水。

【代表方】五皮饮合胃苓汤。

4. 湿热壅盛

【临床症状】遍体浮肿，肿势多剧，皮肤绷急光亮，胸脘痞闷，烦热口渴，小便短赤，或大便干结。舌质红，苔黄腻，脉沉数或濡数。

【辨证分析】水湿之邪，郁而化热，或湿热之邪壅于肌肤经隧而见遍身浮肿，皮肤绷急光亮；湿热阻滞三焦，气机升降失常故胸脘痞闷；湿热蕴结则烦渴，溲赤，便干；舌脉乃湿热在里之象。

【施护法则】分利湿热，疏理气机。

【代表方】疏凿饮子。

（二）阴水

1. 脾阳虚衰

【临床症状】身肿日久，腰以下肿甚，按之凹陷难复，脘腹胀闷，纳减便溏，小便短少，畏寒肢冷，面色萎黄，神疲乏力。舌质淡，苔白腻或白滑，脉沉缓或沉弱。

【辨证分析】中阳不振，健运失司，气不化水，以致下焦水邪泛滥而身肿，腰以下为甚，按之凹陷难复；脾虚运化无力则脘闷纳减、便溏；脾虚气血生化乏源，阳不温煦故面色萎黄，神倦乏力、畏寒肢冷；阳不化气，水湿不利而小便短少；舌脉所示乃脾阳虚衰，水湿内停之象。

【施护法则】健脾温阳，利水消肿。

【代表方】实脾饮。

2. 肾阳衰微

【临床症状】水肿反复消长不已，面浮身肿，腰以下为甚，按之凹陷不起，畏寒肢冷，腰酸冷痛，神疲倦怠，面色白或灰滞，甚则心悸喘促，喘促难卧，尿少或反多。舌淡胖，苔白，脉沉细或沉迟无力。

【辨证分析】脾肾阳虚，水寒内聚。肾气衰弱，阳不化气，阴水下聚，故腰以下肿甚，按之凹陷不起；水气上凌心肺则心悸、喘促；腰为肾之府，肾阳虚水气内盛，故腰酸冷痛；肾阳不足，膀胱气化不行故尿少，如下元不固则多尿；命门火衰，阳不温煦故肢冷，神疲，面色苍白或灰滞；舌脉乃阳虚水盛之象。

【施护法则】温肾助阳，化气行水。

【代表方】济生肾气丸合真武汤。

NOTE

3. 瘀水互结

【临床症状】水肿延久不退，肿势轻重不一，四肢或全身浮肿，以下肢为主，皮肤瘀斑，腰部刺痛或伴血尿。舌紫暗，苔白，脉沉细涩。

【辨证分析】三焦气化不利，水停湿阻，气滞湿阻日久则见血瘀，进一步加重三焦气化不利，故水肿延久不退，肿势轻重不一；气滞血瘀，不通则痛，故见腰部刺痛；脉络瘀阻，血行脉外，则见皮肤瘀斑，或伴尿血；舌脉为瘀血停滞之象。

【施护法则】活血化瘀，化气行水。

【代表方】桃红四物汤合五苓散。

四、施护

（一）辨证施护

1. 病情观察

（1）观察水肿的起始部位、程度、消长规律，辨别阳水、阴水及病变脏腑。阳水肿势多先从面目开始，自上而下，继及全身，肿处皮肤绷急发亮，按之凹陷即起，可兼表证，多属热证、实证；阴水肿势多有由足踝开始，自下而上，继及全身，肿处皮肤松弛，按之凹陷不易恢复，多属寒证、虚证。

（2）注意观察小便的色、质、量、次数及大便次数，记录 24 小时出入量。

（3）定时测腹围、血压、体重。测量体重，应使用同一体重计，时间宜为早餐前、排尿后，并尽量穿同重量的衣物称重。

（4）行肾组织活检者注意观察有无血尿及腰痛等情况发生。

（5）观察神志、呼吸、血压、心率、呕吐等情况，及时发现危重症及变证。阳虚水泛者，观察有无胸闷、气急等症状，喘促者予半卧位，氧气吸入。若见严重少尿或尿闭、口有尿味、面色萎黄、衄血，甚至惊风抽搐昏迷等，为肝肾衰败，水毒内闭重症；若见小便不通与呕吐并见，为关格重症，应及时报告医师，并配合抢救。

2. 生活起居　脾阳不振者病室温暖向阳，保暖防寒，预防外邪侵袭。急性期和病情严重者应绝对卧床休息，眼睑及头面部水肿较甚者，宜抬高头部；胸腹腔积水者，宜取半坐卧位；下肢肿甚者，应抬高下肢；长期卧床者应定时翻身。水肿消退后可适当锻炼，以不疲劳为度。注意个人卫生，保持皮肤清洁，勤洗澡，勤换衣，勤剪指（趾）甲，穿宽松柔软透气棉织衣物，预防肌肤疮痍。注意口腔卫生，饭后清水漱口，及时发现口腔隐患并积极治疗，如龋齿、牙眼炎、口腔溃疡、扁桃体肿大等。

3. 饮食护理

（1）水肿患者饮食宜清淡、易消化、富有营养、低盐或无盐，少食多餐，戒烟限酒，宜进食冬瓜、薏苡仁、赤小豆、西瓜、车前草等利尿食物，忌辛辣、海腥、鹅等发物以防水肿复起。

（2）每日盐摄入量不超过 3g，严重水肿者应无盐饮食。

（3）血浆蛋白低下、肾功能正常者，应给予优质动物蛋白饮食；血浆蛋白低下、肾功能不良者，应给予低蛋白、优质动物蛋白饮食。

（4）严格控制进水量，以“量出为”入为原则，每日进水量 = 前一天的尿量 +500mL，如高热、腹泻或呕吐者可酌情增加。

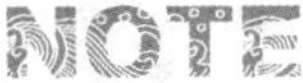

（5）高热者予流质或半流质。

（6）风水泛滥者可食用芹菜饮、冬瓜汤、赤小豆粥、马齿苋粥等以清热利水；浮肿尿少者可频饮赤小豆汤以利消肿，以尿量增多肿退为度；湿毒浸淫者可选食麻黄连翘赤小豆汤、冬瓜等解毒利湿消肿之品；水湿浸渍者宜食健脾利水渗湿舒筋之品，可食鲫鱼、茯苓、藕汁等及薏苡仁粥、鲤鱼赤小豆汤、车前草鲫鱼汤等，忌生冷瓜果；湿热壅盛者，饮食宜清淡，多食冬瓜、绿豆、西瓜等，以清热利水；脾阳不振者忌生冷、烈酒，少食产气食物，如牛奶、豆类、红薯等，可食用黄芪薏苡仁粥、干姜粥等；肾虚水泛者予补肾利水之品，如鲤鱼、动物肾脏、紫河车、乳类、黑芝麻、黑豆等；瘀水互结可予黑木耳、田七、益母草、车前子等煮水代茶饮。尿少尿黄时多予清凉饮料，如绿豆汤、西瓜汁等清热解毒、利水消肿。水肿明显兼高血压者可用玉米须食疗方。

4. 情志护理 风水泛滥者因病情来势迅速，多有恐惧、忧虑、急躁情绪，应主动体贴关心患者，及时做好解释工作和知识指导，使其配合治疗。水湿浸渍、脾肾阳虚者，起病缓慢、久病不愈，往往对治疗信心不足，应耐心鼓励、劝导患者，避免过度情志刺激而加重病情。指导家属给予精神安慰，使患者得到家庭和社会的支持。

5. 用药护理 疏风利水剂不可久煎，要趁热服下，同时服热饮料，以助药力；脾阳不振者中药汤剂宜饭前温服；风水相搏者中药汤剂宜热服，服后盖被安卧，观察汗出情况；水湿浸渍者，服药时易犯恶欲吐，应少量多次服药或在服药前用生姜片擦舌以利止呕；攻下逐水汤剂，药宜浓煎，空腹少量频服，记录二便的量及次数，中病即止。湿热蕴结者可行中药保留灌肠，湿热疏利汤剂分治表里，水气从二便而去，记录药后小便量及大便次数。遵医嘱正确指导患者服用降压药和免疫抑制剂，及时观察不良反应。大量使用利尿药后，注意尿量和电解质的变化。使用激素类和免疫抑制剂，定期监测血常规、肾功能，不可随意减量或漏服，注意观察大便颜色和有无感染。使用抗凝药物定时监测出、凝血时间，观察有无出血倾向。肌内和静脉注射严格无菌操作，拔针后按压注射部位时间要长，一般以不渗液为宜。

6. 适宜技术 水肿可用王不留行籽耳穴贴压肺、脾、肾、输尿管、膀胱等穴或穴位敷贴复溜、水分、关元、三阴交、足三里等穴，可利水消肿。湿毒浸淫已有溃疡者可外敷拔毒膏，或新鲜蒲公英、马齿苋、野菊花各等量洗净捣烂外敷。水湿浸渍者或腰以上肿甚者可选用中药洗浴或全身熏洗，以全身微发汗为宜。头面部水肿可用浮萍煎水蒸熏以发汗消肿。肾虚水泛、脾阳不振者可艾灸脾俞、肾俞、三阴交、命门、阳陵泉、委中等穴温补脾肾，也可使用拔火罐、药熨、热敷、远红外线照射等疗法。芒硝外敷局部水肿部位亦可清热利水消肿。此外，还可用中药保留灌肠，促进水湿从大便而出。

（二）主要症状护理

本病的常见症状主要是肌肤水肿，严重者可出现泛恶欲吐、喘促。护理措施如下：

1. 做好皮肤护理，使用气垫床，勤翻身，防皮肤破损及褥疮、感染等，如有肌肤疮痍，需做好局部消毒、抗感染、换药等皮肤护理。

2. 热熨或照灯注意温度，以免烫伤。

3. 急性期和病情严重者应绝对卧床休息，抬高水肿部位，并注意经常变动体位。水肿消退后可适当锻炼，以不疲劳为度。

4. 泛恶欲呕者可指压内关、合谷等穴以降逆止呕，或在舌上滴生姜汁以助止呕，或行耳穴

NOTE

压豆，选脾、肾、胃等穴。

5. 喘促者，宜端坐位或半坐卧位，吸氧，并根据情况可采取利尿、发汗等方法。

（三）健康教育

1. 调适生活起居，注意四时气候变化及保暖，减少去人流密集的地方，防止外邪侵袭。平时注意个人卫生，勤漱口，保持皮肤清洁，防止咽喉肿烂、疖肿、疮痍，一旦发现，及时治疗。此外，还要注意起居有常，动静适度，节制房事。

2. 饮食宜清谈，富营养，易消化，忌食海鱼、虾、蟹等发物及辛辣刺激之品。切忌暴饮暴食。限制水钠摄入。

3. 善于调节情志，释放不良情绪，培养愉悦心情，精神愉快，则气血和畅，营卫流通，有利于体质的改善。

4. 恢复期可适当参加体育锻炼，可选择太极拳、八段锦、五禽戏等健身运动，以促进血脉流畅，增强体质。

5. 积极治疗原发病，门诊随诊，定期复查肾功能、电解质等。

第二十一节　郁证

一、概述

郁证是由于情志不舒、气机郁滞致脏腑功能失调所引起的以心情抑郁、情绪不宁、胸部满闷、胁肋胀痛，或易怒易哭，或咽中如有异物梗塞等为主要临床表现的一类病证。

郁证有广义、狭义之分。广义的郁包括外伤、情志等因素导致气、血、痰、食、火、湿等病理产物的滞塞和郁结。狭义的郁，单指因情志不舒导致的郁。

《黄帝内经》虽无郁证的病名，但有有关五气之郁的论述，《素问·六元正纪大论》“木郁达之，火郁发之，土郁夺之，金郁泄之，水郁折之”。《金匮要略》记载了属于郁证的脏燥及梅核气两种病证，并观察到这两种病证多发于女性，所提出的治疗方药沿用至今。《丹溪心法》将郁证列为一个专篇，提出了气、血、火、食、湿、痰六郁之说，创立了六郁汤、越鞠丸等相应的治疗方剂。明代《医学正传》首先采用郁证这一病证名称。《景岳全书》将情志之郁称为因郁而病，着重论述了怒郁、思郁、忧郁三种郁证的证治。《临证指南医案》充分注意到精神治疗对郁证具有重要的意义，认为“郁证全在病者能移情易性”。

西医学中神经官能症、忧郁症、焦虑反应、反应性精神病、癔症、更年期综合征等疾病，若出现郁证临床表现时，都可参照郁证治疗。

二、病因病机

郁证的病因主要包括情志内伤和体质因素两个方面。郁证多因郁怒、忧思、恐惧等七情内伤，使气机不畅，出现湿、痰、热、食、瘀等病理产物，进而损伤心、脾、肾，致使脏腑功能失调。又或素体肝旺，体质虚弱，肝郁抑脾，气血生化乏源，心脾失养，或郁火耗伤营阴，阴虚火旺，心病及肾，而致心肾阴虚，复加情志刺激，最终发为郁证。郁症的病位主要在肝，与

NOTE

心、脾、肾密切相关。

病机为气机郁滞、脏腑功能失调。本病初起属实，日久属虚或见虚实夹杂。郁证起初病变以气滞为主，常兼湿郁、痰结、化火、食滞、血瘀等，多属实证。病久则易由实转虚，随其影响的脏腑及损耗气血阴阳的不同，而形成心、脾、肝、肾亏虚的不同病变。病因病机见图1-21

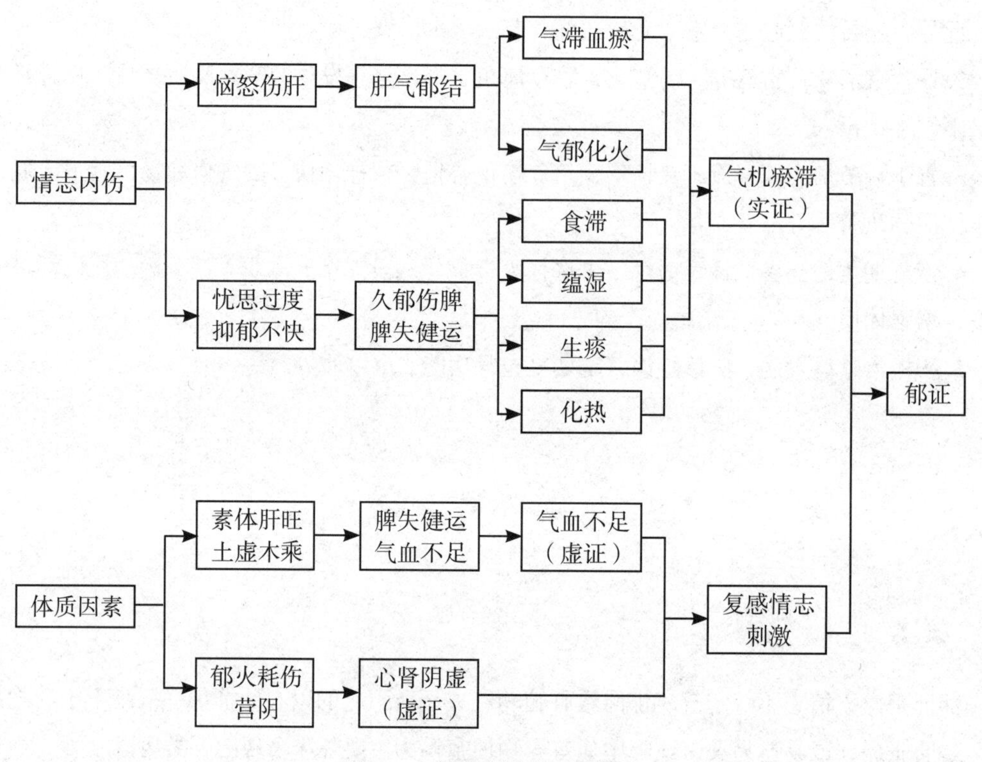

图 1-21　郁证病因病机示意图

三、常见证型

1. 肝气郁结

【临床症状】精神抑郁，情绪不宁，胸部满闷，胸胁胀痛，痛无定处，脘闷嗳气，不思饮食，大便不调。苔薄腻，脉弦。

【辨证分析】肝主疏泄，喜条达，其经脉布胁肋，情志所伤，肝失条达，故而精神抑郁，情绪不宁，胸部满闷，胁肋胀痛，痛无定处等；肝气郁滞，脾胃失和，故而脘闷嗳气，不思饮食，大便不调；苔薄腻，脉弦乃肝胃不和之象。

【施护法则】疏肝解郁，理气畅中。

【代表方】柴胡疏肝散。

2. 气郁化火

【临床症状】性情急躁易怒，胸胁胀满，口苦而干，或头痛，目赤，耳鸣，或嘈杂吞酸，大便秘结。舌质红，苔黄，脉弦数。

【辨证分析】肝郁化火，横逆犯胃。肝气郁滞化热，气火内郁则可见胸胁满痛，急躁易怒，口苦口干等；肝之郁火横逆犯胃，可见胃脘灼痛急迫，吞酸嘈杂；郁火上炎扰窍则头痛，目赤耳鸣；郁火燔灼伤津耗液，肠腑传化失司则便秘腹胀；舌红苔黄、脉弦数为肝郁化火之征。

NOTE

【施护法则】疏肝解郁，清肝泻火。

【代表方】丹栀逍遥散。

3. 痰气郁结

【临床症状】精神抑郁，胸部闷塞，胁肋胀满，咽中如有物梗塞，吞之不下，咯之不出。苔白腻，脉弦滑。

【辨证分析】肝郁脾虚，聚湿生痰，或气滞津不能化，凝聚成痰，痰气郁结于胸膈之上，故而产生胸部闷塞，胁肋胀满及咽中如有物梗塞，吞之不下，咯之不出等；苔白腻，脉弦滑乃肝郁夹痰湿之象。

【施护法则】行气开郁，化痰散结。

【代表方】半夏厚朴汤。

4. 心神失养

【临床症状】精神恍惚，心神不宁，多疑易惊，悲忧善哭，喜怒无常，或时时欠伸，或手舞足蹈，骂詈喊叫。舌质淡，苔薄白，脉弦。

【辨证分析】五志过极，心气耗伤，营血暗亏，不能奉养心神，故而精神恍惚，心神不宁，多疑易惊，时时欠伸；心神惑乱，不能自主，则见悲忧善哭，手舞足蹈等；舌质淡，苔薄白，脉弦乃气郁血虚之象。

【施护法则】甘润缓急，养心安神。

【代表方】甘麦大枣汤。

5. 心脾两虚

【临床症状】多思善疑，头晕神疲，心悸胆怯，失眠，健忘，纳差，面色不华。舌质淡，苔薄白，脉细。

【辨证分析】劳心思虑，久则损伤心脾，并使气血生化不足。心失所养，不主神明，故而多思善疑、失眠健忘；不主血脉，则心悸胆怯；气血亏虚，则面色不华；不能上荣于脑，则头晕；脾失健运，则食欲不振等；舌质淡，苔薄白，脉细乃心脾两虚，气血不足之象。

【施护法则】健脾养心，补益气血。

【代表方】归脾汤。

6. 心肾阴虚

【临床症状】虚烦少寐，惊悸，健忘，多梦，头晕耳鸣，五心烦热，盗汗，口咽干燥，或遗精腰酸，妇女则月经不调。舌红少津，脉细数。

【辨证分析】营血暗耗，肝阴不足，肝阳上亢，上扰清窍，故而头晕耳鸣；阴血亏耗，心失所养以及阴虚内热，虚热扰神，则心悸失眠，心烦易怒；腰为肾府，肾阴不足，腰失所养则腰酸；阴虚火旺，扰动精室，则遗精；肝肾失养，冲任失调，故月经不调；舌红少津，脉细数为阴虚火旺之象。

【施护法则】滋养心肾。

【代表方】天王补心丹合六味地黄丸。

NOTE

四、施护

（一）辨证施护

1. 病情观察 观察患者的精神、情志、睡眠、二便等情况，有无胸闷、胁痛、吞咽梗塞。注意患者的病情变化，如出现多疑易惊、喜怒无常、多愁善感、情绪低落甚至自杀倾向时，要及时疏导并报告医生。

2. 生活起居 居室宜清洁安静，禁止喧哗、吵闹，工作人员做到说话轻、操作轻，减少对患者的不良刺激，以免增加患者的焦虑和疑虑的心情；室内勿放置刀具等危险物品。鼓励患者适当参加体力劳动和娱乐活动，如跳舞、健身操、太极拳等，可以增强体质，利于疾病的恢复。帮助患者建立规律的作息，改善睡眠质量，保证睡眠时间。辨证起居：气郁化火者，要避免室温过高，最好安排在阴凉舒适的病室；心神失养患者宜居宽敞明快、空气流通、色彩艳丽的房间。

3. 饮食护理 中医认为"胃不和，则夜不安"，郁证患者多睡眠紊乱，故饮食宜清淡，富含营养，易消化，尽量做到色、香、味 俱全，多食碳水化合物和蔬菜、水果，适当食用酸味、甘味的食物以养心安神，忌肥甘、厚腻及黏滞之品。少量多餐，进食不宜过饱，情绪不佳时，暂不进食。可于睡前饮适量牛奶，促进睡眠。肝气郁结者，饮食宜以蔬菜和营养丰富的鱼、瘦肉、乳类为宜，可给予百合、青陈皮、苏梗加米适量熬粥，也可常吃柑橘等理气之品。气郁化火者，可给予薄荷、夏枯草、野菊花适量，开水冲泡，代茶饮。痰气郁结者，饮食宜清淡，忌肥甘厚腻等助湿生痰之品，可给予白萝卜、陈皮、生姜等适量煮汤服用。心神失养者，少食辛辣、咖啡、浓茶等刺激之品，可常吃莲子汤、桂圆蜂蜜膏等。心脾两虚者，可食用莲子、红枣、龙眼肉、牛奶等。心肾阴虚者，以滋养心肾为宜，如麦冬、西洋参、酸枣仁粥、银耳粥等。

4. 用药护理 郁证患者多服用镇静安神、健脾疏肝之剂，宜在中午及夜晚入睡前半小时服用，同时注意药物间的相互作用及服药时的饮食和生活宜忌。亲视患者服下，防止吐药、丢药、藏药的情况。辨证服药：肝气郁结者服用柴胡疏肝散时，要避免与碳酸钙、硫酸镁、氢氧化铝等西药合用，以免降低药效；行气药不宜久煎，如紫苏、厚朴均含有挥发油，以免降低药效；心脾两虚者中药汤剂应在饭前热服；气郁化火和阴虚火旺者中药汤剂宜浓煎，少量睡前频服。

5. 情志护理 情志所伤是导致郁证的病因，故调畅气机，解郁散结为调护大法。帮助患者积极寻找疾病的诱发因素，避免忧郁、悲伤、焦虑等负面情绪。可以用安慰、诱导、暗示、解说、转移情绪等方法开导患者，与患者交流时，语速要缓慢，语声要柔和。肝气郁结型：疏导患者，解除疑虑，必要时给予胸透、肝功检查、胃肠相关检查，排除器质性病变，使其心胸开阔，解除患者不必要的思想负担，有利于疾病的治疗和康复，增强愈病信心。痰气郁结型：患者多疑食道肿瘤，完善相关检查，排除疑似疾病。嘱患者集中精力工作或学习，转移对疾病的注意力，自然不适能够祛除。心神失养型：稳定患者情绪 ，避免精神刺激 ，七情不可过用，尤其过度兴奋、惊吓更应避之。音乐疗法：根据郁证的证治分类进行辨证选乐，肝气郁结者可以选听《百鸟朝凤》《卡门》等；心脾两虚者可以选听《北国之春》《花好月圆》等；心肾两虚者可以选听《小夜曲》《春江花月夜》等。

NOTE

6. 适宜技术　①针刺法，可针刺百会、神庭、印堂、四神聪等穴位，以养心安神，心烦重者，加膻中穴；失眠者，加风池、神门穴；食欲不振者，加足三里。②耳穴压豆法，选用神门、心、交感、肝、脾穴，不留行籽按压。③穴位注射法，选风池、内关，用丹参注射液，每穴每次 0.3 ～ 0.5mL，每日一次。④穴位按摩法，以疏肝潜阳、和中理气、开胸化痰为治疗原则。治疗手法：患者仰卧，医者单掌自上而下推胸骨数次，肝气郁结可推至脐部。单掌沿胸腹任脉做轻快揉法数遍。点按膻中、中脘、支沟、内关、阳陵泉、足三里各 30 秒。痰气郁结型可在咽喉部做轻快的揉法，双掌在两胁做对掌揉法 3 分钟。患者俯卧位，医者双掌在背部做下行推法和分推及多指分推各数遍，双掌在背部做迟缓沉稳的揉法 3 分钟，双手多指轻快地拨背部骶脊肌 1 分钟，掌根按背部俞穴数遍，双拇指按肝俞、胆俞、脾俞、胃俞各 30 秒，空拳轻叩背部 1 分钟。

（二）主要症状护理

本病的常见症状主要是心情抑郁、情绪不宁。护理措施如下：

1. 安置患者住在护理人员易于观察的大房间，设施安全，光线明亮、整洁舒适的治疗休养环境中。

2. 每半小时巡视一次病房，尤其是在夜间、午睡、饭前和交接班及节假日等病房人员少的情况下，要特别注意防范。

3. 与患者建立良好的治疗性人际关系，密切观察患者是否存在自杀的先兆症状如焦虑不安、失眠、沉默少语等。采用中医心理护理六法（情志相胜法、告之导之法、疏导释疑法、行为纠正法、顺意从欲法、移性易性法）做好患者的情志护理。

4. 鼓励患者抒发自己的想法，在接触语言反应少的患者时，应耐心、缓慢以及非语言的表达方式表达对患者的关心与支持，协助患者表达他的看法，疏解患者心中抑郁。

5. 帮助患者回顾自己的特点、长处、成就来增加正向的看法，帮助患者重新建立信心。

6. 遵医嘱针刺百会、神庭、印堂、四神聪、膻中穴。

7. 遵医嘱选用神门、心、交感、肝、脾耳穴，王不留行籽按压。

（三）健康教育

1. 家庭支持　郁证是精神病中的第一杀手，患者自杀率高，对家属讲明自杀风险，防止发生自杀。家属多与患者接触交流，给予鼓励与支持，帮助他们树立信心，尽量满足患者的合理要求。

2. 生活起居规律　鼓励患者多参加各项社会活动，培养各种业余爱好，开阔视野，陶冶情操。

3. 注意饮食　宜清淡、易消化、富有营养，忌辛辣、刺激之品，戒烟酒。

4. 保持心情舒畅，注意劳逸结合　指导患者晴天上、下午在户外活动各 1 小时，阴天在室内跑步机运动 0.5 ～ 1 小时。培养多种业余爱好，如学习乐器、唱歌、书法等，有知识水平者在治疗间隙抄书或报纸，无知识理解能力的患者下跳棋或打麻将或手工编织，陶冶情操，养成积极乐观的生活态度。患者睡前洗澡或泡脚，并指导患者家属进行按摩助眠。

NOTE

第二十二节　血证

一、概述

血证是由多种原因引起火热熏灼或气虚不摄，致使血液不循常道，或上溢于口鼻诸窍，或下泄于前后二阴，或渗出于肌肤所形成的一类出血性疾患。血证是指非创伤性原因以出血为主要表现的病证。根据病因、病位的不同，血证可表现为齿衄、鼻衄、咳血、吐血或呕血、便血、尿血、紫斑。血证范围广泛，本节主要介绍衄血、咳血、吐血、便血、尿血。

《黄帝内经》对血证的生理及病理有较深入的认识，有关篇章对血溢、衄血、血泄、呕血、咳血、溺血、溲血、便血等病证作了记载，对血证的原因及预后有所论述。《金匮要略·惊悸吐衄下血胸满瘀血病脉证并治》最早记载了泻心汤、柏叶汤、黄土汤等治疗吐血、便血的方剂，沿用至今。《济生方·失血论治》认为失血可由多种原因导致，“所致之由，因大虚损，或饮酒过度，或强食过饱，或饮啖辛热，或忧思恚怒”，而对血证的病机，则强调因于热者多。《景岳全书·血证》对血证的内容作了比较系统的归纳，将引起出血的病机概括为“火盛”及“气伤”两方面。《血证论》是论述血证的专书，该书提出的止血、消瘀、宁血、补血的治血四法是通治血证的大纲。

西医学中各种急、慢性疾病引起的出血，包括多系统的疾病(如呼吸、消化、泌尿系统疾病)有出血症状者，以及造血系统病变所引起的出血性疾病，均可参照血证辨证施护。

二、病因病机

血证的发生主要与感受外邪、情志过极、饮食不节、劳倦过度、体虚久病等因素有关。本病的病位在血分。

血证的病机可以归结为火热熏灼、迫血妄行及气虚不摄、血溢脉外两类。在火热中，又有实火和虚火之分，外感风热燥火，湿热内蕴，肝郁化火等均属于实火；而阴虚火旺之火，则属于虚火。从证候的虚实来说由火热亢盛所致者属于实证；由阴虚火旺及气虚不摄所致者，则属于虚证。在某些情况下，阴虚火旺及气虚不摄，既是引起出血的病理因素，又是出血所导致的结果。此外，出血之后，已离经脉而未排出体外的血液，留积体内，蓄结而为瘀血，瘀血又会妨碍新血的生长及气血的正常运行。病因病机见图 1–22。

NOTE

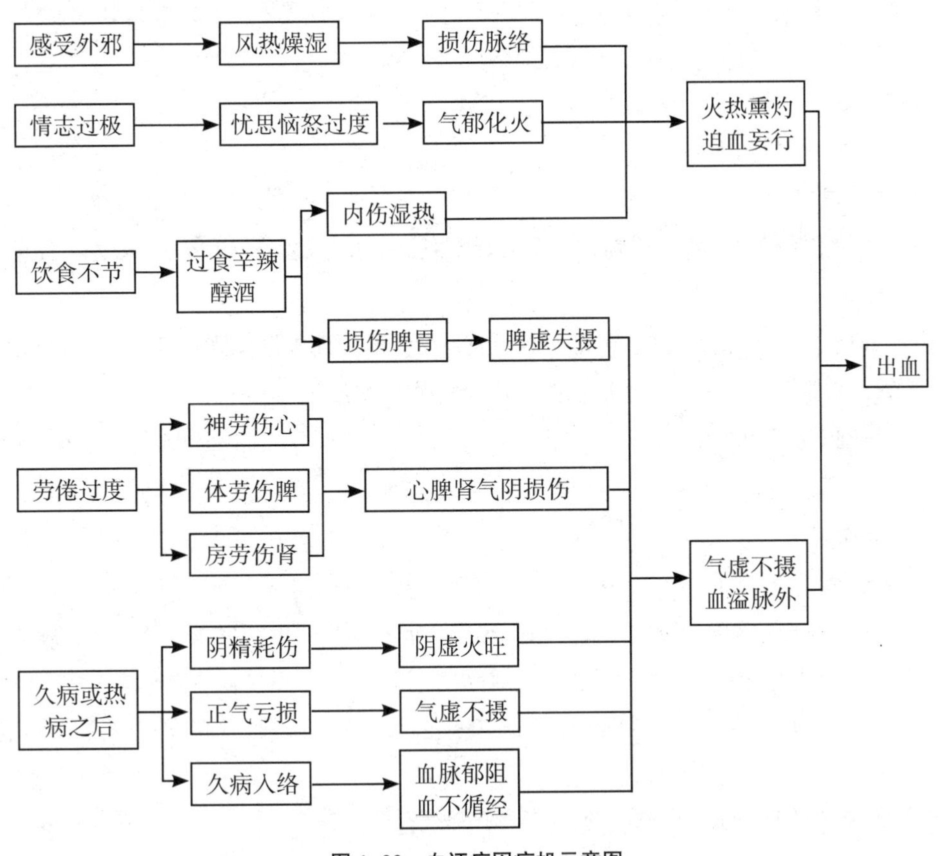

图 1-22　血证病因病机示意图

三、常见证型

（一）衄血（以鼻衄为例）

1. 热邪犯肺

【临床症状】鼻燥衄血，血色鲜红，口干咽燥，或兼有身热，咳嗽痰少等。舌质红，苔薄，脉数。

【辨证分析】鼻为肺窍，风热犯肺，或肺有蕴热，迫血妄行，上循其窍，故鼻燥而衄血；风热之邪上受，肺气不宣则发热，咳嗽少痰；口干，舌红，脉数均为热炽津伤所致。

【施护法则】清泄肺热，凉血止血。

【代表方】桑菊饮。

2. 胃热炽盛

【临床症状】鼻衄，或兼齿衄，血色鲜红，口、鼻干燥，胃痛口臭，口渴欲饮，烦躁，便秘。舌红，苔黄，脉数。

【辨证分析】饮食辛燥，热蕴于胃，迫血妄行，故见鼻衄或齿衄，血色鲜红；胃热灼津则口渴引饮；胃热上蒸，故胃痛口臭；舌红，苔黄，脉数为胃热炽盛之象。

【施护法则】清胃泻火，凉血止血。

【代表方】玉女煎。

3. 肝火上炎

【临床症状】鼻衄，头痛目眩，目赤口苦，烦躁易怒。舌红，苔黄，脉弦数。

NOTE

【辨证分析】情志不舒，肝气郁结，肝火上扰，迫血上窜清窍而见鼻衄；肝火上炎，故头痛目眩，目赤易怒；舌质红，苔黄，脉弦数为肝火内盛之征。

【施护法则】清肝泻火，凉血止血。

【代表方】龙胆泻肝汤。

4. 气血亏虚

【临床症状】鼻衄或齿衄、肌衄，病多久延不愈，头晕耳鸣，神疲乏力，心悸，面色㿠白。舌质淡，脉细。

【辨证分析】由于气血亏虚，气虚不能摄血，血无所主而外溢，则见衄血；血虚则见面色㿠白，头晕，心悸等症；舌淡，脉细无力，均为气血亏虚之征。

【施护法则】益气摄血。

【代表方】归脾汤。

（二）咳血

1. 燥热伤肺

【临床表现】喉痒咳嗽，痰中带血，口干鼻燥，或有身热。舌红少津，苔薄黄，脉数。

【辨证分析】肺阴素虚，复感燥热之邪，肺失清肃，故咳嗽喉痒；热伤肺络，或久咳伤络，以致咳血；口干鼻燥，舌红少津为燥热之征；身热，苔薄黄，脉数，均为外感热邪、肺卫不得宣达之象。

【施护法则】清热润肺，宁络止血。

【代表方】桑杏汤。

2. 肝火犯肺

【临床表现】咳嗽阵作，痰中带血或纯血鲜红，胁肋胀痛，口苦，烦躁易怒。舌质红，苔薄黄，脉弦数。

【辨证分析】肝火上逆迫肺，灼伤血络，故咳嗽阵作，痰中带血，甚则纯血鲜红；肝之脉络布于两胁，肝火偏亢，脉络壅滞，故咳则胸胁牵痛；肝旺则烦躁易怒；大便干结，小便黄赤，舌质红，苔薄黄，脉弦数均为肝火偏旺之象。

【施护法则】清肝泻肺，凉血止血。

【代表方】泻白散合黛蛤散。

3. 阴虚肺热

【临床表现】咳嗽，痰少，痰中带血或反复咳嗽，血色鲜红，潮热颧红，盗汗。舌红，脉细数。

【辨证分析】肺阴不足，肺失清肃，故咳嗽少痰；阴虚火旺，则潮热，盗汗，颧红；火盛灼肺，损伤肺络，故痰中带血，血色鲜红；津液不能上润，故咽干口燥；舌红，脉细数，为阴虚有热之象。

【施护法则】滋阴润肺，宁络止血。

【代表方】百合固金汤。

（三）吐血

1. 胃热壅盛

NOTE

【临床表现】脘腹胀闷，甚或灼热作痛，吐血暗红，常混有食物残渣，口臭，便秘或大便色黑。舌红，苔黄腻，脉滑数。

【辨证分析】嗜酒或多食辛辣之物，热积于胃，胃失和降，食不得化，故脘腹胀闷，甚则作痛；热伤胃络，则吐血色红，或瘀结而色紫暗；若血随大便而下则色黑如柏油样；胃中饮食不化，随呕吐而出，则夹有食物残渣；舌红，苔黄腻，脉滑数，均为胃有积热之征。

【施护法则】清胃泻火，化瘀止血。

【代表方】泻心汤合十灰散。

2. 肝火犯胃

【临床表现】吐血色红或紫暗，胁痛，口苦，心烦易怒，寐少梦多。舌质红，脉弦数。

【辨证分析】暴怒伤肝，肝火横逆犯胃，胃络受伤则吐血色红或紫暗；肝胆之火上逆，则口苦胁痛善怒；肝火扰乱心神，则心烦不宁，多梦少寐；舌质红，脉弦数，为肝火上逆，耗伤胃阴之象。

【施护法则】泻肝清胃，凉血止血。

【代表方】龙胆泻肝汤。

3. 脾不统血

【临床表现】吐血反复不止，时轻时重，血色暗淡，胃脘隐痛，喜按，神疲畏寒，心悸气短，自汗，便溏色黑，面色苍白。舌质淡，苔白，脉弱。

【辨证分析】久病脾气亏损，气虚不摄，血溢脉外，血从胃出而见吐血缠绵不止、血色淡；神疲乏力，心悸气短，面色苍白，舌质淡，苔白，脉细弱为气虚之征。

【施护法则】健脾养心，益气摄血。

【代表方】归脾汤。

（四）便血

1. 肠道湿热

【临床表现】便血鲜红，大便不畅或稀溏，腹痛，口苦。舌质红，苔黄腻，脉滑数。

【辨证分析】由于饮酒嗜辛，湿热蕴积，下移大肠，灼伤血络，故便血鲜红，或先血后便；湿热蕴积大肠，气机失和，传导功能失调，故大便不畅，腹痛；口苦，苔黄腻，脉濡数，是湿热内蕴之象。

【施护法则】清化湿热，凉血止血。

【代表方】地榆散或槐角丸。

2. 气虚不摄

【临床表现】便血鲜红或紫暗，食少，体倦，面色萎黄，心悸，少寐。舌质淡，脉细。

【辨证分析】久病体衰或失血过多，或劳累过度，中气不足，气虚不摄，血溢脉外，故见便血鲜红或紫暗；食少，体倦，面色萎黄，心悸，舌质淡，脉细为气血亏虚之征。

【施护法则】益气摄血。

【代表方】归脾汤。

3. 脾胃虚寒

【临床表现】便血紫暗，或呈黑便，腹部隐痛，便溏，畏寒肢冷，喜温，喜热饮，面色不华，倦怠懒言。舌质淡，脉细。

【辨证分析】脾胃虚寒，中气不足，脾不统血，血溢于肠内，随大便而下，故便血，其色紫暗或黑色；中虚有寒，不能温养肠胃，气机失和则腹部隐痛，喜热饮，大便稀溏；面色不华，神疲懒言，舌淡，脉细，均为脾阳虚弱、气血不足之象。

【施护法则】健脾温中，养血止血。

【代表方】黄土汤。

4. 胃肠积热

【临床表现】便干夹血，色鲜紫或暗红，口苦口干，嘈杂烦渴，脘腹痞满胀痛。舌红，苔黄燥，脉洪数。

【辨证分析】嗜酒或多食辛辣之物，热积于胃肠，胃失和降，食不得化，故嘈杂烦渴，脘腹胀闷，甚则作痛；热伤肠络，则便干夹血，色鲜紫或暗红；舌红，苔黄燥，脉洪数均为胃肠积热之征。

【施护法则】清胃泻火，化瘀止血。

【代表方】泻心汤合十灰散。

（五）尿血

1. 下焦热盛

【临床表现】小便黄赤灼热，尿血鲜红，面赤口疮，心烦口渴，夜寐不安，舌质红，苔黄或黄腻，脉数。

【辨证分析】热邪盛于下焦，血脉受伤，血渗膀胱，故小便黄赤灼热，尿血鲜红；火热上炎，故面赤口疮；热扰心神，故心烦，夜寐不安；舌质红，苔黄，脉数皆热盛之象。

【施护法则】清热泻火，凉血止血。

【代表方】小蓟饮子。

2. 肾虚火旺

【临床表现】小便短赤或带血，头晕耳鸣，神疲，颧红潮热，腰膝酸软。舌质红，苔少，脉细数。

【辨证分析】久病或房劳伤肾，肾阴不足，虚火内动，灼伤脉络，故小便短赤带血；肾精亏虚，虚火上扰，故头晕耳鸣；肾阴亏虚，故神疲乏力，腰膝酸软；颧红潮热，舌质红，苔少，脉细数皆肾阴不足，虚火偏旺之象。

【施护法则】滋阴降火，凉血止血。

【代表方】知柏地黄丸。

3. 脾不统血

【临床表现】久病尿血，甚或兼见齿衄、肌衄，食少，体倦乏力，气短声低，面色不华。舌质淡，苔薄，脉细弱。

【辨证分析】脾虚则食少；气虚不能统血，则血不循经，随小便而出，发为尿血；气血俱虚，生化乏源，故面色不华，体倦乏力，气短声低；舌质淡，苔薄，脉细弱皆为气血亏虚之象。

【施护法则】补中健脾，益气摄血。

【代表方】归脾汤。

4. 肾气不固

NOTE

【临床表现】久病尿血，血色淡红，头晕耳鸣，精神困惫，腰脊酸痛。舌质淡，苔薄，脉沉弱。

【辨证分析】肾气不足，气不统血，则血不循经，随小便而出，发为尿血；脑髓失充，清窍失养，则精神困惫，头晕耳鸣；肾虚则腰脊酸痛；舌质淡，苔薄，脉沉弱则为肾气亏虚之象。

【施护法则】补益肾气，固摄止血。

【代表方】无比山药丸。

四、施护

（一）辨证施护

1. 病情观察 患者出血期间应密切观察病情，定时测量血压、体温、脉搏、呼吸，观察出血的部位、出血量、色、质及次数，了解出血的原因，记录24小时尿量，及时发现新的出血部位。鼻衄者，注意观察口、鼻、咽喉的干燥程度，询问患者有无发热、恶风、头痛、眩晕等情况。咳血患者注意口中有无怪味感、口渴、胸闷、胸部异样感、失眠等情况，防止血块阻塞气道发生窒息。吐血患者注意有无恶心、胃脘不适、头晕等先兆，高度警惕血脱现象的发生；密切观察大便的色、质、量，留取标本，正确做好大便潜血试验检查。便血患者注意观察大便的次数、性状、颜色、量，必要时留取标本送检。尿血患者主要观察小便的色、质、量，有无滴沥不尽或刺痛等情况，注意有无砂石排出。若出现头晕、心慌、面色苍白、汗出、四肢湿冷、呼吸急促、脉细数等征象，或有头痛、呕吐、视力模糊、意识障碍等颅内出血症状，应及时报告医生，配合救治，备好各种急救药物，并做好配血、备血等措施。急性大出血患者及时测量生命体征，并做好记录。

2. 生活起居 保持病室安静整洁，温度适宜，避免噪声，减少探视人员。保持二便通畅。气虚血亏者病室应温暖向阳，室温偏高。阴虚火旺者病室宜清静凉爽，室温偏低。胃热炽盛者出现口臭者可用银连漱口液漱口，阴虚口干者可用麦冬或者地骨皮煎水饮。污物要及时清除。

3. 饮食护理 吐血严重患者应禁食，出血减少或停止后，可进食温凉流质或半流质，逐渐向软食普食过渡，大便颜色正常后方可改为软食。饮食宜清淡、易消化、富含蛋白质和维生素，如瘦肉、蛋、奶、新鲜蔬菜等，忌生硬、辛辣、大热、煎炸等，以免辛燥动火，迫血妄行。忌烟酒。偏热盛者宜饮食凉性食物，如荠菜、莲藕、苦瓜、菠菜、梨、百合等。渴饮者，可用鲜茅根或鲜藕节、鲜小蓟煎水代茶。肝火上炎者宜食解郁理气之品，如佛手煲瘦肉，也可以用夏枯草、白茅根煎水代茶饮。下焦湿热之尿血可用茅根竹蔗水煎茶代饮，气虚者宜食牛奶、山药、红枣等以补益气血而固摄止血。

4. 用药护理 中药汤剂热证宜凉服，虚证宜温服，吐血者血未止时一般凉服，出血量多时，宜少量多服，服后卧床休息。服药时不宜与西药止血剂同服，以利于观察用药效果和用药后的反应。服用散剂时切勿直接倒入口腔，避免吸入气管引起呛咳，加重出血。服用中成药丸剂时，需研成细末加凉盐水吞服。脾气亏虚者可服用归脾丸；肾气亏虚者可用肾气丸口服；气虚阴虚者可静脉滴注参麦注射液。

5. 情志护理 血证的发生与心、肝、脾、肾等脏腑的关系密切。患者出血后，常有紧张和恐惧感，尤其是长期反复出血者，由于病程长，患者体质弱，情绪更易波动、烦躁，对治疗缺乏信心，对疾病恢复不利。因此必须加强情志护理，善于体贴和同情患者，随时了解患者的思想动态，以诚挚的态度加以规劝和说明，使其消除恐惧和紧张情绪，避免各种不良刺激，指导患者自我调整情绪，保持心情舒畅。

6. 适宜技术 ①鼻衄时可采取指压止血法（患者取坐位，头前倾，手指紧捏两侧鼻翼5～10分钟）或填塞止血法（用棉球蘸云南白药或三七粉塞鼻）。②咯血量多伴双足不温者，可以用温水泡脚后用大蒜捣烂成蓉后敷在涌泉穴。③针刺或穴位按摩，衄血选取手太阴、手阳明经穴为主，如孔最、合谷、迎香等。便血主要选取督脉及足阳明胃经穴，如长强、承山、上巨虚等。咳血选取三阴交、肺俞、鱼际或列缺、尺泽等穴位。胃热壅盛型的吐血，可选用上脘、曲池、内关等穴位。肠道湿热型便血者，可以选用下脘、足三里、血海、太冲等穴位。

（二）主要症状护理

本病主要症状为出血。护理措施如下：

1. 提供舒适的环境，帮助患者选择合适的卧位。出血轻者可以适当活动，但要防止外伤。出血重者需卧床休息，避免不必要的体检和搬动，为防止交互感染，禁止会客，出血停止后可适当活动，以不感到劳累为度。

2. 密切观察出血的部位、颜色、性质、量和持续时间。若出血量多，面色苍白，冷汗不止，语言低微，脉沉细或散大，为气随血脱的危证，应立即准备配合医师抢救，尤应保证静脉通道通畅。

3. 加强皮肤护理，每天协助患者擦身一次。做好口腔护理，防止口腔感染。

4. 患者出现吐血、衄血时，应用容器接取，并及时清理。

5. 患者发生呕血或咳血时，立即取平卧位，头偏向一侧，防止窒息。

6. 患者发生吐血和便血时，一般需要禁食，少量出血且无呕吐时，可以进食少量偏凉的流质，出血停止后改为半流质。观察粪便的色、质、量以及形态，做好肛周皮肤清洁干燥，防止感染。

7. 齿衄患者禁用牙签剔牙，使用软毛牙刷刷牙，漱口时用冷水。

8. 鼻衄患者忌挖鼻孔，可以用液状石蜡滴鼻软化鼻痂。

9. 指导患者正确留取标本，及时送检。

（三）健康教育

1. 生活起居有常，劳逸结合，避免过劳。注意精神调摄，保持良好的心境及乐观的生活态度。加强体育锻炼，如保健操、太极拳等，以增强机体正气。

2. 饮食有节，宜进食清淡、易消化、富营养的食物，如新鲜蔬菜、水果、瘦肉、蛋等，忌辛辣、生冷、刺激性食物，不饮浓茶、咖啡等，忌烟酒。

3. 做好知识宣教，帮助患者及家属了解可能发生出血的诱因，加强针对性的预防。

4. 积极治疗原发病，定期门诊随访，发现出血应立即就诊。

第二十三节　消渴

一、概论

消渴是因先天禀赋不足，复因情志失调、饮食不节等导致机体阴虚燥热，出现以多饮、多食、多尿、消瘦等为主要临床表现的病证。根据本证“三多”症状的主次，可分为上消、中消、下消。

消渴是一种发病率高，病程长，并发症多，严重危害人类健康的病证。本病多发于中年以后，病情初起多形体肥丰，日久渐之肌肉消瘦，疲乏无力。近年发病有年轻化的趋势。

消渴之名，首见于《黄帝内经》，根据病机及症状的不同，有消瘅、肺消、膈消、消中等名称的记载，认为五脏虚弱、过食肥甘、情志失调是引起消渴的原因，而内热是其主要病机。《金匮要略》有消渴专篇，提出三消症状及治疗方药。《诸病源候论·消渴候》论述其并发症说：“其病变多发痈疽。”《儒门事亲·三消论》说：“夫消渴者，多变聋盲、疮癣、痤痱之类。”《证治准绳·消瘅》在前人论述的基础上提出“渴而多饮为上消(经谓膈消)；消谷善饥为中消(经谓消中)；渴而便数有膏为下消(经谓肾消)”。

西医学中的糖尿病、尿崩症等疾病，以口渴，善饥，尿多，消瘦为主要表现者均可参照消渴辨证施护。

二、病因病机

消渴的病因比较复杂，主要病因有禀赋不足、饮食不节、情志失调、劳欲过度等。病位主要在肺、胃、肾，尤以肾为关键。三脏腑虽有所侧重，但往往又互相影响。

消渴的主要病机是阴津亏耗，燥热炽盛。阴虚为本，燥热为标为消渴基本病机特点。两者互为因果，阴愈虚则燥热愈盛，燥热愈盛则阴愈虚。肺受燥热所伤，则津液不能敷布而直驱下行，随小便排出，故小便频数量多；肺不布津则口渴多饮。脾胃受燥热所伤，胃火炽盛，脾阴不足，则口渴多饮，多食善饥；脾虚不能转输水谷精微，则水谷精微向下流注，见小便频多，且有甜味；水谷精微不能濡养肌肉，则形体日见消瘦。肾阴亏虚则虚火内生，上燔心肺则烦渴多饮，中灼脾胃则胃热消谷，又因肾失濡养，开阖固摄失权，则水谷精微直驱下泄，随小便排出体外，故尿多味甜。病性为本虚标实，虚实兼夹。病势是由上焦及中焦，进而发展至下焦。若病程迁延日久，则阴损及阳，见气阴两伤或阴阳俱虚证候，甚则表现肾阳衰微危候。病因病机见图1–23。

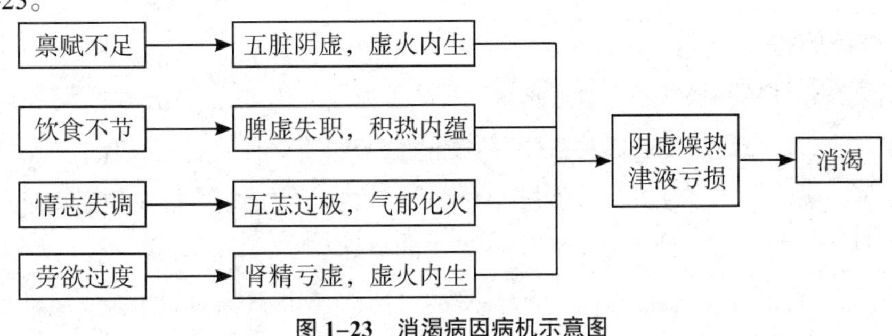

图1–23　消渴病因病机示意图

三、证候分型

（一）上消（燥热伤肺）

【临床表现】烦渴多饮，口舌干燥，尿频量多，舌边尖红，苔薄黄，脉洪数。

【辨证分析】肺热炽盛，耗液伤阴，故口干舌燥，烦渴多饮；肺主治节，燥热伤肺，治节失职，水不化津，直趋于下，故尿频量多；舌边尖红，苔薄黄，脉洪数，是内热炽盛之象。

【施护法则】清热润肺，生津止渴。

【代表方】消渴方。

（二）中消（胃热炽盛）

【临床表现】多食易饥，口渴，尿多，形体消瘦，大便干结，苔黄，脉滑实有力。

【辨证分析】胃火炽盛，腐熟水谷力强，故多食易饥；火热耗伤津血，肌肉失养，故形体消瘦；胃津不足，大肠失其濡润，故大便秘结；舌黄燥，脉滑实有力，是胃热炽盛之象。

【施护法则】清胃泻火，养阴增液。

【代表方】玉女煎。

（三）下消

1. 肾阴亏虚

【临床表现】尿频量多，混浊如脂膏，失眠心烦，乏力，头晕耳鸣，口干唇燥，皮肤干燥，瘙痒。舌红苔少，脉细数。

【辨证分析】肾虚无以约束小便，故尿频量多；肾失固摄，水谷精微下注，故而小便混浊如脂膏；口干舌燥，舌红，脉细数是阴虚火旺之象。

【施护法则】滋阴固肾，润燥止渴。

【代表方】六味地黄丸。

2. 阴阳两虚

【临床表现】尿频数，甚至饮一溲一，混浊如膏，面容憔悴，耳轮干枯，腰膝酸软，形寒肢冷，阳痿早泄或月经不调。舌淡苔白有齿印，脉沉细无力。

【辨证分析】肾失固藏，不能约束水液，故小便频数，混浊如膏，甚至饮一溲一；水谷精微随尿液下注，无以熏肤充身，故面容憔悴，耳轮焦干；肾主骨，腰为肾之府，肾虚故腰膝酸软；命门火衰，宗筋弛缓，故阳事不举；舌淡苔白，脉沉细无力是阴阳两虚之象。

【施护法则】温阳滋阴，补肾固摄。

【代表方】金匮肾气丸。

四、施护

（一）辨证施护

1. 病情观察　注意观察饮水量、进食量及种类、尿量、体重等变化，并做好记录。定期监测血糖、尿比重、尿糖、糖化蛋白及各种生化指标。密切注意有无低血糖等并发症的发生，若患者出现心慌，头晕，汗出过多，面色苍白，饥饿，软弱无力，视力模糊等症状应立即进食高糖食物，如糖水、糖块等。注意观察有无并发症的早期征象，若见烦渴、头痛呕吐、呼吸深快、目眶内陷、唇舌干红、息深而长、烦躁不安、口有烂苹果气味等阴津耗伤征象，为酮症酸

NOTE

中毒；若见四肢麻木应考虑周围神经病变。注意观察使用胰岛素有无过敏反应，如局部皮肤出现硬块、红晕、疼痛，或全是荨麻疹等，应及时报告医生。

2. 生活起居　病室环境整洁、空气清新。患者应慎起居，劳逸结合，不宜食后即卧或终日久坐，养成良好的排便习惯。合理安排有规律的体育锻炼，保持适当运动量，以不感到疲劳为度。衣服鞋袜穿着要宽松，寒冷季节要注意四肢末端保暖，以免血行瘀滞，慎用热水袋防止烫伤。保持皮肤和会阴部的清洁，以减轻瘙痒和痈疖的发生，每天检查双脚有无破损、裂口、溃疡、水疱等避免继发感染。肾阴亏虚或阴阳两虚者注意视力变化，定期检查眼睛，避免用眼过度，嘱注意休息，以恢复正气。

3. 饮食护理　控制饮食是消渴病最基本的治疗措施。患者饮食宜清淡，宜食清热润燥、养阴生津之品。嘱患者遵医嘱严格控制饮食，定时、定量进食，不可过饱。避免随意添加食物。主食提倡粗制米面和适量杂粮，多食新鲜蔬菜。燥热伤肺者饮食宜清淡，多食清热养阴生津之品，如黄瓜、番茄、菠菜、鳝鱼等，也可用鲜芦根、麦冬、沙参等泡水代茶饮。食疗：兔一只，去皮及内脏，洗净切开，加桑白皮 100g，同煮至烂熟为度，调食盐少许，食肉饮汤，以兔肉补虚清热止渴，桑白皮清肺热。胃燥阴伤者宜用瘦肉、番茄汤、石斛汤、萝卜汤等，一般主食应控制在每日 300 ～ 400g，可多食燕麦片、荞麦面等粗杂粮。食疗：用新鲜的藕 200g，梨 200g，荸荠 200g，芦根 200g，麦冬 60g，切碎捣烂，绞取汁液，温服或凉服。肾阴亏虚者选用黄芪瘦肉汤、地黄粥、枸杞子粥、桑椹汁和猪胰汤等滋肾养阴之食物。食疗：生地黄汁 500g，白蜜 125g，同熬成膏；粳米 100g 煮粥，粥熟入地黄膏 2 匙，酥油少许。阴阳两虚者可用猪肾、黑豆、黑芝麻等补肾助阳。食疗：黄芪、山药各 30g，生地黄、山茱萸各 15g，水煎去渣留汁，入猪胰子 500g，煮熟，调盐少许，分次食肉饮汤。生地黄、山茱萸滋阴固肾，黄芪、山药甘温益气，猪胰脏润燥以脏补脏，共奏滋阴补阳之功。

4. 用药护理　中药汤剂一般宜温服，服药时间为饭后半小时为宜，中西药之间间隔 30 分钟以上。燥热伤肺口干烦渴者，可口服玉泉丸，或用鲜芦根煎汤代茶，或用生地、玄参、花粉泡水代茶。便秘者可用炒决明子泡水代茶饮。肾阴亏虚者可服用知柏地黄丸，或枸杞子煎水代茶，以滋阴养肝肾。阴阳两虚者汤剂宜文火久煎，顿服，或长期服用金匮肾气丸和消渴丸。

5. 情志护理　消渴为终身性疾病，病程长，患者易产生急躁、悲观、失望心理，指导患者掌握疾病相关知识，提高自我防治疾病的能力，消除轻视、麻痹的思想，养成良好的行为习惯，有效控制血糖，减少并发症。组织患者相互交流治疗经验与体会，树立与疾病长期斗争及战胜疾病的信心。对五志过极，郁怒气逆者，可采用以情胜情、劝说开导及释疑解惑等方法，调适患者情志，避免因七情过极而加重病情。

6. 适宜技术　不宜针刺，消渴患者伤口不易愈合，要尽量避免针刺，以免引起继发感染，可以做按摩。肾阴亏损患者可按摩足少阴肾经、足厥阴肝经及任、督两脉，取肾俞、三阴交、太白、太溪、涌泉等穴位，以达到疏通脉络、舒筋活血的作用。患者慎用红外线等加热理疗设备，如确需使用，注意温度不宜过高，距离不宜太近，以防烫伤。

（二）主要症状护理

本病的常见症状主要是“三多一少”，多食、多饮、多尿、消瘦。护理措施如下：

1. 保持病室空气温度、湿度适宜。嘱患者睡前少饮水。

2. 观察排尿的次数、尿量、尿色；观察口干、口渴、每日饮水量。保持大便通畅。每周定期测量体重一次，衣服重量也要相同，且用同一个磅秤。观察记录身高、体重、腰围、臀围。

3. 控制饮食。尽量选择无糖食品、高纤维食物，如粗粮、含纤维高的蔬菜。少食多餐。尿量增多者，适当进食芡实、枸杞子等补肾之品。口干多饮者，多食生津润燥的食物，如百合，口含乌梅，也可选用鲜芦根、石斛、沙参、麦冬等煎水代茶饮。苦瓜、洋葱、香菇、柚子、南瓜可降低血糖，是糖尿病患者最理想食物。

4. 规律运动。起居有时，避免劳累。缺乏锻炼也会引起人体内血糖升高，因此要适量的进行运动。运动应遵循循序渐进、持之以恒、量力而行的原则，运动形式可选用散步、慢跑、打太极、骑自行车等有氧运动方式，以步行活动最安全，作为运动的首选。运动宜选择饭后 1 小时（第一口饭计时）左右进行，运动频率和时间为每周至少 150 分钟，如一周运动 5 天，每次 30 分钟，运动后脉搏宜控制在 170– 年龄（次 / 分钟）左右，以周身发热、微微汗出、精神愉悦为度。

5. 遵医嘱按时服药，不要擅自停药、换药，保证赴医院检查周期。降糖药物应遵医嘱按时准确服用，饭前服用或注射的药物，应遵医嘱在用药后 30 分钟内进餐，以免低血糖的发生。用药后注意观察药物疗效及不良反应。

6. 多饮者，遵医嘱耳穴贴压，皮质下、内分泌、脾、胰、三焦等穴位。

7. 多食者，遵医嘱耳穴贴压，皮质下、内分泌、脾、胰、饥点等穴位。

8. 肢体麻木、挛急、疼痛者，穴位按摩可取足三里、地机、太溪、涌泉等穴位，每次每穴 3 分钟，一日数次。耳穴埋籽可取皮质下、内分泌、糖尿病点、脾、足等穴位，每次选取 2 ～ 3 穴，每日按压数次，3 ～ 5 日更换一次。艾灸取地机、太溪、涌泉等穴，温和灸，每穴 3 分钟，每日 2 次。

9. 腰膝酸软者，穴位按摩取气海、关元、涌泉等穴，每次每穴 3 分钟，一日数次。耳穴埋籽取皮质下、内分泌、糖尿病点、肾、胰等穴，每日按压数次，3 ～ 5 日更换 1 次。艾灸取肾俞、关元、气海、三阴交等穴，温和灸，每穴三分钟，每穴 3 分钟，每日 2 次。

（三）健康教育

1. 起居顺时，动静相宜，养成良好的生活习惯，提高自我护治能力。

2. 坚持有规律的体育锻炼，如散步、打太极拳、练养生功等，避免精神创伤和过度劳累。

3. 加强个人卫生习惯，保持皮肤清洁干燥，勤洗澡、理发、修剪指甲，注意口腔、足部的清洁卫生，预防感染的发生。寒冷季节应注意四肢末端的保暖，鞋袜要宽松舒适，预防糖尿病足的发生。

4. 注意饮食宜忌，饮食以清淡为主，不可过饱，平时可常用山药煮熟代食，具有养阴生津止渴作用，口渴多饮时可用鲜芦根煎汤代茶饮。

5. 记录尿量、血压、体重。定期复查，随身携带糖尿病治疗保健卡，注明姓名、地址、病名、第一联系人、急救方法等，便于发生低血糖时采取急救措施。

6. 学会自我监测血糖，掌握低血糖的症状及处理方法。掌握预防酮症酸中毒的知识。按医嘱定时服药或注射胰岛素，防止并发症的发生。每 3 个月检查一次糖化血红蛋白、心电图，每 6 个月检查肝肾功能、血脂、尿微量蛋白等；每年至少筛查 1 次眼底、外周血管、周围神经病变及足部检查。

NOTE

第二十四节　内伤发热

一、概论

发热是中医内科临床常见病之一，中医学依据其病因病机主要分为两大类，即外感发热和内伤发热。所谓内伤发热是相对于外感发热而言的，指因情志、饮食、劳倦等内伤，导致脏腑功能失调，气血阴阳亏虚或气血痰湿郁遏，以发热为主要临床表现的病证。本病一般起病缓慢，病程长，多为低热或仅自觉发热，或五心烦热，而体温并不升高，但有时也可以表现为高热。

早在《黄帝内经》中即有关于发热的记载。《素问·阴阳应象大论》指出发热的本质是“阳盛则身热”，并谓其病机是“有所劳倦，形气衰少，谷气不盛，上焦不行，下脘不通，而胃气热，热气熏胸中，故内热”。汉代张仲景《金匮要略·血痹虚劳病脉证并治》中以小建中汤治疗阴阳两虚的虚热症状，可谓开后世甘温除热治法之先河。《诸病源候论·虚劳热候》论阴阳发热的病机为“虚劳而热者，是阴气不足，阳气有余，故内外生于热，非邪气从外来乘也”。元代李东垣《脾胃论·饮食劳倦所伤始为热中论》提出脾胃气虚可导致发热，并用甘温除大热之法，创立了补中益气汤治疗气虚发热。明代秦景明《症因脉治·内伤发热》最先明确提出“内伤发热”这一病证名称。《景岳全书·杂证谟》说：“阴虚者能发热，此以真阴亏损，水不制火也”。《医林改错》及《血证论》二书对瘀血发热的辨证及治疗做出了重要贡献。

西医学中的功能性发热、结缔组织病、肿瘤、慢性感染性疾病、内分泌疾病及某些不明原因的发热等，可参照内伤发热辨证施护。

二、病因病机

内伤发热的病因主要是久病体虚、饮食劳倦、情志失调、外伤出血等导致脏腑功能失调、气血阴阳亏虚所致。

基本病机主要为脏腑功能失调，气血阴阳亏虚，阴阳失衡，或气、血、痰湿等郁结壅遏化热所致。病变涉及多个脏腑，包括肺、脾（胃）、心、肝、肾，而以肝、脾、肾为主。本病病性以火热为标，脏腑气血亏虚、阴阳失衡为本。可分为虚、实两端。由气郁化火、瘀血阻滞及痰湿停聚所致者属实；由气、血、阴、阳亏虚所致者为虚。本病病机比较复杂，可由一种也可由多种病因同时引起发热。病因病机见图 1–24。

NOTE

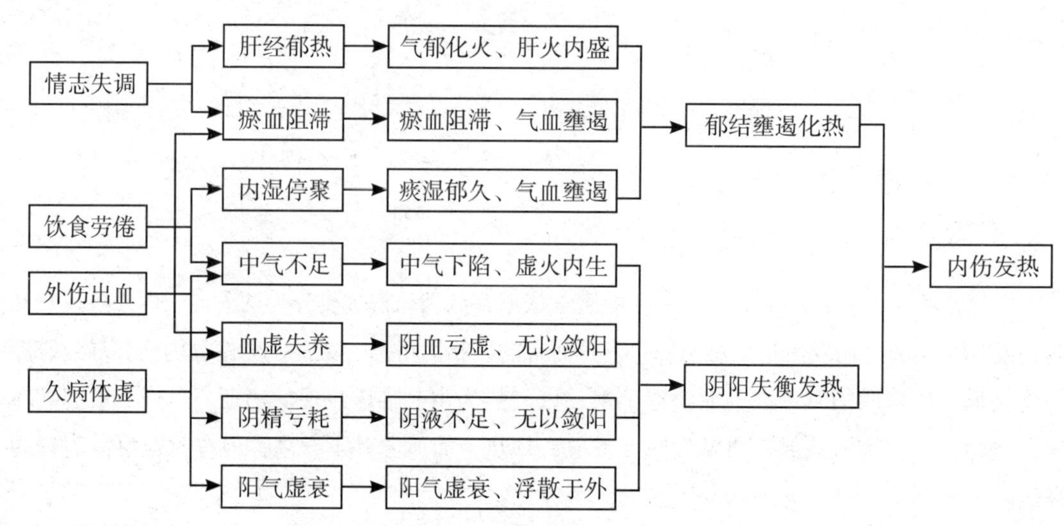

图 1-24 内伤发热病因病机示意图

三、证候分型

1. 气郁发热

【临床表现】发热多为低热或潮热，热势常随情绪波动而起伏，精神抑郁或烦躁易怒，胸胁胀闷，口苦而干，妇女常兼月经不调，经来腹痛，或乳房发胀。苔黄，脉弦数。

【辨证分析】气郁日久，化火生热，故见发热，烦躁易怒，口苦而干；肝失疏泄，则精神抑郁，胸胁胀满，或月经不调，痛经，乳房胀痛；苔黄，脉弦数为气郁之象。

【施护法则】疏肝解郁，清肝泄热。

【代表方】丹栀逍遥散。

2. 血瘀发热

【临床表现】午后或夜晚发热，或自觉身体某些局部发热，口干咽燥，但不多饮，躯干或四肢有固定痛处或肿块，甚或肌肤甲错，面色萎黄或暗黑。舌质青紫或有瘀点、瘀斑，脉涩。

【辨证分析】瘀血为病在血分，血属阴，故其热多在下午或晚上出现；郁热在内故口干咽燥，但因热郁于营中，故又饮水不多；瘀血停着之处，气血流通受阻，故常表现为疼痛不移，有肿块；瘀血内阻，新血不生，血气不能荣于头面肌肤，故见肌肤甲错面黑等症；唇舌青紫，脉见涩象，均为瘀血内阻，血行不畅之征。

【施护法则】活血化瘀。

【代表方】血府逐瘀汤。

3. 湿郁发热

【临床表现】低热或午后热甚，胸闷脘痞，全身重着，不思饮食，渴不欲饮，甚或呕恶。舌苔白腻或黄腻，脉濡数。

【辨证分析】湿邪内生，郁而化热，湿邪为阴邪，阴邪自旺于阴分，故以午后发热较甚；湿性黏腻，故发病缓慢，且难速愈；湿邪阻滞气机，故胸闷脘痞，全身重着；湿阻中焦，不思饮食，甚或呕恶；舌苔白腻或黄腻，脉濡数均为湿邪内郁之象。

【施护法则】宣化畅中，利湿清热。

【代表方】三仁汤。

4. 气虚发热

【临床表现】发热，热势或高或低，常在劳累后发生或加剧，头晕乏力，气短懒言，自汗，易于感冒，食少便溏。舌质淡，苔薄白，脉细弱。

【辨证分析】本证之发热为劳倦过度，脾气虚弱所致，故常在劳累后发作或加重；脾虚气血生化不足，故见头晕体倦气短；气虚不能卫外，肌表不固，故见自汗，易于感冒；脾虚运化失健，故食少便溏；舌淡，脉细弱，为气虚之象。

【施护法则】益气健脾，甘温除热。

【代表方】补中益气汤。

5. 血虚发热

【临床表现】发热，多为低热，头晕眼花，身倦乏力，心悸不宁，面白少华，唇甲色淡，舌质淡，脉细弱。

【辨证分析】血虚失养，阴血无以敛阳，故发热；血虚不能上养头目，外濡肢体，故见头晕眼花，身倦乏力；血不养心则心悸不宁；血虚不能上荣，故见面色少华，唇甲色淡；舌质淡，脉细弱为血虚之象。

【施护法则】益气养血。

【代表方】归脾汤。

6. 阴虚发热

【临床表现】午后潮热，或夜间发热，手足心热，或骨蒸潮热，不欲近衣，少寐多梦，盗汗，口干咽燥，舌质红或有裂纹。无苔或少苔，脉细数。

【辨证分析】阴虚生内热，其病在阴分，故具有潮热骨蒸，手足心热口干；阴虚而火炎于上，扰动心火，故颧红，心烦失眠；内热迫津液外出，故见盗汗；舌红，脉细数，均为阴虚有热之征。

【施护法则】滋阴清热。

【代表方】清骨散。

7. 阳虚发热

【临床表现】发热，形寒怯冷，四肢不温或下肢发冷，面色㿠白，头晕嗜寐，腰膝酸痛。舌质胖润或有齿痕，苔白润，脉沉细而弱，或浮大无力。

【辨证分析】肾阳亏虚，火不归原，失于温煦，故而形寒怯冷，四肢不温，面色㿠白，头晕嗜寐，腰膝酸痛；舌质胖润或有齿痕，苔白润，脉沉细而弱，或浮大无力为阳虚之象。

【施护法则】温补肾阳。

【代表方】金匮肾气丸。

四、施护

（一）辨证施护

1. 病情观察 密切观察发热的时间、程度、诱因、规律，随时观察患者的神志、肤温、面色、舌苔、脉象等。时觉身热心烦，热势常随情绪波动而起伏为气郁发热。湿郁发热多表现为低热，午后热甚，身热不扬。血瘀发热多表现为午后或夜晚发热，或自觉身体某一部位发热。

午后或夜晚发热，五心烦热或骨蒸潮热者为阴虚发热。热势或低或高，常在劳累后发生或加剧为气虚发热。血虚发热多表现为低热。阳虚发热多表现为发热而形寒怯冷，四肢不温，欲近衣被。若出现身热烦躁，反欲盖衣被，精神萎靡，面色浮红，时隐时现，或大汗淋漓，面色苍白，四肢厥冷，为真寒假热或阳气欲脱之象。

2. 生活起居　病室应整齐、清洁，空气新鲜，保持适宜的温度和湿度，注意通风换气，避免直接吹风。患者因久病体虚，应寒暖有节，防止复感外邪。血虚者应卧床休息，阴虚发热者常汗出不畅，宜加衣盖被，促其微微发汗，使营卫调和，利于降温，也可用热粥助其发汗，一般不用解表发汗剂。气虚者表卫不固，以自汗为主，阴血虚发热者以盗汗为主，出汗后及时用干毛巾擦身，更换衣被。阴虚发热盗汗者，棉被勿太厚，睡前可用糯稻根须煎剂擦身或沐浴。

3. 饮食护理　宋·陈自明《外科精要》曰："畜、禽、菜、粮等，宜者制造如法，勿令太饱；忌者慎勿尝啖。"其指出于疾病有益者如法食之，对疾病有碍者应忌食。饮食宜清淡、富含营养、易消化的半流质或软食，忌油腻、煎炸、辛辣、生冷之品，以免更伤脾胃。气郁发热者常食理气解郁食物，如金橘、芹菜、香菇、黄花菜等，亦可用白萝卜或与梨煎汤饮及玫瑰花或佛手泡水代茶，若胁痛明显，可醋炒青皮煎服或研末吞服，忌辛温香燥食物。瘀血发热者需少食多餐，饮食宜清淡易消化，如鱼片粥、黑木耳蒸瘦肉、山药、莲子，三七藕蛋汤（鲜藕汁200 mL、三七粉3g、生鸡蛋1枚调匀制成汤）佐餐，忌食辛辣油腻之物。气虚发热者宜食甘温补气的食物，如大枣、薏苡仁、山药、南瓜等，可常食扁豆山药粥、参枣汤，忌生冷硬固之品；血虚发热者宜食滋阴补血食物，如甲鱼、银耳、红枣、猪肝、蜂蜜等；阴虚发热者多食养阴生津的食品，如牛奶、鱼、雪梨、冬虫夏草炖水鸭、甘蔗白藕汁等。

4. 用药护理　气郁发热、瘀血发热、湿郁发热、阴虚发热者中药汤剂宜温服，气虚阳虚发热者宜空腹热服。高热者遵医嘱予以退热剂。气阴两虚者可静脉滴注参麦注射液，以益气养阴。气滞血瘀者可用川芎嗪注射液，以活血化瘀，通脉止痛。

5. 情志护理　细心观察患者的心理反应，给予情志疏导，对原因不明的发热做好解释工作，解除患者的疑虑情绪，防止患者出现大怒、狂喜、抑郁和思虑等情绪变化加重病情，积极配合治疗。特别是气郁发热者多因情志失和，肝气郁结所致，更应加强情志调适，保持心情舒畅。

6. 适宜技术　口腔溃疡可用银连漱口液含漱，或喉风散、冰硼散喷敷患处。气郁发热、瘀血发热者可按摩足厥阴肝经或疼痛部位，以疏理气血；四肢、肌肤瘀肿疼痛者可用七厘散酒调后外敷，或止痛散瘀膏外敷，以消肿止痛。失眠患者可按摩手少阴心经、足太阴脾经以及足三里、百会、四神聪等穴，或针刺神门、三阴交、四神聪等穴，或耳穴按压皮质下、心、肾、肝及耳背心等穴。阴虚盗汗者可用五倍子粉醋调敷神阙穴。阳虚发热者，遵医嘱针刺百会、大椎、内关、间使等穴；或熏灸，或隔姜、隔附子饼艾灸气海、关元、神阙、足三里等穴。血虚发热者，遵医嘱针刺足三里、曲池等穴。阴虚发热者，遵医嘱针刺太溪、复留、三阴交等穴。气郁发热者，遵医嘱针刺期门、行间、三阴交等穴。

（二）主要症状护理

本病的常见症状主要为发热。护理措施如下：

1. 内伤发热一般体温不高，无须采取降温措施，如突然出现高热，在未查明原因前，切不可随便给予退热药物，可遵医嘱用冰袋、冷帽冷敷头部，减轻脑血管充血和脑细胞的损害；同

NOTE

时可选用 35% ～ 45% 乙醇浴擦或 35% ～ 45% 桂枝乙醇浸剂或温水擦浴进行物理降温。

2. 大便秘结者，可嘱其适当多食蔬菜水果等粗纤维食物，或临时用番泻叶煎汤代茶饮，效果欠佳者，用生大黄 3g 冲服，或外用开塞露。必要时用复方大黄灌肠液等中药药液灌肠，保持大便通畅。鼓励患者多饮水，每日尿量达 2500 mL 左右。

3. 发热伴口渴舌燥者鼓励患者多饮水及各种清凉饮料、绿豆汤等，也可口服荷叶麦冬汁以清热泻火，生津止渴；伴口舌糜烂者用 2% 黄芬水、复方硼砂溶液或银花连翘水漱口，并将喉风散、冰硼散涂抹糜烂局部；口唇干裂时用温开水湿润口唇，恶心欲吐者用生姜擦舌，生姜水温服，针刺合谷、内关。伴腹胀便秘者，除用缓泻剂或灌肠外，还可腹部按摩，穴位按摩。对心烦眠差者应保持病室安静，睡前温水泡脚，必要时针刺神门、内关、三阴交，或酌情予以镇静剂。

（三）健康教育

1. 自我精神调摄，保持乐观情绪。寒温适宜，避免复感外邪。注意休息，适当活动锻炼，增强体质。

2. 注意饮食调理，饮食宜清淡、富有营养而又易于消化，避免寒凉、腻滞。

3. 积极治疗原发病，早期诊断，早期治疗，定时复诊，避免延误病情。

4. 内伤发热与季节关系密切，往往表现为夏重冬轻，或在季节交替时出现内伤发热，或潮湿季节（如梅雨季节或长夏）亦易发生，故在这些季节到来之前改变环境休养，可以收到良好的效果。

第二十五节　痹证

一、概述

痹证是因风、寒、湿、热等外邪侵袭人体，导致气血不通，经络痹阻，引起肌肉、关节、筋骨发生酸痛、麻木、重着、灼热，或关节屈伸不利、僵硬、肿大、变形为主要临床表现的病证。

痹证的最早记载首见于《黄帝内经》,《素问·痹论》指出:“风、寒、湿三气杂至，合而为痹。其风气胜者为行痹，寒气胜者为痛痹，湿气胜者为着痹也。”《金匮要略·中风历节病》中的“历节”即指痹证，所创桂枝芍药知母汤、乌头汤等方，至今仍为临床常用。李中梓《医宗必读》阐明“治风先治血，血行风自灭”的治则。

西医学的风湿性关节炎、类风湿性关节炎、强直性脊柱炎、骨关节炎、痛风、坐骨神经痛、风湿热、肩关节周围炎等出现痹证的临床表现时，均可参照本节辨证施护。

二、病因病机

痹证的发生多由于正气不足，感受风、寒、湿、热之邪所致。病位在经脉，累及筋骨、肌肉、关节，日久可累及脏腑。风、寒、湿、热、痰、瘀等邪气滞留肢体、筋骨、关节、肌肉，经脉痹阻，不通则痛是其基本病机。病理性质初起以邪实为主，久则虚实夹杂。病因病机见图

1–25。

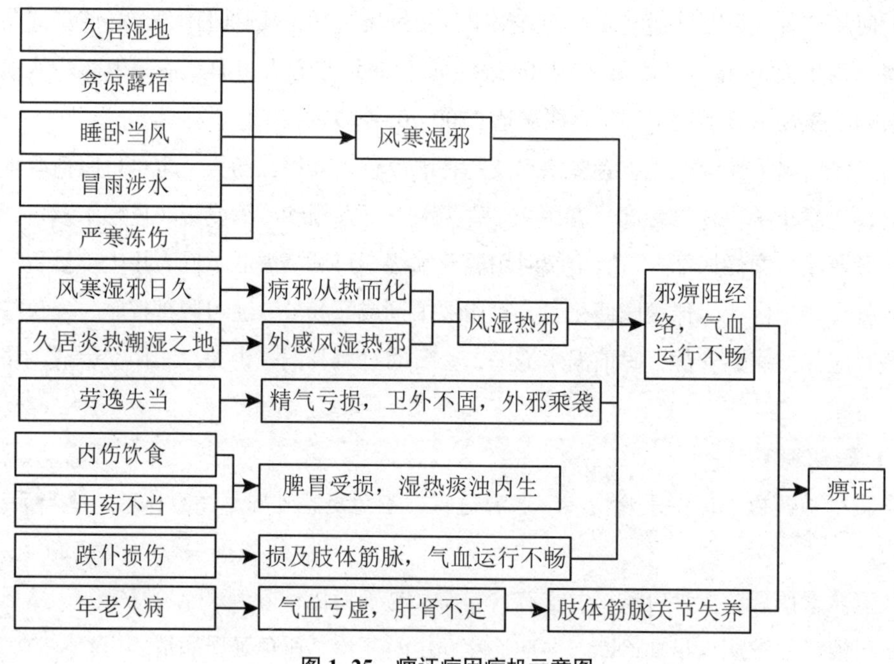

图 1–25 痹证病因病机示意图

三、常见证型

（一）风寒湿痹

1. 行痹

【临床症状】肢体关节、肌肉游走性疼痛，屈伸不利，可涉及肢体多个关节，初起可有发热、恶风等表证。舌苔薄白，脉浮或浮缓。

【辨证分析】风邪兼夹寒湿侵袭人体，留滞经络，气血运行不畅，不通则痛，风性善行而数变，故疼痛游走不定，屈伸不利；风邪束表，营卫失和，故见发热、恶风；苔薄白，脉浮为风邪在表之象。

【施护法则】祛风通络，散寒除湿。

【代表方】防风汤。

2. 痛痹

【临床症状】肢体关节疼痛，痛有定处，得热痛减，遇寒痛增，关节屈伸不利，局部皮肤或有寒冷感。舌质淡，苔薄白，脉弦紧。

【辨证分析】因寒邪兼夹风湿，而寒邪偏盛，其性凝滞，气血痹阻不通，故见肢体关节疼痛，痛有定处；遇寒则血愈凝涩，故痛增甚；得热则寒散，气血运行较为流畅，故其痛减；寒为阴邪，故皮肤或有寒冷感；舌质淡，苔薄白为寒象，脉弦紧为属寒属痛之征。

【施护法则】温经散寒，祛风除湿。

【代表方】乌头汤。

3. 着痹

【临床症状】关节及肌肉酸楚，重着、疼痛、关节肿胀，活动不利，肌肤麻木不仁。舌质淡红，苔白腻，脉濡缓。

【辨证分析】因湿邪夹风寒之邪闭阻经络，湿邪偏盛，湿性黏滞重浊，留滞肌肉、关节，气血运行受阻，故见肢体关节肿胀，重着酸痛，活动不利；苔白腻，脉濡缓为湿邪偏盛之象。

【施护法则】除湿通络，祛风散寒。

【代表方】薏苡仁汤。

（二）风湿热痹

【临床症状】肢体关节疼痛，局部红肿灼热，痛不可触，得冷稍舒，可有皮下结节或红斑，常伴发热、恶风、汗出、口渴、烦躁不安等全身症状。舌质红，苔黄或黄腻，脉滑数。

【辨证分析】风湿热邪壅滞经脉，湿热壅盛，气血郁滞，热为阳邪，故见局部红肿灼热，痛不可触，得冷稍舒；热迫血分，则皮肤出现红斑；痰瘀互结，则可见皮下结节；风湿热邪袭表，营卫失和，故见发热、恶风、汗出；热盛伤津，故口渴；邪热上扰心神，则见烦躁不安；舌质红，苔黄或黄腻，脉滑数均为热盛之象。

【施护法则】清热通络，祛风除湿。

【代表方】白虎加桂枝汤。

（三）痰瘀痹阻

【临床症状】关节肿大、僵硬、变形、刺痛，关节肌肤紫暗、肿胀，肢体顽麻或重着，或有硬结、瘀斑。舌质紫暗或有瘀斑，苔白腻，脉弦涩。

【辨证分析】痹病日久，邪痹经络，气血津液运行不畅，致痰浊瘀血互结，痰浊凝滞，兼夹瘀血，痹阻于关节经络，故关节肿大、僵硬、变形、刺痛；肌肤紫暗、肿胀，肢体顽麻或重着，或有硬结、瘀斑；舌质紫暗或有瘀斑，脉弦涩皆瘀滞之象。

【施护法则】蠲痹通络，化痰行瘀。

【代表方】双合汤。

（四）肝肾亏虚

【临床症状】日久不愈，关节肌肉疼痛，肿胀畸形、屈伸不利，肌肉消瘦，腰膝酸软，或畏寒肢冷，阳痿，遗精，或骨蒸潮热，自汗盗汗，心烦口干。舌质淡红，苔薄白或少津，脉沉细弱或细数。

【辨证分析】久痹伤正，肝肾不足，使筋骨失于濡养，故关节屈伸不利，肌肉消瘦，腰膝酸软；以阳虚为主，则畏寒肢冷，阳痿，遗精；以阴虚为主，则骨蒸潮热，盗汗，心烦口干；舌质淡红，苔薄白或少津，脉沉细弱或细数均为久痹正虚之象。

【施护法则】培补肝肾，舒筋止痛。

【代表方】独活寄生汤。

四、施护

（一）辨证施护

1. 病情观察　观察疼痛的部位、性质、程度、诱发因素。观察皮肤、汗出、体温、舌脉及伴随症状等，以辨别病邪的偏盛，了解关节是否有强直畸形、活动受限的程度。本病病程日久可伤及脏腑，风湿热痹者，观察有无胸闷、心悸、水肿等症状，出现异常，及时报告医生。病情稳定，疼痛减轻后，应鼓励和协助患者进行肢体运动，循序渐进，以加强肢体功能锻炼，恢复关节功能。

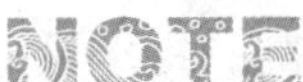

2. 生活起居　病室保持清洁干燥，阳光充足，温度适宜，避免阴暗潮湿。痛痹者尤应注意保暖，可在痛处加护套，随气候变化及时增添衣被。急性期应卧床休息，减少关节活动；可将痛肢用软垫保护，采取舒适卧位，脊柱变形者以睡硬板床为宜，注意定时更换体位，保持关节功能位置，以免受压发生畸形。缓解期应鼓励和协助患者进行肢体活动。关节不利或强直者，应定时做被动活动，从被动到主动，由少到多，由弱而强，循序渐进，以恢复关节功能。

3. 饮食护理　饮食应以高热量、高蛋白、高维生素、易消化的食物为主，忌生冷、肥甘厚腻的食品。酒类性热，又能通经活络，可酌情选用。行痹者可食荆芥粥、防风粥、豆豉、蚕蛹等以祛风通络、散寒除湿；痛痹者可食用羊肉当归汤、狗肉、乌头粥，或加用茴香、桂枝、生姜等调料以祛寒通络；着痹者宜常用扁豆、茯苓粥、薏苡仁粥、赤小豆粥等以健脾祛湿；风湿热痹者多用芹菜、绿豆、冬瓜、青菜等以清热除湿；痰瘀痹阻者宜食山楂、桃仁、陈皮、薏苡仁等祛瘀化痰；肝肾不足者宜食甲鱼、山药、枸杞子、鸭肉、芝麻、黑豆等补益肝肾的食品。

4. 用药护理　严格按医嘱给药，祛风利湿药应在饭后服用。应使用炮制加工后的成品，如制附子、制川乌、制草乌，并从小剂量开始，逐渐加量，并先煎 30 ～ 60 分钟，以减弱毒性。应用全蝎、蜈蚣等药性峻猛、毒副作用较大的虫类药物，可研末装入胶囊内吞服。注意观察药物的疗效和反应，若出现唇舌发麻、头晕心悸、恶心等症状时，及时报告医生。用药酒治疗时注意有无酒精过敏反应。风寒湿痹者，中药汤剂宜饭后热服；热痹者，汤剂宜偏凉服。

5. 情志护理　痹证病程缠绵，行动不便，不良情绪可加重疼痛的程度，故应积极给予情志疏导，消除悲观、忧伤情绪，增强治疗信心和对疼痛的耐受力，积极配合治疗。

6. 适宜技术　局部肿痛者可采用按摩、艾灸、熏洗、贴敷等方法，以疏通经络，缓解疼痛。风寒湿痹者可用坎离砂调醋热熨患处；或食盐、大葱数段，炒热后布包热熨患处；或贴狗皮膏、麝香止痛膏等。风湿热痹者可用双柏散、黄金散、四黄散等外敷；或用活地龙，加白糖适量捣烂，敷红肿处。也可根据痹证性质、发病部位、循经穴位分布进行艾灸，行痹、热痹可用皮肤针叩刺；痛痹多灸。亦可用活血化瘀、消肿止痛的中药做离子导入治疗。穴位按摩上肢可选肩髃、曲池、尺泽、合谷等穴，下肢可选环跳、阳陵泉、足三里、三阴交、膝眼、委中等穴。

（二）主要症状护理

本病的常见症状有关节活动不利、关节肿痛、疲乏无力等，本节主要介绍关节活动不利的护理。

1. 评估患者活动受限的范围、持续时间、程度、受累关节及生活自理能力等，协助患者生活所需。必要时采取安全防护措施，防止跌倒及其他意外发生。

2. 居室环境宜温暖向阳、通风、干燥，避免寒冷刺激。避免小关节长时间负重，避免不良姿势，减少弯腰、爬高、蹲起等动作。每日适当晒太阳，用温水洗漱。

3. 注意防寒保暖，必要时佩戴手套、护膝、袜套、护腕等。

4. 晨起用力握拳再松开，交替进行 50 ～ 100 次（手关节锻炼前先温水浸泡）；床上行膝关节屈伸练习 30 次。卧床时保持关节功能位，行关节屈伸运动。协助患者进行关节被动锻炼。

5. 遵医嘱穴位按摩，取曲池、肩髃、双膝眼、足三里、解溪、阿是穴等穴。

6. 遵医嘱艾灸，悬灸阿是穴。

7. 遵医嘱采用局部温热疗法，如中药泡洗、中药熏洗、蜡疗等。

NOTE

8. 遵医嘱中药离子导入。

9. 多与患者沟通，了解其心理状态，及时给予心理疏导。鼓励家属多陪伴患者，给予情感支持。

（三）健康教育

1. 避免诱发本病的原因。如受寒、涉水冒雨、汗出当风等。注意防寒、保暖、防湿，随气温变化增减衣服，积极防治外感疾病，如感冒、扁桃体炎、牙龈炎等。

2. 宜食高蛋白、清淡可口、易消化饮食。风寒湿痹者忌生冷饮食，热痹宜清淡食品，忌辛辣、肥甘等食物，可多饮水。

3. 调畅情志，保持心情舒畅。鼓励患者与他人多交流。指导其家属多陪伴患者，给予情感支持。

4. 根据病情进行适当的运动锻炼，急性发作时可减少活动，但要注意保持关节功能位，缓解期进行适当运动锻炼，如太极、八段锦等舒展筋骨的运动，活动量应循序渐进地增加，防止跌仆损伤。

第二十六节　厥证

一、概述

厥证是由于阴阳失调，气机逆乱所引起的，以突然昏倒、不省人事、四肢逆冷为主要临床表现的病证。轻者昏厥时间短暂，清醒后无偏瘫、失语、口眼㖞斜等后遗症；严重者则可一蹶不醒而导致死亡。

《黄帝内经》有关厥的记载甚详。从症状而言，其要点有二：一为突然昏厥，不知人事；二为手足厥冷。后世医家主要有两种学术观点：一是论外感病中的发厥；一是论内伤杂病的发厥。《景岳全书》总结明代以前对厥证的认识，提出以虚实论治厥证。此后医家对厥证的理论不断充实、完善，提出了气、血、痰、食、暑、酒、蛔等厥，并以此作为辨证的主要依据，指导临床实践。

西医学中的休克、中暑、低血糖症以及血管迷走性晕厥等疾病出现上述临床症状者，可参照本节辨证施护。

二、病因病机

厥证的发生，常在阴阳失调的基础上，由于情志内伤、饮食不节、体虚劳倦、亡血失津等诱发。病因虽多，但一般致病因素都较为明确。病位主要在心、肝，与脾、肺、肾密切相关，病性有虚实之分。

基本病机为气机突然逆乱，升降乖戾，气血阴阳不相顺接。心主神明，心病则神明失用，而至昏厥。肝主疏泄，调畅气机，肝郁则全身之气皆郁，肝气逆则全身之气皆逆，气血并走于上则昏不知人，阳郁不达则四肢逆冷。肺脾气虚，清阳不升，气陷于下，血不上达，以致神明失主，而发为厥证。肾为元气之根，肾中真阴真阳不能上注，导致神明失养，可发为厥证，病因病机见图 1–26。

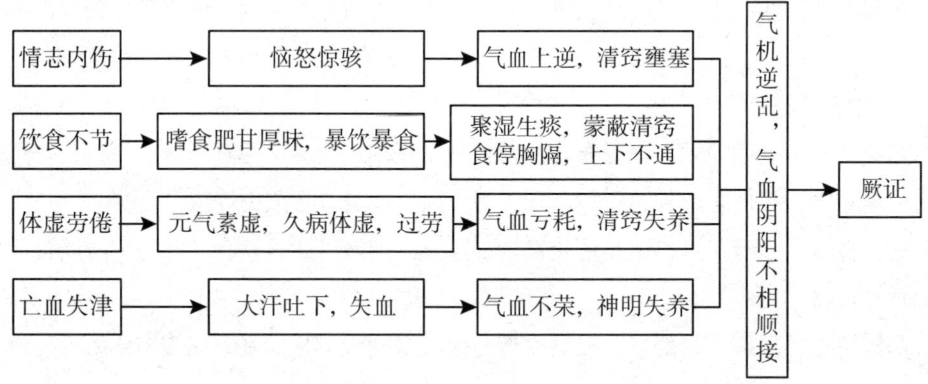

图 1–26　厥证病因病机示意图

三、常见证型

（一）气厥

1. 实证

【临床症状】由精神刺激而发作，突然晕倒，不省人事，口噤握拳，或呼吸气粗，四肢厥冷。舌苔薄白，脉伏或沉弦。

【辨证分析】忧思郁怒，情志刺激，使肝郁不舒，肝失条达，气机上逆，壅阻心胸，内闭神机，故见突然晕倒，不省人事，口噤握拳；由于肝气上逆，闭郁胸中，肺气不得宣达，则呼吸气粗；阳气被郁，不能外达四末，故见四肢厥冷；阳气内闭则脉伏；肝气郁滞则脉沉弦。

【施护法则】开窍，顺气，解郁。

【代表方】急用通关散，继用五磨饮子。

2. 虚证

【临床症状】发病前有明显的情绪紧张、恐惧、疼痛或站立过久等诱发因素，发作时眩晕昏仆，面色苍白，呼吸微弱，汗出肢冷。舌淡，脉沉细微。

【辨证分析】由于素体虚弱，气血不足，又因悲恐、惊吓或疲劳过度，中气下陷，清阳不升，气机不相顺接，神明失养，因而出现眩晕昏仆，面色苍白，中气不足则呼吸微弱；阳气虚衰，不能敷布于外，故见肢冷不温；气虚则腠理不固，津液外泄，则汗出不止；舌淡，脉沉细微，均为正气不足之象。

【施护法则】补气，回阳，醒神。

【代表方】急用生脉注射液或参附注射液，继用四味回阳饮。

（二）血厥

1. 实证

【临床症状】多因急躁恼怒而发，突然昏倒，不省人事，牙关紧闭，面赤唇紫。舌暗红，脉沉弦。

【辨证分析】急躁恼怒使肝气上逆，血随气升，并走于上，菀阻清窍，蒙蔽神明，因而突然昏倒，不省人事，牙关紧闭；面赤唇紫，舌暗红，苔薄黄，脉沉弦，皆为气逆血菀于上之象。

【施护法则】开窍活血，顺气降逆。

【代表方】急用清开灵注射液，继用通瘀煎。

2. 虚证

【临床症状】因失血过多而发，突然晕厥，面色苍白，口唇无华，四肢震颤，自汗肢冷，目陷口张，呼吸微弱。舌质淡，脉芤或细弱无力。

【辨证分析】平素气血亏虚，如因外伤失血，或崩漏不止，或其他疾病引起出血，则阴血更虚；血虚不能上荣于脑，故突然晕厥；血脉不充，则面色苍白，口唇无华；气血亏虚不能达于四末，筋失所养，血虚生风，则四肢震颤；失血过多，阳气亦虚，正气不固，故自汗肢冷，目陷口张，呼吸微弱；舌质淡，脉芤或细弱无力，皆为失血过多而伤阴之象。

【施护法则】益气养血。

【代表方】急用独参汤灌服，继服人参养荣汤。

（三）痰厥

【临床症状】素有咳喘宿痰，恼怒或剧烈咳嗽后突然昏厥，喉有痰声，或呕吐痰涎，呼吸气粗。舌苔白腻，脉沉滑。

【辨证分析】由于平素多湿多痰，复因恼怒气逆，或外感六淫之邪，引动伏痰，痰随气升，气因痰阻，上闭清窍，故突然昏厥；痰阻气道，痰气互相搏击，故喉有痰声，呕吐痰涎；由于痰浊阻滞，气机不畅，则胸闷，呼吸气粗；舌苔白腻，脉沉滑，均为痰气内阻之象。

【施护法则】行气豁痰。

【代表方】导痰汤。

（四）食厥

【临床症状】暴饮暴食后突然昏仆，脘腹胀满。舌苔厚腻，脉滑实。

【辨证分析】由于饮食不节或暴饮暴食，损伤脾胃，食积不化，脾不升清，胃不降浊，气逆于上，闭塞清窍，故突然昏仆；饮食停滞于中焦，则脘腹胀满；苔厚腻，脉滑实均为食滞不化，浊气不降的表现。

【施护法则】消食和中。

【代表方】昏厥时若在食后不久，应先用盐汤探吐以去实邪，再以神术散合保和丸。

四、施护

（一）辨证施护

1. 病情观察　密切观察患者的生命体征、面色、肤温、汗出、舌象、瞳孔、二便等。详细观察厥证发作的时间、诱因及伴随症状，及时配合抢救和护理。厥证发作时，立即平卧，头偏向一侧，解开衣领，清除口腔内异物、痰液及分泌物，保持呼吸道通畅，不要随意搬动患者。痰鸣重者，头部应偏向一侧，必要时吸痰，应迅速做好气管切开准备等。牙关紧闭者，要注意防止咬伤舌体。现场进行急救，指压或针刺人中，或用搐鼻散取嚏，以醒脑开窍，促其苏醒。出现呼吸困难或不规则、面唇发绀等缺氧现象，立即吸氧或行人工呼吸。心脏骤停者立即行胸外心脏按压。肢体抽搐者，不可按压，防止骨折。若患者厥逆时间较长而不复返，同时呼吸异常，肢体左右肌力肌张力不等，多有中风等变证，其护理参见中风等证。

2. 生活起居　病室安静，光线不宜过强，温湿度适宜。必要时设床栏和约束性保护。为患

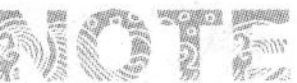

者做好洗漱、进食、二便、个人卫生等各项护理。张口呼吸和眼睑不能闭合者，可用生理盐水湿纱布敷口鼻或遮盖双眼，保持湿润。注意保持皮肤清洁、干燥，定时冲洗会阴，防止发生压疮及泌尿系感染。若病情好转，逐步帮助患者恢复生活自理能力。

3. 饮食护理 向患者及家属讲解饮食调养的重要性，并介绍调养方法，选择适当饮食，不宜过饥过饱，忌辛辣、肥甘厚味之品，避免饮酒、浓茶、咖啡等刺激性食物。厥证发作时应暂禁食。因气虚、血虚或低血糖等原因而致厥脱者，可多食瘦肉、蛋类、乳类等血肉有情之品，或选用黄芪、党参粥，当归羊肉汤等；气厥实证者可常食金橘饼以理气解郁；痰厥者可多给予柑橘、枇杷、莲子、白萝卜、山药、陈皮等食物以健脾化痰、理气和胃，忌生冷肥甘之品。

4. 用药护理 严格遵医嘱给药，药物可鼻饲。气厥虚证者可静脉滴注参麦注射液或参附注射液，以回阳救逆。气厥实证者可化服苏合香丸，也可用佛手、陈皮泡茶频服。血厥实证者可吞服羚羊角粉、牛黄清心丸。血厥虚证者可服独参汤，以益气摄血。痰厥者频服竹沥水，可口服或鼻饲安宫牛黄丸。中药汤剂宜温服，可少量、多次口服或鼻饲。食厥者可用盐汤探吐以祛时邪。

5. 情志护理 多与患者及家属交流，了解其心理状态，鼓励家属亲朋关心体贴患者。切忌在患者面前议论病情，避免恼怒、激动、抑郁等不良刺激。如突遭惊吓而发厥证者，应安慰患者，消除其紧张恐惧心理。对癔症性晕厥，适当使用暗示疗法，可停止发作。因过度悲痛、抑郁而发病者，应鼓励患者发泄情绪。

6. 适宜技术 实证者指压或针刺人中、涌泉等穴。血厥实证可针刺十宣放血。虚证者灸百会、膻中、关元，针刺内关，以回阳救逆。气厥实证及痰厥可用搐鼻散取嚏，促其苏醒。痰厥者配合针刺天突、丰隆等穴以豁痰开窍。

（二）主要症状护理

本病常见症状有意识障碍、四肢厥冷、肌肉无力等，由于厥证的意识障碍、肢冷经上述治疗护理后一般恢复较快，故下面主要介绍肌肉无力的护理。

1. 起居有时，避免劳累，卧床休息为主。

2. 做好各项基础护理，满足患者生活所需。

3. 根据病情指导并协助功能锻炼，防止肌肉萎缩。病情稳定后适量运动，循序渐进。

4. 注意安全，做好预防措施防止跌倒。

5. 遵医嘱艾灸，取气海、关元、足三里、三阴交等穴。

6. 遵医嘱穴位贴敷，取肾俞、脾俞、足三里等穴。

（三）健康教育

1. 保持情绪稳定乐观，避免各种诱发因素，适当的体育锻炼，增强体质。

2. 饮食有节，清淡、营养丰富、易消化，忌食肥甘、油腻、生冷、辛辣之品，忌暴饮暴食，戒烟酒。注意保持大便通畅。起居有常，作息定时，保证充足睡眠，避免过劳。

3. 若出现头晕、恶心、面色苍白、注意力不集中、出汗、打哈欠等厥证发作先兆症状时，家属切勿惊恐，保持情绪稳定，立即让患者平卧，头侧向一边，以缓解症状，防止昏厥发生。

第二十七节　脱证

一、概述

脱证是因邪毒侵扰，脏腑败伤，气血受损，阴阳互不维系而致的以突然汗出、目合口开、四肢厥冷、二便自遗、脉细微欲绝，甚则神昏为主要临床表现的急危病证。本证多见于各种病变的危重阶段。

“脱”之名首见于《黄帝内经》，如《素问·阴阳应象大论》曰：“厥气上行，满脉去形。”《难经》将脱证分为阴脱和阳脱。《景岳全书·厥逆》中曰：“气血并走于上，则阴虚及于下，而神气无根，是即阴阳之气相离之候，故致厥脱。”

西医学中各种原因如失血、创伤、中毒，以及心源性、代谢性所引起的休克，可参照本节辨证施护。

二、病因病机

脱证的病因主要有外感六淫、内伤七情、伤津失血、汗吐下太过、剧痛、中毒或久病体虚等。基本病机为正气耗竭，脏腑功能失调。病位虽与五脏有关，但以心、肾为主。病因病机见图 1–27。

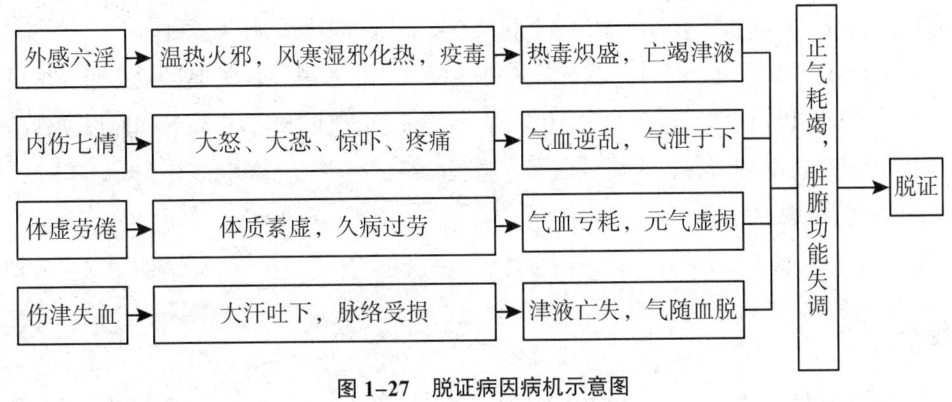

图 1–27　脱证病因病机示意图

三、常见证型

1. 气脱

【临床症状】突然汗出，目合口开，眩晕昏仆，神志淡漠或烦躁不安，面色苍白，呼吸微弱，四肢厥冷。舌淡，脉沉细微。

【辨证分析】邪毒侵扰，脏腑败伤，气血受损，阴阳互不维系，故突然汗出，目合口开，神志淡漠或烦躁不安；气脱则清阳不升，头目失养，故眩晕昏仆；气脱阳微，阳微寒甚之极，故面色苍白，四肢厥冷；气脱则肌表不固故汗出；气脱无力鼓动血脉，血不上荣于舌，故见舌淡；运血无力，故脉沉细微。

【施护法则】益气固脱。

NOTE

【代表方】四味回阳饮。

2. 血脱

【临床症状】呕血、咯血、便血或外伤出血量多，突然昏厥，目合口开，面色苍白，口唇失华，四肢厥冷，自汗肤冷。舌质淡，脉芤或细数微软。

【辨证分析】血不能上荣于面，故面色苍白，口唇失华；由于血能藏气，当血液大量亡失之时，气乃随之外脱，气脱阳亡，不能温煦四末，故见四肢厥冷；不能温固肌表，故见自汗肤冷；神随气散，神无所主，故昏厥；舌质淡，脉芤或细数微，皆为失血亡阳气脱之象。

【施护法则】补气养血。

【代表方】人参养荣汤。

3. 阴脱

【临床症状】目合口开，多汗，其汗热如油，尿少色黄，面色苍白或潮红，发热，口渴喜饮，烦躁不安，心悸。舌干红少苔，脉虚细而疾，或沉微欲绝。

【辨证分析】阴液欲绝，故见多汗，其汗热如油，尿少色黄；虚热内扰，故见发热，面色苍白或潮红，口渴喜饮；心神所扰，故见烦躁，心悸；舌干红少苔，脉虚细而疾，或沉微欲绝，均为阴亏内热之征。

【施护法则】救阴固脱。

【代表方】参麦饮。

4. 阳脱

【临床症状】目合口开，神情淡漠，精神萎靡，气促息微，冷汗如珠，面色皖白，口唇晦暗，四肢厥逆，畏寒蜷卧，尿少或遗尿，下利清谷。舌淡苔白润，脉沉微绝。

【辨证分析】元阳衰微，心神耗散，故见神情淡漠，精神萎靡，气促息微；阳气虚极，气不摄津，故见冷汗如珠；阳气欲脱，失于温煦，故见面色皖白，口唇晦暗，四肢厥逆；摄纳不固，则尿少或遗尿，下利清谷；舌淡苔白润，脉沉微绝，均属阳气暴脱之征。

【施护法则】回阳固脱。

【代表方】参附汤。

四、施护

（一）辨证施护

1. 病情观察 密切观察体温、脉搏、呼吸、血压的变化，以及面色、肤温、汗出、舌象等情况，观察静脉输液情况。给予氧气吸入，正确记录24小时出入量。若出现心悸、水肿、喘促、尿闭、呼吸微弱、脉沉细微或结代，或出现四肢厥冷、大汗淋漓、不省人事等危象时，应立即报告医生，配合抢救。

2. 生活起居 病室宜安静舒适，避免强光、噪音等不良刺激。重症患者应安置于抢救室或监护室内，备各种急救物品和药品。患者取休克卧位，头偏向一侧，保持呼吸通畅。注意保暖，做好口腔护理和眼睛护理。尿失禁者予留置导尿并定时冲洗膀胱。大便失禁者保持肛周皮肤清洁、干燥，预防压疮的发生。

3. 饮食护理 高热昏迷者予以禁食。一般患者给予营养丰富、易消化的流质或半流质饮食，防止呛咳。阴阳俱脱，口渴欲饮者，可频服淡盐水、参汤或果汁等饮料。病情稳定后，可

NOTE

给予扁豆、蚕豆、莲子、大枣、牛羊肉等补气养阴之食品。

4. 用药护理　迅速建立有效的静脉输液通道，必要时建立2条以上静脉通道，以利于急救给药补液。在使用血管活性药物时，要密切关注血压的动态变化。在静脉注射参附注射液的过程中应严格监测血压及心率（律）的动态变化。服用四逆汤、参附汤后，患者宜卧床休息，并注意附子的毒性作用。若出现乌头碱中毒的表现，应立即停药，及时报告医生配合处理，可给予口服绿豆汤解毒，或遵医嘱给予阿托品或异丙肾上腺素等，必要时洗胃。药物过敏引起的脱证，应遵医嘱即予0.1%盐酸肾上腺素皮下注射，可针刺水沟、涌泉穴等，配合抢救。

5. 情志护理　安定患者情绪，切忌在患者面前议论病情，注意静养。做好患者家属的劝慰工作。

6. 适宜技术　发作时可针刺百会、关元、内关等穴。阳脱者可针刺或指掐人中、十宣、涌泉等穴位；亦可选用艾灸法，选百会、膻中、神阙、关元、气海，灸至脉复汗出为止。四肢不温汗出者，可予四肢放置热水袋等保暖；艾灸关元、三阴交等穴。高热者，给予十宣放血或针刺退热。尿潴留者，可予针灸、热敷或点按关元、中极等穴。

（二）主要症状护理

脱证的常见症状有昏迷、二便失禁、汗出等，本节主要介绍昏迷的护理。

1. 密切观察神志、瞳孔、心率、血压、呼吸、汗出等生命体征等变化，及时报告医生，配合抢救。

2. 保持病室空气流通，温湿度适宜，保持安静，避免人多惊扰。

3. 取适宜体位，避免引起颅内压增高的因素，如头颈部过度扭曲、用力。保持呼吸道通畅等。

4. 定时变换体位，用温水擦身，保持局部气血运行，预防压疮发生。

5. 眼睑不能闭合者，覆盖生理盐水纱布或涂金霉素眼膏；遵医嘱取藿香、佩兰、金银花、荷叶等煎煮后做口腔护理。

6. 遵医嘱鼻饲流质饮食，如肠外营养液、匀浆膳、混合奶、米汤等。

7. 遵医嘱留置导尿，做好尿管护理。

8. 遵医嘱给予醒脑开窍药枕，置于患者枕部，借中药之辛散香窜挥发性刺激头部腧穴，如风池、风府、哑门、大椎等。

（三）健康教育

1. 避免诱因。起居有常，注意四时气候变化，随气温冷暖增减衣被，防寒保暖，避免外邪侵袭。增强体质，适当进行锻炼。

2. 注意饮食有节，忌肥甘、辛辣、暴饮暴食，戒烟忌酒。

3. 注意调节情志，保持乐观情绪，消除顾虑及烦忧，避免情志过激。

4. 积极治疗原发病，按时服药，定期门诊检查。

【思考题】

1. 寒邪可以导致哪些内科疾病？

2. 心脾两虚型心悸可采用哪些中医护理适宜技术？

3. 泄泻的辨证施护要点有哪些？

扫一扫，知答案

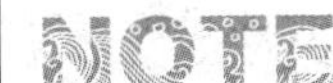

扫一扫，看课件

第二章　外科病证中医护理

【学习目标】

1. 识记：各种常见病的病名，常见证型的施护法则、方药。
2. 理解：各种常见病的病因、辨证分析。
3. 应用：临床病证的辨证并能运用护理措施开展辨证施护。

【案例导引】

案例：刘某，女，40岁。就诊时自诉躯干及四肢皮肤起红斑、丘疹，糜烂，渗出，伴瘙痒7年，再发加重1周。查体：胸腹、腰部、四肢皮肤可见散在性红斑、丘疹，部分融合成片，边界欠清，糜烂面渗出明显，局部可见色素沉着、抓痕及血痂，皮损基本对称分布。舌红，苔薄黄腻，脉滑略数。

提问：该患者所患何病？是何证型？为减轻患者的临床症状，该如何护理？

中医外科学是中医学的一个临床分科，外科病症大多发生于体表，凭肉眼可见，局部有形可征，或需要以外治为主要疗法。内容包括疮疡、乳房疾病、瘿、瘤、岩、皮肤及性传播疾病、肛门直肠疾病、泌尿男性生殖系疾病、周围血管和淋巴管疾病等等。

其中疮疡是各种致病因素侵袭人体后引起的体表感染性疾病，是中医外科最常见的疾病，相当于西医学的"体表外科感染"。红、肿、热、痛、溃脓及功能障碍，是疮疡共同的局部症状，包括疖、疔、痈、发、有头疽等。本书介绍其中的疖、痈和有头疽。

第一节　疖

一、概述

疖是指发生在肌肤浅表部位、范围较小的急性化脓性疾病。其临床特点是肿势局限，范围小于3cm，突起根浅，色红，灼热，疼痛，易脓，易溃，易敛。疖好发于头、面、枕、臀部，根据病因和证候不同，又可分为有头疖、无头疖、蝼蛄疖、疖病等。

疖名首出《肘后备急方》。《诸病源候论·小儿杂病诸侯·疖候》曰："肿结长一寸至二寸，名之为疖，亦如痈热痛，久则脓溃，捻脓血尽便瘥，亦是风寒之气客于皮肤，血气壅结所成。"首次指出了疖肿出脓即愈的特点，并阐述了疖的形成原因。

西医学的疖、头皮穿凿性脓肿、疖病等，均可参照本节辨证施护。

二、病因病机

疖常因内郁湿火，外感风邪，两相搏结，蕴阻肌肤所致。外因夏秋季节感受暑湿热毒，或因天气闷热，汗出不畅，暑湿蕴蒸肌肤，引起痱子，复经搔抓，破伤染毒而成。

内因为消渴或习惯性便秘等慢性疾病者，阴虚内热，或脾虚便溏，更易染毒发病，并可反复发作，缠绵难愈，发为疖病。

病理性质多属于阳证、实证、热证。病位在皮肤浅表部位。病因病机见图 2-1。

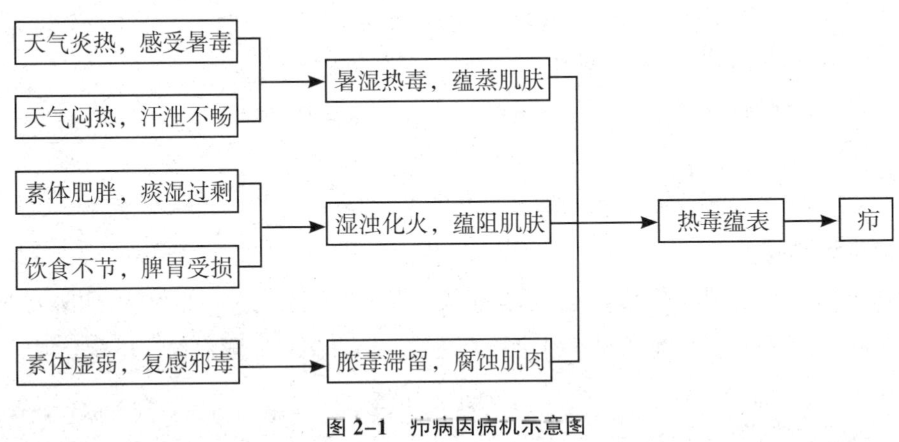

图 2-1　疖病因病机示意图

三、常见证型

1. 热毒蕴结

【临床症状】疖肿好发于项后发际、背部、臀部，轻者只有一二个，多则可散发全身，或簇集一处，或此愈彼起；伴发热、口渴、溲赤、便秘。舌苔黄，脉数。

【辨证分析】感受热毒之邪，蕴于肌肤以致营卫不和，经络阻隔，气血凝滞，故见疖肿；热毒内蕴，故发热、口渴、溲赤、便秘。苔黄，脉数，均为火毒蕴结之象。

【施护法则】清热解毒。

【代表方】五味消毒饮。

2. 暑湿浸淫

【临床症状】发于夏秋季节，以小儿及产妇多见。局部皮肤红肿结块，灼热疼痛，根脚很浅，范围局限；可伴发热、口干、溲赤、便秘等。舌苔薄腻，脉滑数。

【辨证分析】暑湿热毒之邪蕴阻肌肤而成暑疖；暑湿蕴遏，则红肿热痛；热不得泄，湿热内郁则发热，口干，便秘，溲赤；舌红，苔薄腻，脉滑数，均为湿热蕴结之象。

【施护法则】清暑化湿解毒。

【代表方】清暑汤。

3. 阴虚内热

【临床症状】疖肿常此愈彼起，不断发生。或散发全身各处，或固定一处，疖肿较大，脓水稀少，易转变成有头疽；常伴口干唇燥。舌质红，苔薄，脉细数。

【辨证分析】正气虚损，卫外不固，易感受邪毒而致皮肤疖肿；气血不足，不能酿化，故

NOTE

脓水稀少；正虚毒恋，故迁延不愈；口干舌燥，舌红，脉细数，为阴虚内热之象。

【施护法则】养阴清热解毒。

【代表方】仙方活命饮合增液汤。

4. 脾胃虚弱

【临床症状】疖肿泛发全身各处，成脓、收口时间均较长，脓水稀薄，常伴面色萎黄，神疲乏力，纳少便溏。舌质淡或边有齿痕，苔薄，脉濡。

【辨证分析】正气虚损，卫外不固，无力抗邪，感受邪毒而致疖肿；脾胃为气血生化之源，其虚弱致气血不足，故脓水稀薄；面色萎黄，神疲乏力，纳少便溏，舌淡有齿痕，苔薄，脉濡，均为脾胃虚弱之象。

【施护法则】健脾和胃，清化湿热。

【代表方】五神汤合参苓白术散。

四、施护

（一）辨证施护

1. 病情观察　注意观察有无发热、恶寒症状。观察疮形颜色，局部肿势，脓水的量、色、疼痛程度等；放置引流者，注意观察引流是否通畅。消渴患者监测血糖，指导合理用药及饮食，以调控血糖。若出现高热、烦躁等，及时报告医生。

2. 生活起居　保持室内凉爽，切忌在阳光下暴晒，尤其是炎热的夏秋季节。注意个人卫生，保持皮肤清洁干燥，衣服以宽大柔软舒适、棉质为宜。禁忌挤压、搔抓、碰撞、挑剔疖肿。

3. 饮食护理　多饮水及清凉饮品，忌辛辣油腻刺激之品。热毒蕴结与暑热浸淫者，宜食清凉流质及半流质，如蒲公英粥、绿豆薏苡仁粥，以解毒清热利湿。消渴者，宜进食含糖量少的食物，如瘦肉、蔬菜。脾胃虚弱者，宜进温热、富有营养、易消化的饮食，如莲子粥、山药粥。便秘者，宜进食富含纤维素及润肠通便的食物，如粗粮、水果。

4. 用药护理　清热解毒药煎熬时间宜短，凉服。脾胃虚弱者，宜温服。敷药范围应大于创面，箍围药宜保持湿润，调敷时干湿要适宜。应用油膏制剂时，涂在疮的周围，不应堵塞疮的中心部位。使用掺药者，不能撒在正常皮肤上，并观察局部用药后的反应。若皮肤出现过敏者，立即停药并报告医生。

5. 情志护理　小儿发病时，应多陪伴，多鼓励。

6. 适宜技术　在溃烂化脓的疮口周围，用毫针点刺后，再拔火罐以泻火解毒，消肿排脓。或取委中穴，三棱针点刺放血。实证者耳尖部三棱针点刺放血，大椎穴刺络拔罐，脊背第一胸椎至第九胸椎两侧刮痧以泻火解毒；虚证者取内分泌、心、肺、脾等耳穴贴压以扶正祛邪。

7. 外治护理　初起小者用千捶膏盖贴或三黄洗剂外搽；大者用金黄散或玉露散，以金银花露或菊花露调成糊状敷于患处，或紫金锭水调外敷；也可用鲜野菊花叶、蒲公英、芙蓉叶、龙葵、败酱草、丝瓜叶取其一种，洗净捣烂敷于患处，每天 1 ～ 2 次，或水煎每日外洗 2 次。脓成宜切开排脓，九一丹、太乙膏盖贴；深者可用药线引流。脓尽用生肌散、白玉膏收口。蝼蛄疖宜做十字形切开，如遇出血，可用棉垫加多头带缚扎以压迫止血；若有死骨，待松动时用镊子钳出，可配合垫棉法，使皮肉粘连而愈合。

（二）主要症状护理

本病的常见症状有局部皮肤红肿疼痛，伴有发热、口干、便秘等症状，本节主要介绍皮肤红肿的护理。措施如下：

1. 衣着宽大柔软舒适、棉质为宜，保持皮肤清洁干燥。

2. 禁忌挤压、搔抓、碰撞、挑剔疖肿。

3. 选择适宜的中医护理技术，如中药外敷、耳穴贴压以减轻红肿。

4. 引流处理：当疖出现脓头或脓肿有波动时，应及时引流，保持引流通畅。

（三）健康教育

1. 保持室内空气流通、凉爽，避免在阳光下暴晒。

2. 注意劳逸适度，加强营养，合理饮食，保持大便通畅。夏秋季节多饮水或清凉饮料，忌辛辣助热生火之物。

3. 注意个人卫生，勤洗澡，勤理发，勤修剪指甲，勤换衣服。

4. 消渴病者，应及时就医治疗。体虚者应积极锻炼身体，增强体质。

第二节　痈

一、概述

痈者，壅也，是指气血被邪毒壅聚而发生的化脓性疾病。临床上有内外之分，生于脏腑间的化脓性疾患为内痈，生于体表皮肉之间者为外痈，其发病部位不同，名称各异，如颈痈、腋痈、脐痈。本节只论述外痈。

《灵枢·痈疽》中记载“营气不从，逆于肉理，乃生痈肿”“热胜则肉腐，肉腐则为脓，然不能陷，骨髓不为焦枯，五脏不为伤，故命曰痈”。这些记载详细地论述了痈的病因病机、临床表现及转归预后。总的来说，痈为外感六淫邪毒，皮肤受外来伤害感染毒邪或过食膏粱厚味致使营卫不和、气血凝滞、经络壅遏、化火成毒而成。其特点是局部光软无头、红肿疼痛（少数初起皮色不变），结块范围 6 ～ 9cm，发病迅速，易肿、易脓、易溃、易敛，或伴有恶寒、发热、口渴等全身症状，一般不会损伤筋骨，也不易造成内陷。

西医学皮肤浅表脓肿、急性化脓性淋巴结炎等，均可参照本病辨证施护。

二、病因病机

外感六淫邪毒，皮肤外伤感染毒邪或过食膏粱厚味，聚湿生浊，邪毒湿浊留阻肌肤，郁结不散，皆可致营卫不和、气血凝滞、经络壅遏、化火成毒而成痈肿。病因病机见图 2–2。

NOTE

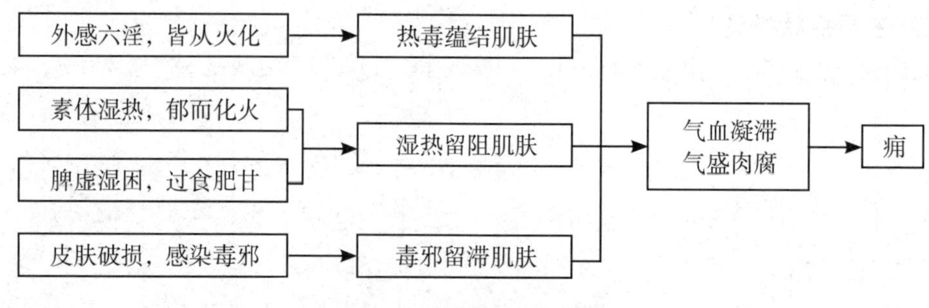

图 2-2　痈病因病机示意图

三、常见证型

1. 火毒凝结

【临床症状】局部突然肿胀，光软无头，迅速结块，皮肤焮红，灼热疼痛，日后逐渐扩大，变成高肿发硬；重者可伴有恶寒发热，头痛，泛恶，口渴。舌苔黄腻，脉弦滑或洪数。

【辨证分析】外邪侵体，邪郁化火，或过食膏粱厚味，湿热火毒内蕴，故发病迅速，局部肿胀，光软无头；气血凝滞，邪热壅聚，则红肿热痛，迅速结块；邪在卫表，营卫失和，则恶寒发热；苔黄腻，脉弦滑，均为火毒凝结之象。

【施护法则】清热解毒，行瘀活血。

【代表方】仙方活命饮。

2. 热盛肉腐

【临床症状】红热明显，肿势高突，疼痛剧烈，痛如鸡啄，溃后脓出则肿痛消退。舌红，苔黄，脉数。

【辨证分析】热毒壅盛，火邪阻于皮肉之间，腐肉成脓，则局部红肿明显，肿势高突，疼痛剧烈，痛如鸡啄，溃后脓出则肿痛消退；舌红，苔黄，脉数，均为热胜之象。

【施护法则】和营清热，透脓托毒。

【代表方】仙方活命饮合五味消毒饮。

3. 气血两虚

【临床症状】脓水稀薄，疮面新肉不生，色淡红而不鲜或暗红，愈合缓慢；伴面色无华，神疲乏力，纳少。舌质淡胖，苔少，脉沉细无力。

【辨证分析】脾主肌肉，脾胃虚弱，气血不化，腐肉难去，新肉难生，则脓水稀薄、疮面久不愈合；脾失健运，气血不达，则面色无华，神疲乏力，纳少；舌质淡胖，苔少，脉沉细无力，均为气血两虚之象。

【施护法则】益气养血，托毒生肌。

【代表方】托里消毒散。

四、施护

（一）辨证施护

1. 病情观察　注意观察疼痛程度，是否伴发热；观察局部肿胀范围、皮肤色泽、脓腐的量、色泽等；高热时及时给予物理降温或药物降温。

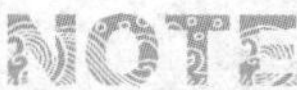

2. 生活起居　保持皮肤清洁干爽。切勿用手搔抓挤压等。有全身症状者宜卧床休息。

3. 饮食护理　实证者，多食绿豆汤、菊花茶等清凉解毒之品；虚证者，多食营养丰富的牛奶、鸡蛋等；脾胃虚弱者，宜食红枣粥、薏苡仁粥等。

4. 用药护理　中药汤剂宜温热服用，清热解毒剂宜凉服。外敷膏药时，要紧贴患处，药膏范围大于痈肿，直径 3 ～ 5cm；脓出不畅，若袋脓者，可根据情况配合使用垫棉法或扩疮法。颈痈早期忌用苦寒冰伏之剂。

5. 情志护理　经常与之交谈，耐心开导讲解病因及治疗过程，使其了解病情，积极配合治疗。

6. 适宜技术　患处疼痛较重者，用紫花地丁、苍耳草、半枝莲等洗净，捣烂外敷，或针刺大椎、合谷、曲池以清泄热毒。或取内分泌、肾上腺、交感、肝、脾、耳背肝、耳背脾等耳穴埋豆，以消肿止痛。痈之初期，取阿是穴或痈之顶部，隔蒜灸。或局部用黄连、大黄、乳香、没药，诸药研末，醋调外敷，绷带固定。或用毫针刺法，颈痈取肩井、风池、委中等穴；臀痈取膈俞、委中、大肠俞等穴，用强刺激手法。也可用刺血拔罐法，取大椎并配合病灶近部或远部取穴，用三棱针在所选穴位处点刺，然后以闪火法或抽吸法拔罐，一般以出血 3mL 为宜，若出血如涌，应立即去罐。

7. 外治护理　初起用金黄膏外敷，热胜者用玉露膏或太乙膏外敷，掺药用红灵丹或阳毒内消散。成脓则宜切开排脓。溃后用药线蘸八一丹插入疮口，外盖金黄膏，待肿势消退，改用红油膏盖贴。有袋脓者先用垫棉法加压包扎，如无效则扩创引流。

（二）健康教育

1. 养成良好的生活习惯，起居有常，劳逸结合，保持局部皮肤清洁。

2. 饮食宜清淡、富营养、易消化，忌食辛辣、肥甘厚味、鱼腥发物及烟酒。

3. 有全身症状者宜静卧休息，并减少患部活动。

第三节　有头疽

一、概述

有头疽是发生在肌肤间的急性化脓性疾病。其临床特点是初起皮肤上有粟粒样脓头，焮热红肿胀痛，迅速向深部及周围扩散，脓头相继增多，溃烂后状如莲蓬、蜂窝，肿块范围常超过 9cm，大者可在 30cm 以上。好发于中、老年人及消渴病患者，多发于项后、背部，并容易发生内陷。

有头疽在古代文献中常以疽和发共同命名，根据部位不同而有不同病名，如脑疽、发背、膻中疽等。《五十二病方》有“肉疽倍黄芪”的记载。《灵枢·痈疽》曰：“何谓疽？……热气淳盛，下陷肌肤，筋髓枯，内连五脏，血气竭，当其痈下，筋骨良肉皆无余，故命曰疽。”

西医学的痈可参照本节辨证施护。

二、病因病机

外感风温、湿热，邪毒凝聚肌表，以致气血运行失常而成。情志内伤，恼怒伤肝，思虑伤脾，肝脾郁结，气郁化火；或劳伤虚损，恣欲伤肾，劳伤精气，肾水亏损，相火炽盛；或恣食膏粱厚味，脾胃运化失常，湿热火毒内生。以上均能导致脏腑蕴毒而发。

本病总由外感风温、湿热，内有脏腑蕴毒，内外邪毒互相搏结，凝聚肌肤，以致营卫不和，气血凝滞，经络阻隔而成。素体虚弱时更易发生，如消渴病患者常易并发本病。若阴虚之体，水亏火炽，则热毒蕴结更甚；若气血虚弱之体，正虚毒滞难化，不能透毒外出。此二者均可使病情加剧，甚至发生疽毒内陷。病理性质有实证、虚证之分，病位在肌肤。病因病机见图 2–3。

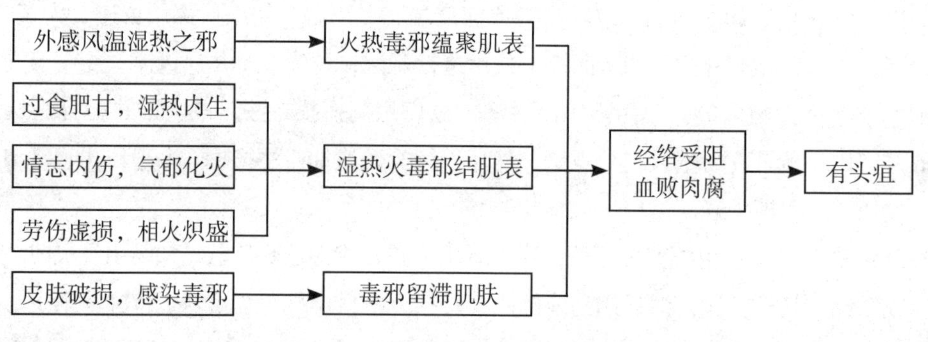

图 2–3　有头疽病因病机示意图

三、常见证型

1. 火毒凝结

【临床症状】多见于壮年正实邪盛者。局部红肿高突，灼热疼痛，根脚收束，迅速化脓脱腐，脓出黄稠；伴发热，口渴，尿赤。舌苔黄，脉数有力。

【辨证分析】火毒蕴结肌肤，则局部红赤灼热；邪热壅聚，经络阻塞，气血凝滞，故肿胀疼痛；气血充盛，能约束毒邪，故疮形根脚收束，迅速化脓脱腐，脓出黄稠；发热、口渴、尿赤、舌苔黄、脉数有力皆为火毒内盛之象：

【施护法则】清热泻火，和营托毒。

【代表方】黄连解毒汤合仙方活命饮。

2. 湿热壅滞

【临床症状】局部症状与火毒凝结相同，伴全身壮热，朝轻暮重，胸闷呕恶。舌苔白腻或黄腻，脉濡数。

【辨证分析】热毒内蕴故局部症状同火毒蕴滞证，湿热郁蒸，故壮热；湿邪为患，重浊黏腻，故朝轻暮重；湿热蕴结脾胃，受纳运化失职，故胸闷呕恶；舌苔白腻或黄腻、脉濡数为湿热内盛之象。

【施护法则】清热化湿，合营托毒。

【代表方】仙方活命饮。

3. 阴虚火炽

【临床症状】多见于消渴病患者。肿势平塌，根脚散漫，疮色紫滞，脓腐难化，疼痛明显；伴发热烦躁，口干唇燥，饮食少思，大便秘结，小便短赤。舌质红，苔黄燥，脉细弦数。

【辨证分析】阴液亏虚，虚火内生，复感湿热毒邪，使毒蕴更甚，故疮色紫滞，疼痛剧烈；毒甚走散，故疮脚散漫，疮形平塌；热毒入里，故发热、便秘、尿赤；舌红、苔黄燥、脉细弦数为阴虚火炽之象。

【施护法则】滋阴生津，清热托毒。

【代表方】竹叶黄芪汤。

4. 气虚毒滞

【临床症状】多见于年迈体虚、气血不足者。肿势平塌，根脚散漫，皮色灰暗不泽，化脓迟缓，腐肉难脱，脓水稀少，色带灰绿，疮口成空壳，闷胀疼痛；伴精神萎靡，面色少华；高热，或身热不扬，口渴喜热饮，小便频数。舌质淡红，苔白或微黄，脉数无力。

【辨证分析】气血虚弱无力托毒和束毒，故疮形平塌，根脚散漫；血虚不得外荣皮毛，则皮色灰暗不泽；气血俱虚，则化脓迟缓，腐肉难脱，脓水稀少，色带灰绿，疮口成空壳；正不胜邪，则闷胀疼痛；阳气亏虚，毒邪留滞不解，故发热、口渴喜饮；舌淡红、苔白或微黄、脉数无力为气虚毒滞之象。

【施护法则】扶正托毒。

【代表方】八珍汤合仙方活命饮。

四、施护

（一）辨证施护

1. 病情观察　观察皮肤色泽、局部肿胀范围、疼痛程度、脓腐的色和量等。

2. 生活起居　保持皮肤清洁干爽，衣着舒适、宽松。切勿搔抓、挤压疮周皮肤。

3. 饮食护理　忌辛辣荤腥及甜腻之品。实证者，宜多食绿豆汤等清凉之品；虚证者，宜多食牛奶、鸡蛋等营养食物；消渴患者给予消渴病饮食。

4. 用药护理　药物宜在进食30分钟后服用，中药汤剂一般以温热服用为宜，清热解毒剂宜温凉服。外敷膏药要紧贴患处，范围大于炎症直径；脓袋者，酌情使用垫棉法加压包扎。消渴病患者遵医嘱使用药物控制血糖。

5. 情志护理　保持心情舒畅，严防恼怒；消除患者紧张、恐惧、焦虑心理，便于积极治疗。

6. 适宜技术　实证者耳尖部三棱针点刺放血，大椎穴刺络拔罐；虚证者可取内分泌、肺、脾等耳穴贴压以祛邪扶正。疼痛较重者，可做局部冷敷，或针刺大椎、合谷、曲池等穴以清泄热毒。

7. 外治护理　患部红肿，脓头未溃破，用金黄膏或冲和膏外敷。酿脓期以五五丹或八二丹松松填于疮口，待脓腐大部脱落，疮面渐洁，改九一丹，外敷红油膏。收口期疮面脓腐已净，新肉渐生，以生肌散掺疮口，外敷白玉膏。疮肿有明显波动感，可采用手术扩创排毒，行十或双十字形切开，务求脓泄畅达。如大块坏死组织一时难脱，可分次祛除，以不出血为度。切开时注意尽量保留皮肤，以减少愈合后瘢痕形成。

NOTE

（二）健康教育

1. 生活起居有规律，避免劳累过度。注意个人卫生，保持疮周皮肤清洁，可和 2% ～ 10% 黄柏溶液或生理盐水洗涤拭净，以免脓水浸淫，忌挤压。

2. 饮食宜清淡，忌食鱼腥、辛辣等发物，忌烟酒；伴消渴者予消渴患者饮食；高热时应卧床休息，并多饮开水。

3. 严密观察病情，防止内陷发生。

第四节 乳痈

一、概述

乳痈是由热毒入侵乳房而引起的急性化脓性疾病。临床特点：乳房局部肿块、红肿热痛，溃后脓出稠厚，伴有恶寒发热等全身症状，且容易“传囊”。本病好发于产后 3 ～ 4 周的哺乳妇女，以初产妇多见。

乳痈病名首见于晋代《刘涓子鬼遗方》。《寿世保元》提出“外吹”“内吹”之名。《诸病源候论·妬乳候》曰：“此由新产后，儿未能饮之，及饮不泄，或断儿乳，捻其乳汁不尽，皆令乳汁蓄积，与气血相搏，即壮热大渴引饮，牢强掣痛，手不得近也。”《医宗金鉴》和《外科理例》指出脓成宜早期切开，否则有“传囊”之变。

西医学的急性化脓性乳腺炎以乳房局部红肿热痛为主证者，可参照本病辨证施护。

二、病因病机

本病病因主要是乳汁淤积、肝郁胃热及感受外邪。病机特点为肝经气滞，胃经郁热，结于乳络而发。病位在乳房。病因病机见图 2-4。

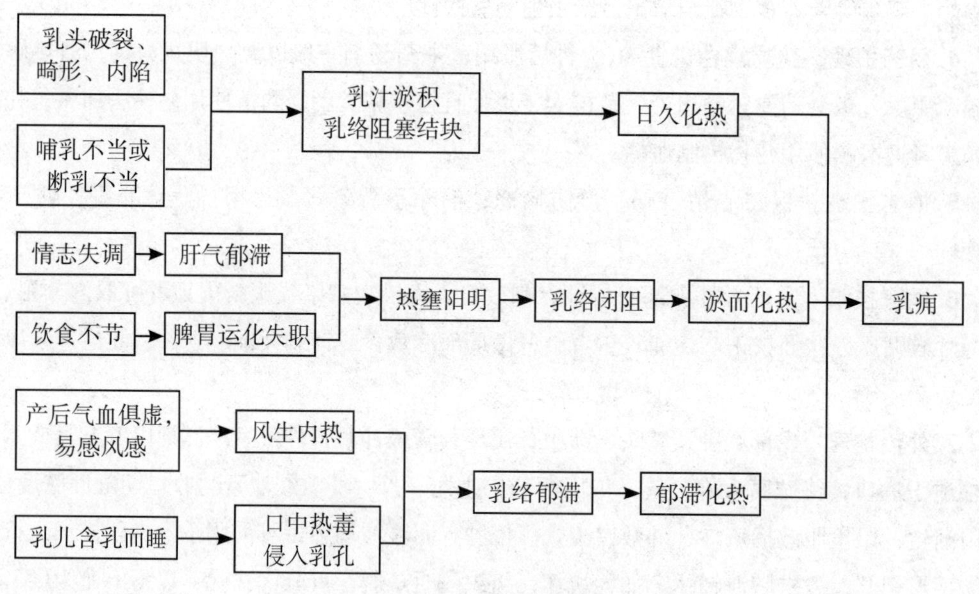

图 2-4 乳痈病因病机示意图

三、常见证型

1. 气滞热壅

【临床症状】乳汁淤积结块，皮色不变或微红，皮肤不热或微热，肿胀疼痛，并伴有恶寒发热，周身酸楚，口渴，便秘。舌红，苔黄，脉数。

【辨证分析】情志不畅，肝失条达；或胃中积热，气滞血凝，经络受阻，壅结成痈；气血与乳汁凝滞则排乳不畅，肿胀疼痛；邪热内盛，正邪交争，营卫失和，则恶寒发热，头痛，周身酸楚；口渴，便秘，舌红，苔黄，脉数，均为热象。

【施护法则】疏肝清胃，通乳消肿。

【代表方】瓜蒌牛蒡汤。

2. 热毒炽盛

【临床症状】患乳肿胀加重，皮肤焮红灼热，肿块变软，有应指感，或脓出不畅，红肿热痛不消，有“传囊”现象。舌红，苔黄腻，脉洪数。

【辨证分析】蓄乳不散成块，故乳房肿块渐大，硬结明显；蓄乳与阳明之热相搏，故皮肤焮红，高热疼痛，热盛肉腐则成脓，故乳房肿痛加剧，继之结块中软，有应指感；若破溃或切开排脓后引流不畅，则热毒之邪未能尽祛，局部肿痛难消，可有“传囊”现象；舌红，苔黄腻，脉洪数，均为热毒内盛之证。

【施护法则】清热解毒，托里透脓。

【代表方】透脓散。

3. 正虚毒恋

【临床症状】溃脓后乳房肿痛虽轻，但创口脓水不断，脓汁清稀，愈合缓慢或形成乳漏，全身乏力，面色少华，或低热不退，饮食减少。舌淡，苔薄，脉弱无力。

【辨证分析】溃脓后，脓毒尽泄，肿痛消减；但若素体本虚，溃后脓毒虽泄，气血俱虚，故收口缓慢或形成乳漏；气血虚弱，则见乏力，面色少华，低热，饮食欲减；舌淡，苔薄，脉弱无力，均为正虚之象。

【施护法则】益气和营托毒。

【代表方】托里消毒散。

四、施护

（一）辨证施护

1. 病情观察　评估肿块的大小、肿胀的范围、皮肤色泽，密切观察痈的疮形、脓液的性质、疼痛的程度及伴随症状，观察溃后脓液的量、色、质、气味等，以辨别乳痈的证候分期。定时测量体温，做好记录。乳头内陷的程度，通过物理治疗、手法牵引纠正乳头内陷。

2. 生活起居　暂停哺乳，定时吸尽乳汁，防止淤积。气滞热壅者，病室宜通风、凉爽，忌直接吹风。热毒炽盛者，病室温度宜稍低。正虚毒恋者，宜多休息，勿劳累，注意防寒保暖。

3. 饮食护理　气滞热壅者宜食疏肝理气、通乳消肿的食品，如白萝卜、白菜等，也可用厚朴花 3 ～ 5g 泡水代茶饮。热毒炽盛者，宜多食清热解毒、托里透脓的食品，如鲜藕、绿豆等，也可蒲公英代茶饮。正虚毒恋者，宜食益气合营托毒的食品，如鸡肉、鱼肉、牛奶等。

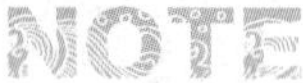

4. 用药护理 服用中药断乳时，应观察乳汁的质、量，并记录断乳时间。

5. 情志护理 避免精神过度紧张。

6. 适宜技术 初起按外治法取膏剂外敷。乳痈初起未成脓者，用葱白、大蒜捣烂，铺于乳房患处，用艾条熏灸。或取胸、胃、肝、内分泌、肾上腺、神门等耳穴贴压。或取药物吴茱萸、五倍子、白芥子、冰片调以油膏敷于膺窗、梁丘、足三里、丰隆、天池、内关、期门、肩井、膈俞等穴以凉血消肿止痛。或轻揉天宗及局部阿是穴以减轻疼痛。或用毫针刺法，取肩井、膻中、乳根、期门、内关、少泽穴，用泻法，肝郁甚者加太冲，偏于胃热者加内庭，火毒甚者加厉兑、大敦、少泽。

7. 外治护理 初起者，微波治疗、手抓排乳、热敷加乳房按摩，疏通乳络。局部以金黄膏或玉露膏外敷。成脓者在脓肿波动感及压痛最明显处切开排脓，保持引流通畅。

8. 其他疗法 必要时遵医嘱使用抗生素，首选青霉素类，或根据细菌培养结果选择。

（二）主要症状护理

本病的常见症状有疼痛、肿胀、发热，本节主要介绍乳房疼痛的护理。

1. 用乳罩托起患乳，减少触碰，为患者提供舒适的卧位，观察疼痛性质、持续时间及伴随症状，必要时遵医嘱给予药物止痛，并做好疼痛评分。

2. 选择适宜的中医护理技术，如耳穴贴压、中药外敷以减轻疼痛。

（三）健康教育

1. 积极预防，防治乳头破损和乳汁淤积。

2. 保持乳头清洁，纠正乳头内陷，佩戴合适的乳罩。

3. 养成定时哺乳习惯，哺乳后要排空剩余乳汁；不让婴儿含乳头睡觉。

4. 保持情绪稳定。橘核泡水代茶饮，可理气行络，预防乳痈。

5. 科学断乳，断乳前应逐渐减少哺乳次数，不宜突然断乳。

6. 妊娠期经常做乳房提拉运动，佩戴乳罩使乳房托起而不压迫乳房。

第五节　湿疮

一、概述

湿疮是由多种内外因素引起的过敏性炎症性皮肤疾患，因皮损总有湿烂、渗液、结痂而得名。临床特点为多形性皮损，对称性分布，剧烈瘙痒，渗出倾向，反复发作，易成慢性。根据病程可分为急性、亚急性、慢性三类。本病男女老幼皆可发病，以先天禀赋不耐者为多发。古代文献无湿疮之名，一般依据其发病部位、皮损特点而有不同的名称，如浸淫疮、血风疮、旋耳疮、乳头风、瘸疮、脐疮、肾囊风、四弯风、奶癣等。《备急千金要方》曰："浸淫疮者，浅搔之曼延长不止，瘙痒者，初如疥，搔之转生汁相连是也。"

西医学的湿疹以多形性皮损伴瘙痒为主症者可参照本节辨证施护。

NOTE

二、病因病机

由于禀赋不耐，饮食失节，或过食辛辣刺激荤腥动风之品，脾胃受损，脾失健运，湿热内生，又兼外受风邪，内外两邪相搏，风湿热邪浸淫肌肤所致。若病久血虚、生风化燥，脉失所养，可转化为慢性。急性者以湿热为主，亚急性者多与脾虚湿恋有关，慢性者则多病久耗伤阴血，血虚风燥，乃至肌肤甲错。病因病机见图 2–5。

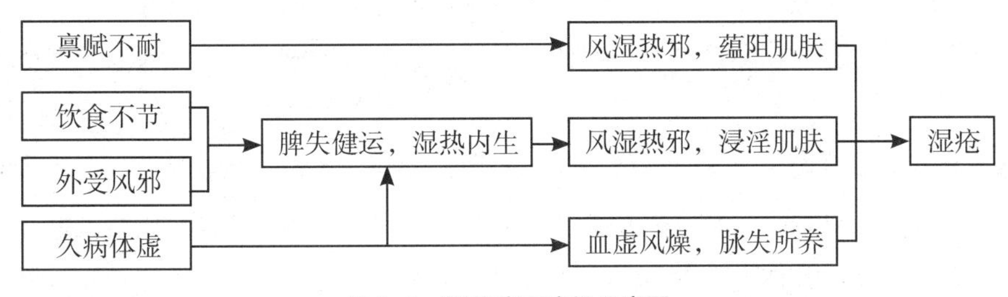

图 2–5 湿疮病因病机示意图

三、常见证型

1. 湿热蕴肤

【临床症状】发病急，病程短，皮损潮红灼热，有丘疱疹，瘙痒无休，渗液流滋，伴身热不扬，心烦，口渴，大便干，小便短赤。舌红，苔薄白或黄，脉滑或数。

【辨证分析】湿热浸淫，热重于湿，故发病急，皮损潮红灼热，伴身热，心烦口渴，大便干，尿短赤；湿热浸淫肌肤则瘙痒无休，渗液流滋；舌红、苔薄白或黄、脉滑或数为湿热之象。

【施护法则】清热利湿止痒。

【代表方】龙胆泻肝汤合萆薢渗湿汤。

2. 脾虚湿蕴

【临床症状】发病较缓，皮损潮红，有丘疹，瘙痒，抓后糜烂流滋，可见鳞屑；伴纳少，腹胀便溏，易疲乏。舌淡胖，苔白腻，脉濡缓。

【辨证分析】饮食不节，日久伤脾，脾虚生湿，蕴积肌肤，故发病较缓，皮损潮红，瘙痒，抓后糜烂渗出；脾虚湿阻中焦则纳少，腹胀便溏，易疲乏；舌淡胖、苔白腻、脉濡缓为脾虚湿蕴之象。

【施护法则】健脾利湿止痒。

【代表方】除湿胃苓汤或参苓白术散。

3. 血虚风燥

【临床症状】病久，反复发作，皮损色暗或色素沉着，或皮损粗糙肥厚，剧痒，遇热或肥皂水洗后瘙痒加重；伴口干不欲饮，纳差，腹胀。舌淡，苔白，脉弦细。

【辨证分析】久病耗伤阴血，或脾虚生化之源不足，致血虚生风化燥，肌肤失养，故病久，皮损或色素沉着，剧痒；阴血不足则口干不欲饮，纳差腹胀；舌淡、苔白、脉弦细为血虚风燥之象。

【施护法则】养血润肤，祛风止痒。

NOTE

【代表方】当归饮子或四物消风饮。

四、施护

（一）辨证施护

1. 病情观察 观察并记录皮损的色泽、形态、大小、范围、糜烂、渗液、渗脓情况。观察体温、舌苔、饮食、二便、睡眠、脉象等。

2. 生活起居 保持皮肤清洁，禁止用手搔抓及热水洗烫皮损处。保持床单整洁干燥。内衣应柔软，以棉织品为宜。创造良好的睡眠环境，减少刺激。指导多做户外活动，参加正常的工作和学习。

3. 饮食指导 多食蔬菜、水果，保持大便通畅，忌辛辣及鱼、虾、鹅、羊等动风发物。婴儿湿疹者，乳母也应忌口。注意有无食物过敏史，若发现某一食物能诱发或加重本病，应避免再食。湿热蕴肤者饮食宜偏凉；脾虚湿蕴者饮食宜偏温，忌食生冷瓜果、荤腥油腻之品；血虚风燥者宜多食补益气血食物，忌食辛辣燥火之品。

4. 用药护理 合理使用外用药，忌用浓度高、刺激强的外用药。可用艾条烟熏患处或用润肤止痒膏外搽止痒。忌用开水、盐水、花椒水、肥皂水等清洗皮疹。湿热蕴肤者中药汤剂宜凉服；脾虚湿蕴者中药汤剂宜温服；血虚风燥者中药滋补汤剂宜空腹或饭前 1 小时温服。

5. 情志护理 解除患者思想顾虑，使其积极配合治疗。

6. 适宜技术 急性湿疮有糜烂、渗液者，以湿敷为佳；亚急性湿疮以油剂外敷为佳；慢性湿疮以软膏外敷为佳。取肺、神门、肾上腺、皮质下、交感等耳穴行埋豆法，或用梅花针叩刺病变局部至轻微出血，或叩刺脊柱两旁至潮红，或用灸法，取曲池、血海、大椎、足三里、三阴交等穴位或皮损局部，气虚者加气海、关元；脾虚者加天枢、中脘。或用毫针刺法，取大椎、曲池、三阴交、血海，用泻法，痒甚者加神门，慢性湿疮加足三里，湿重者加阴陵泉，血燥者加三阴交、血海，用中强刺激。

7. 外治护理 急性湿疮外治宜清热利湿，避免刺激。亚急性湿疮外治原则为消炎、止痒、燥湿、收敛。慢性湿疮可选用各种软膏剂、乳剂，根据瘙痒及皮肤肥厚程度加入不同浓度的止痒剂、角质促成剂和溶解剂。

（二）主要症状护理

本病的常见症状有皮损、瘙痒，本节主要介绍皮肤瘙痒的护理。

1. 详细介绍湿疮知识，认真做好解释工作，减少局部刺激，防止继发感染。

2. 加强个人卫生，保持皮肤清洁。指导患者穿棉质、宽松的内衣、内裤，洗澡水温不宜过高，避免使用碱性的香皂及沐浴液，对于皮肤较干的患者可局部涂一些保湿乳，以减轻皮肤瘙痒症状，避免发生皮肤感染。

3. 少食多餐，避免油腻、辛辣刺激及海腥发物。可适当食用清热解毒利湿的食疗方，如绿豆、金银花、芦根水等。

4. 局部瘙痒皮肤，可外敷玉露散或金黄散，以鲜丝瓜叶捣汁或金银花露调敷，并保持湿润。或用鲜野菊花叶、鲜蒲公英、鲜地丁草、鲜马齿苋、鲜冬青树叶等其中一味捣烂湿敷，干后调换，或以冷开水经常湿润。剧痒影响休息者，按医嘱给予镇静剂、止痒剂。

NOTE

5. 瘙痒时不要用力抓挠，充分暴露患处，避免热源，避免碰撞；同时鼓励患者多参加社交活动，分散注意力。

（三）健康教育

1. 避免接触外界致敏原。
2. 积极治疗，合理调护，尽力阻断向慢性湿疮演变。
3. 避免搔抓，忌食辛辣、鸡鸭、牛羊肉、鱼腥海鲜等发物。
4. 避免与单纯性疱疹患者接触，防止疱疹性湿疹等并发症发生。
5. 急性湿疮或慢性湿疮急性发作期间应暂缓预防注射各种疫苗和接种牛痘。
6. 恢复期积极参加体育锻炼，生活规律，增强机体对外界的适应能力。

第六节　肛漏

一、概述

直肠或肛管与肛门周围皮肤相通所形成的异常通道，称为肛管直肠瘘，常称肛漏。临床特点为肛周反复流脓、疼痛、瘙痒，并可从流脓外口触及或探及管道通向肛内。多是肛痈的后遗症，发病年龄不限，以男性青壮年居多，本病发病率高。

肛漏一般由原发内口、瘘管和继发性外口三部分组成，也有仅有内口或外口者。临床上分为化脓性和结核性两类。《河间六书》曰："盖以风、热、燥、火、湿邪所致，故令肛门肿满，结如梅核，甚至乃变而为瘘也。"《外科正宗》曰："夫脏毒者，醇酒厚味，勤劳辛苦，蕴毒流注肛门结成肿块。"《古今医统大全》最早记载了治疗肛漏用挂线疗法。

本病相当于西医学的肛瘘，以局部反复流脓、疼痛为主症者，可参照本书辨证施护。

二、病因病机

肛痈溃后，久不收口，湿热余毒未尽，留恋肉腠，蕴结不散，血行不畅致疮口不合，日久成漏；或因肺脾两虚，气血不足，以及虚劳久嗽，肺肾阴虚，湿热乘虚流注肛门，久则穿肠透穴为漏。病因病机见图 2–6。

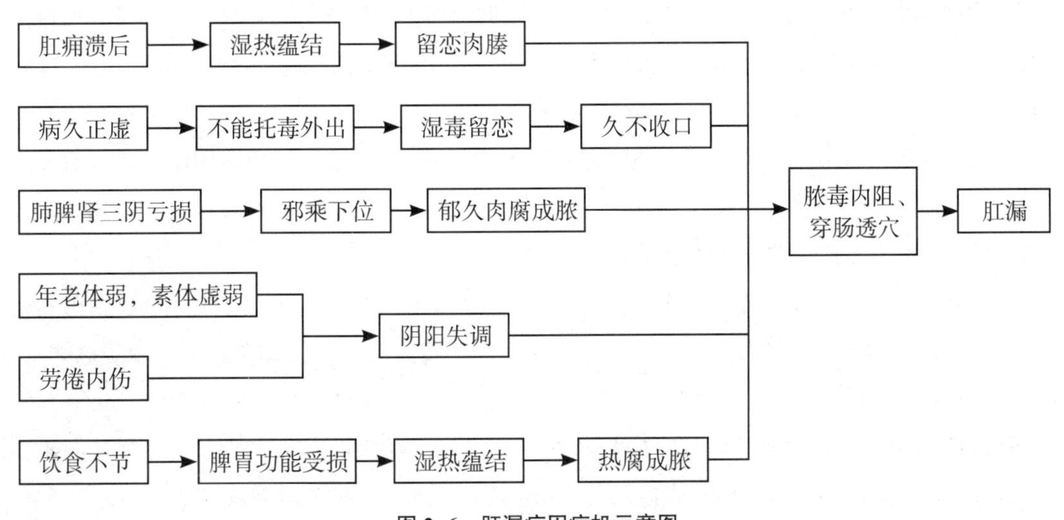

图 2–6　肛漏病因病机示意图

三、常见证型

1. 湿热下注

【临床症状】肛周有溃口，经常溢脓，色黄质稠，肛门胀痛，局部灼热；按之有索状物通向肛内；口干，口苦，口涩。舌红，苔黄腻，脉弦或滑。

【辨证分析】湿热之邪蕴于肛门，气血壅滞，日久化热，肉腐成脓，故见肛周流脓，色黄质稠，肛门胀痛，局部灼热；邪毒旁窜，则成索状管道；口干口苦口涩，舌红，苔黄腻，脉弦或滑，皆为湿热之象。

【施护法则】清热利湿。

【代表方】二妙丸合萆薢渗湿汤。

2. 正虚邪恋

【临床症状】肛周溃口流脓液，质地稀薄，肛门隐隐作痛，外口皮色暗淡，漏口时溃时愈，按之质较硬，或有脓液从溃口流出，有索状物通向肛内，伴有神疲乏力。舌淡，苔薄，脉濡。

【辨证分析】久病正气耗损，湿热之邪蕴于肛门，留恋不去，则肛门隐隐作痛，反复流稀薄脓水，溃口不愈；正气不足，则神疲乏力；舌淡，苔薄，脉濡，为正虚之象。

【施护法则】益气养血，扶正托毒。

【代表方】托里消毒散。

3. 阴虚亏损

【临床症状】肛周溃口凹陷，周围皮肤颜色晦暗，漏道潜行，局部常无硬索状物扪及，脓出稀薄；可伴有潮热盗汗，心烦口干。舌红，少苔，脉细数。

【辨证分析】肺肾阴虚，正气不足，邪乘下位，郁久肉腐成脓，则反复流稀薄脓水；阴虚内热伤及阴液，则见潮热盗汗，心烦口干；舌红，少苔，脉细数，为阴虚火旺之象。

【施护法则】养阴清热。

【代表方】青蒿鳖甲汤。

四、施护

（一）辨证施护

1. 病情观察 观察脓液的色、质、量、气味及肛门瘙痒、疼痛等，做好疼痛评分，溃口流脓液过多时，需卧床休息，观察有无大便失禁，做好皮肤护理，防止发生皮肤湿疹、糜烂等并发症。观察有无发热、贫血、消瘦和食欲不振等全身症状。

2. 生活起居 湿热下注者，病室环境宜凉爽通风。正虚邪恋者，病室宜温暖向阳，避风防寒，适时增加衣物，防感冒。阴液亏虚者，病室温度宜低，勿燥热，光线可稍暗。虚热盗汗者应及时更换汗湿的衣被，防止感受风寒外邪。

3. 饮食护理 湿热下注者，可食健脾利湿之品，如菜花、扁豆、冬瓜、粟米等。正虚邪恋者，宜进扶正祛邪之品，如大枣、木耳、藕、豌豆等。阴液亏虚者，宜食滋阴生津清热之品，如百合、银耳、核桃等。

4. 用药护理 大便后或换药前用中药苦参汤坐浴。选择适宜的引流条，如油纱条、药捻等，保持创口引流通畅。瘘管切开或挂线后改用生肌散或生肌玉红膏纱条换药至收口。

NOTE

5. 情志护理　疼痛时可采用移情调志法。

6. 适宜技术　疼痛剧烈者取长强、白环俞的等穴针刺，或耳穴埋豆，可选神门、皮质下、交感、大肠等；高热者取大椎、曲池、合谷等穴位针刺；便秘高热者取大椎、曲池、合谷等穴位针刺；便秘者，针刺大肠俞、天枢、上巨虚等穴；小便困难者，局部热敷或针刺三阴交、关元、中极等穴；入睡困难者，耳穴贴压神聪、安眠、神门等穴。肛周肿痛者可中药熏洗。

7. 外治护理　以手术治疗为主，常用的手术疗法有挂线疗法、切开疗法、切开与挂线疗法相结合等。认真做好围术期护理，促进瘘口愈合。

（二）主要症状护理

肛瘘的常见症状有溃口流脓、肛门疼痛，本节主要介绍肛门疼痛的护理。措施如下：

1. 观察疼痛的部位、性质、程度、持续时间，做好疼痛评分。
2. 协助取舒适体位，护理操作轻巧，避免或减轻疼痛，必要时给予止痛药物。
3. 选择适宜的中医护理技术，如穴位贴敷、耳穴贴压、中药熏洗以减轻疼痛。

（三）健康教育

1. 起居有常，按时休息，避免劳累，戒烟酒。
2. 保持大便通畅，预防并及时治疗腹泻与便秘。
3. 保持肛门清洁，每晚及便后用温水坐浴。
4. 积极防治肛周疾病，如肛隐窝炎、直肠炎、痔等。

第七节　痔疮

一、概述

痔是直肠末端黏膜下和肛管皮肤下的直肠静脉丛发生扩大、曲张所形成的柔软静脉团，男女老幼均可发病。20 岁以上的成年人占大多数，随着年龄增加其发病率有所提高。临床特点为便血、痔核脱出、肛周潮湿瘙痒、肛门肿痛、便秘等不适。

《庄子》中有对“痔”的记载。《外科正宗》曰：“不论老幼男妇皆然，盖有生于肛门之内，又有突出于肛门之傍。”《素问·生气通天论》曰：“因而饱食，筋脉横解，肠澼为痔。”《庄子》最早记载了痔的治疗方法，明清时期完善了枯痔、结扎、挂线、割治等外治方法，并确立了以外治为主、内治为辅的治疗原则。西医学中的痔以便秘、出血为主症者，可参照本节辨证施护。

二、病因病机

本病常与风、湿、瘀及气虚有关，加之脏腑本虚，兼因久坐久立，久泻久痢，久蹲，妊娠，便秘，饮食不节等，导致脏腑功能失调，风湿燥热下迫大肠，瘀阻魄门，瘀血浊气结滞不散，筋脉横结成痔。病因病机见图 2–7。

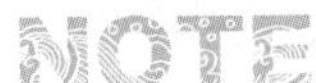

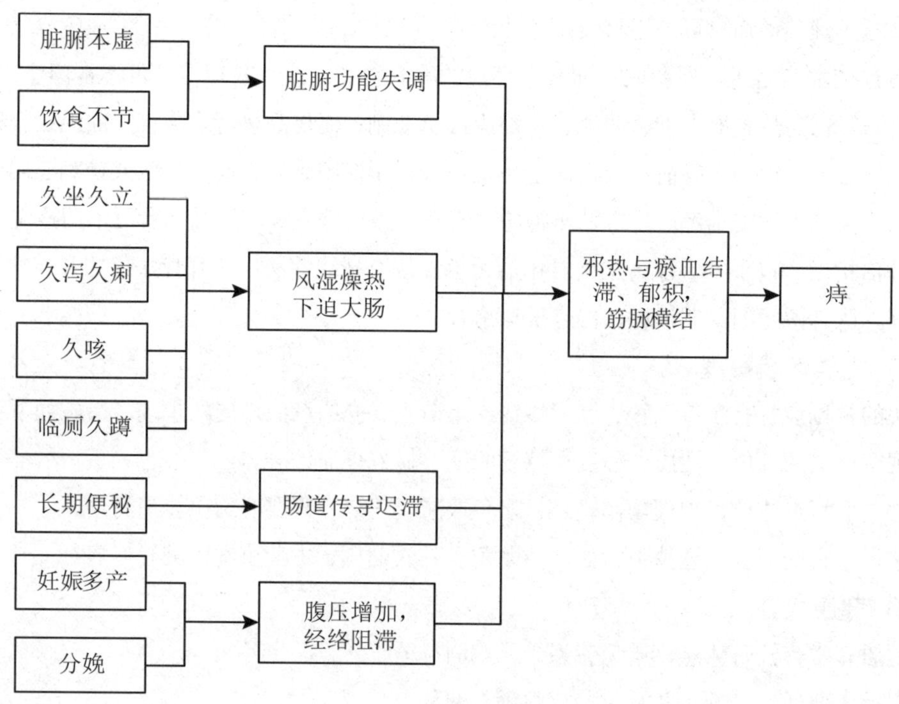

图 2-7 痔疮病因病机示意图

三、常见证型

（一）内痔

1. 风伤肠络

【临床症状】大便带血、滴血或喷射状出血，血色鲜红，大便秘结或有肛门瘙痒。舌质红，苔薄黄，脉弦数。

【辨证分析】风善行数变，又多夹热，热下冲肛门，伤及肠络，肠燥津亏，出现便血，下血暴急呈喷射状，因有热象，故血色鲜红；因风邪致病，故有肛门瘙痒；舌红，苔薄黄，脉数，为风热之邪入侵之象。

【施护法则】祛风润燥，清热凉血。

【代表方】凉血地黄汤、槐花散，大便秘结者加润肠汤。

2. 湿热下注

【临床症状】便血，色鲜红，量较多，肛内肿物脱出，可自行回纳，肛门灼热，重坠不适。舌质红，苔黄腻，脉弦数。

【辨证分析】湿与热互结，下注肛门，致使肛门部经络交错而生内痔，热盛灼伤血络，故便血量多；湿热下注大肠，肠道气机不畅，经络阻滞，则肛门内有块状物脱出，肛门灼热，重坠不适；舌质红，苔黄腻，脉弦数，为湿热之象。

【施护法则】清热利湿止血。

【代表方】脏连丸，出血多者加地榆炭、仙鹤草。

3. 气滞血瘀

【临床症状】肛内肿物脱出，甚或嵌顿，肛管紧缩，坠胀疼痛，甚则肛缘有血栓、水肿，触痛明显。舌质暗红，苔白或黄，脉弦细数。

【辨证分析】气为血之帅，气行则血行，气滞则血瘀。热结肠燥，气机阻滞而运行不畅，气滞则血瘀阻于肛门，故肛门内有肿块脱出，坠胀疼痛；气机不畅，统摄无力，则血不循经而导致血栓形成；舌质暗红，苔白或黄，脉弦细数，为血瘀之象。

【施护法则】理气活血化瘀。

【代表方】活血散瘀汤或止痛如神汤。

4. 脾虚气陷

【临床症状】肛门松弛，肛内肿物脱出不能自行回纳，需用手法复位，便血色鲜或淡，可出现贫血，面色少华，头晕气短，神疲，纳少便溏。舌淡，苔薄白，脉细弱。

【辨证分析】劳倦过度或饮食不节，导致脾气虚弱，中气下陷，故肛门松弛，内痔脱出，不能回纳；头晕气短，面色少华，神疲，纳少便溏，为脾虚气陷之证；舌淡，苔薄白，脉细弱，为脾虚之象。

【施护法则】补中益气，升阳举陷。

【代表方】补中益气汤。

（二）外痔

1. 湿热下注

【临床症状】便后肛缘肿物隆起不缩小，坠胀明显，甚则灼热疼痛，便秘溲赤。舌红，苔黄腻，脉滑数。

【辨证分析】湿热蕴结，宿滞不散，聚结成块，故肛门肿物隆起；湿热阻滞，气血瘀滞，不通则痛，坠胀明显；便秘溲赤，舌红，苔黄腻，脉滑数，均为湿热之象。

【施护法则】清热利湿，理气活血散瘀。

【代表方】萆薢渗湿汤合活血散瘀汤。

2. 血热瘀结

【临床症状】肛缘肿物突起，其色暗紫，疼痛剧烈难忍，胀门坠胀；伴口渴便秘。舌紫，苔薄黄，脉弦涩。

【辨证分析】血热瘀滞，郁结不散且成块，故可见肛缘肿物突起；气血瘀滞，不通则痛，故有疼痛、坠胀感；舌紫，苔薄黄，脉弦涩，均为血热瘀结之象。

【施护法则】清热凉血，散瘀消肿。

【代表方】凉血地黄汤合活血散瘀汤。

四、施护

（一）辨证施护

1. 病情观察　观察排便的频次和肛门疼痛；观察便血的色、质、量及伴随症状，若出现头晕、心慌、面色苍白、脉搏加快和血压下降等症状，及时报告医生，协助处理。观察便后有无肿物脱出，脱出物的大小、颜色、脱出的痔核表面有无糜烂、分泌物、坏死等，能否自行回纳，是否需用手推回等。

2. 生活起居　避免久站、久坐、久蹲。穿柔软、宽松的纯棉内裤。便后温水坐浴。风伤肠络者，病室宜通风、凉爽。湿热下注者，病室宜凉爽，避免湿热环境。气滞血瘀者，病室宜偏温，通风良好。脾虚气陷者，室温宜稍高，避免劳累，多休息。

3. 饮食护理　风伤肠络者，可选用清热凉血的食品，如绿豆、苦瓜、芹菜等，也可选用槐花代茶饮。湿热下注者，可选用清热利湿的食品，如菜花、赤小豆、绿豆、薏苡仁、小米等，可拌马齿苋、鱼腥草。气滞血瘀者，可选用理气活血的食品，如山楂、木耳、桃仁、番茄、黑米等，可服用红糖金针汤。脾虚气陷者，可选用益气养血的食品，如茯苓、山药、薏苡仁、鸡肉等，可食党参无花果炖瘦猪肉。

4. 用药护理　内痔突发性嵌顿者，用苦参汤熏洗坐浴。风伤肠络者，可选用芒硝、金银花、连翘煎煮后熏洗坐浴。湿热下注者，痔核脱出，用中药清热利湿剂熏洗坐浴后，再涂消痔膏，按柔复位后，肛塞消痔锭。气滞血瘀者，取白芷、枳壳、青黛、徐长卿等水煎后熏洗。脾虚气陷，痔核脱出者，还纳痔核；对不易还纳而出现水肿者，用硫酸镁湿热敷。

5. 情志护理　五行相胜法。对于忧思者指导多看多听喜剧、相声以及欢快的乐曲等；对于易怒焦躁者，引导行深呼吸、冥想放松，听音乐如“高山流水”“渔舟唱晚”等曲目。

6. 适宜技术　疼痛者，耳穴贴压取直肠、神门穴，体针可取承山、足三里、长强等穴；肛门肿胀者，可给予中药湿敷；气滞血瘀者，加艾灸肛周止痛；水肿者，用石榴皮、芙蓉叶、蒲公英、黄柏、五倍子、厚朴和芒硝煎汤熏洗；风伤肠络者可用祛风润燥、清热凉血、收敛止痒的药液熏洗肛门或湿热敷；湿热下注者可用清热解毒熏洗剂坐浴；脾虚气陷者艾灸百会、气海、关元、三阴交和中极等穴位，或车前子煎液代茶饮，或小腹部热敷。

（二）主要症状护理

本病的常见症状有疼痛、便秘、便血等，本节主要介绍便秘的护理。

1. 观察排便的频次、质、量，并观察用药后反应。

2. 养成定时排便的习惯，以坐厕为好，不可蹲厕过久。

3. 鼓励适量运动，避免久坐少动，坚持腹部按摩和提肛训练。

4. 选择适宜的中医护理技术，如耳穴贴压、中药穴位贴敷以改善便秘。

（三）健康教育

1. 保持肛门清洁卫生，手纸、内裤清洁柔软。养成定时排便习惯。

2. 改变不良生活习惯，指导患者避免增加腹压，避免长时间久站、久坐、久蹲厕及长期负重远行。

3. 起居有常，劳逸结合，加强体育锻炼，增强体质。

4. 教会患者提肛运动。运动方法：深吸气时收缩并提肛门，呼气时将肛门缓慢放松，一收一放为 1 次，每日晨起及睡前各做 1 遍，每遍做 20 ～ 30 次。

第八节　丹毒

一、概述

丹毒是指患部皮肤突然鲜红成片、色如丹涂的急性感染性疾病。其临床特点是病起突然，恶寒发热，局部皮肤忽然变赤，色如丹涂脂染，焮热肿胀，边界清楚，迅速扩大，数日内可逐渐痊愈，但容易复发。

NOTE

本病发无定处，以下肢和面部多见，根据其发病部位的不同又有不同的病名，如生于躯干部者，称内发丹毒；发于头面部者，称抱头火丹；发于小腿足部者，称流火；新生儿多生于臀部，称赤游丹毒。

发病急骤，初起先有恶寒发热，头痛骨楚，胃纳不香，便秘溲赤等全身症状，随即局部皮肤见小片红斑，迅速蔓延成大片鲜红，稍高出皮肤表面，边界清楚，压之皮肤红色减退，放手即恢复，表面紧张光亮，摸之灼手，肿胀触痛明显。一般预后良好，经5～6天后消退，皮色由鲜红转暗红或棕黄色，最后脱屑而愈。病情严重的在红肿处可见瘀点、紫斑或大小不等的水疱；偶有化脓或皮肤坏死的情况。《诸病源候论·丹毒病诸侯》曰："丹者，人身忽然焮赤，如涂丹之状，故谓之丹。或发手足，或发腹上，如手掌大，皆风热恶毒所为。重者，亦有疽之类，不急治，则痛不可堪，久乃坏烂。"

凡急性网状淋巴管炎表现丹毒体征者属于本病症的讨论范围，可参考本节辨证施护。

二、病因病机

本病以血热火毒为患。素体血分有热，或在肌肤破损处（鼻腔黏膜、耳道皮肤或头皮等破伤，脚癣糜烂，毒虫咬伤，臁疮等）有湿热火毒之邪乘隙侵入，郁阻肌肤。凡发于头面部者，多夹风热；发于胸腹腰胯部者，多夹肝脾郁火；发于下肢者，多夹湿热；发于新生儿者，多由胎热火毒所致。病因病机见图2-8。

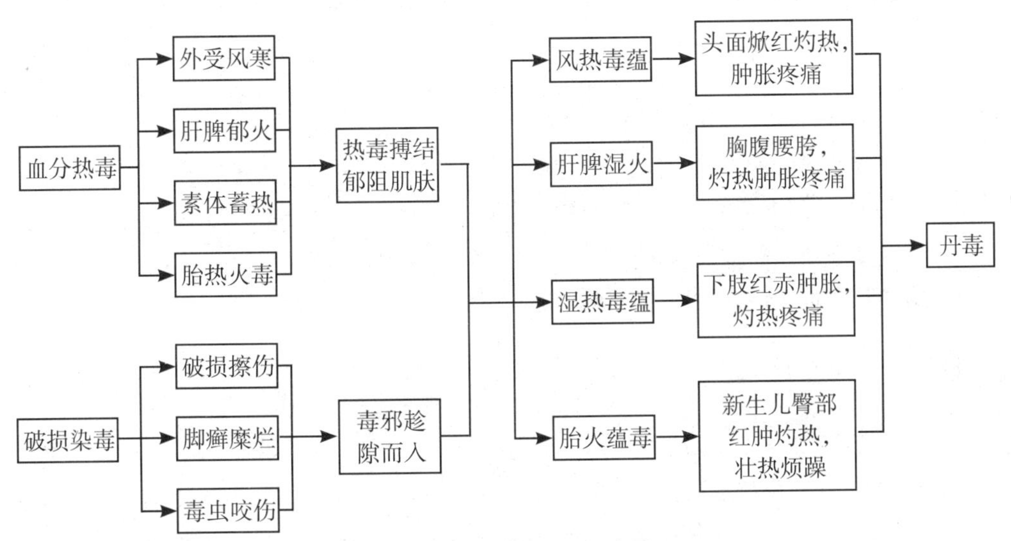

图2-8 丹毒病因病机示意图

三、常见证型

1. 风热毒蕴

【临床症状】发于头面部，皮肤焮红灼热，肿胀疼痛，甚则发生水疱，眼胞肿胀难睁；伴恶寒，发热，头痛。舌质红，苔薄黄，脉浮数。

【辨证分析】风热化火上行，搏结于头面，正邪交争，则恶寒发热；风火相煽，热邪蕴结，郁阻皮肤，则皮肤焮红灼热，甚至发生水疱；经络阻塞，气血不畅，故皮肤肿胀疼痛，甚则眼胞肿胀难睁，或伴头痛；舌红、苔薄黄、脉浮数乃风热火炽之征。

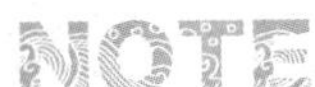

【施护法则】疏风清热解毒。

【代表方】普济消毒饮。

2. 肝脾湿火

【临床症状】发于胸腹腰胯部，皮肤红肿蔓延，摸之灼手，肿胀疼痛；伴口干且苦。舌红，苔黄腻，脉弦滑数。

【辨证分析】肝气郁滞，郁而化火，影响及脾，脾气不运，痰湿内生，湿与火相互勾结，氤氲于肌肉皮肤之间，表现出局部皮肤红肿蔓延，摸之灼手，肿胀疼痛；舌红，苔黄腻，脉弦滑数，乃肝脾湿火之征。

【施护法则】清肝泻火利湿。

【代表方】柴胡清肝汤、龙胆泻肝汤或化斑解毒汤。

3. 湿热毒蕴

【临床症状】发于下肢，局部红赤肿胀、灼热疼痛，或见水疱、紫斑，甚至结毒化脓或皮肤坏死，或反复发作，可形成大脚风，伴发热，胃纳不香；舌红，苔黄腻，脉滑数。

【辨证分析】湿热下注，蕴蒸肌肤，经络堵塞，故见局部红肿热痛；热毒蕴于局部则水疱、紫斑或化脓、坏死；湿邪中阻，故见胃纳不香；舌红，苔黄腻，脉滑数乃湿热毒蕴之征。

【施护法则】利湿清热解毒。

【代表方】五神汤合萆薢渗湿汤。

4. 胎火蕴毒

【临床症状】发于新生儿，多见于臀部，局部红肿灼热，可呈游走性，并有壮热烦躁，甚则神昏谵语、恶心呕吐。

【辨证分析】新生儿胎火蕴毒，结于臀部，故局部红肿灼热，火毒入于心包，心神受扰，故可伴壮热烦躁、甚则神昏谵语；邪热侵犯脾胃，胃失和降，故恶心呕吐。

【施护法则】凉血清热解毒。

【代表方】犀角地黄汤合黄连解毒汤。

四、施护

（一）辨证施护

1. 病情观察　观察局部皮肤情况，如色泽、水肿程度、疼痛部位、性质和程度等，观察全身情况，如神志、生命体征、舌脉象、面色及有无恶寒、肢冷、发热、头痛、口渴和汗出等，并做好记录。观察变证，若红肿斑块由颜面或四肢趋向胸腹蔓延时多为逆证；若出现全身壮热烦躁、神昏谵语、恶心呕吐等邪毒内攻之象，应立即报告医师，并积极配合抢救。

2. 生活起居　急性期卧床休息，病情稳定可适当活动。安置患者适宜体位，避免患处皮肤受压、摩擦而增加疼痛。保持皮肤清洁干燥，衣裤要宽松，勤换衣，多洗澡，擦洗动作要轻柔，水温适宜。

（1）风热毒蕴者切忌吹风和日晒，患者头部应适当抬高。波及眼眶周围者，外涂药时，应妥为包扎、固定，并做好眼部护理。发于唇颊部者，应少讲话，勿食生硬食物，少咀嚼，避免刺激，做好口腔护理。

（2）湿热毒蕴者急性期应卧床休息，流火患者抬高患肢 30°～ 40°。避免劳累及长久站立。

（3）胎火蕴毒者注意保护患儿皮肤，修剪指甲，避免挠抓。

3. 饮食护理　宜多饮水及清凉饮料，如绿豆汤、芦根汤代茶饮或金银花、麦冬、玄参泡水频饮，多食新鲜蔬菜、水果，忌食辛辣油腻及海腥发物。

4. 用药护理　口服中药汤剂宜凉服，服药后观察局部红肿消退情况、退热效果及反应。敷药时注意范围稍大于病变面积，敷药厚薄均匀，如局部出现红疹、瘙痒，为过敏现象，应暂停药物外敷。

5. 情志护理　湿热毒蕴者反复发作，病程较长，要多与患者沟通，树立战胜疾病的勇气。

6. 适宜技术　可采用中药离子导入、耳穴压籽、微波治疗等方法缓解局部疼痛。下肢丹毒可取病变部位及患侧委中穴，三棱针刺络拔罐，每日1次，令出恶血，任其自流，待血止后，敷玉露散，常能减少复发，但禁用于抱头火丹（发生于头面）；赤游丹（发生于新生儿或小儿的丹毒）或伴血液病患者，也可用泻法针刺双侧曲池、足三里、血海、阴陵泉，同时病变部位散刺，每日1次；下肢复发性丹毒形成大脚风的可选用紫苏100g、葱白100g、鲜凤仙花带茎叶100g，煎汤熏洗；皮肤坏死者，若有积脓，需切开排脓。

7. 外治护理　流火结毒成脓者，可在坏死部位做小切口引流，掺九一丹，外敷红油膏。

（二）主要症状护理

本病常见症状有焮热肿胀、疼痛、高热等，本节主要介绍皮肤焮热肿胀的护理。措施如下：

1. 认真做好解释工作，减少局部刺激，防止继发感染。

2. 加强个人卫生，保持皮肤清洁。指导患者穿棉质、宽松的内衣、内裤，洗澡水温不宜过高，避免使用碱性的香皂及沐浴液。

3. 避免油腻、辛辣刺激及海腥发物。可适当食用清热解毒利湿的食疗方，如绿豆、金银花、芦根水等。

4. 可采用中药离子导入、中药熏洗湿敷、微波治疗等方法缓解局部肿胀。

（三）健康教育

1. 卧床休息，多饮水，床边隔离。

2. 加强锻炼，注意个人卫生，调畅情绪，饮食宜清淡易消化，少食荤腥及辛辣、刺激之品，保持大便通畅。劳逸结合，腿游风反复发作者，不宜从事长期站立的工作。

3. 取适宜体位，避免患处皮肤受压、摩擦而增加疼痛，积极治疗原发病灶及皮肤黏膜的破损，防止复发。禁止手指挖鼻孔，保持口腔卫生，防止再次诱发颜面部丹毒；彻底治疗足癣，防止皮肤黏膜的损伤，并注意个人的卫生，防止下肢丹毒的发生。

4. 症状改善、局部红肿消退后，不宜过早停药，应继续按医嘱用药，巩固治疗，防止复发。

第九节　蛇串疮

一、概述

蛇串疮是一种皮肤上出现成簇水疱，呈带状分布，痛如火燎的急性疱疹性皮肤病。因皮损状如蛇形，故名蛇串疮；因每多缠腰而发，故又称缠腰火丹。其临床特点是皮肤上出现红斑、水疱或丘疱疹，累累如串珠，排列成带状，沿一侧周围神经分布区出现，局部刺痛或伴臖核肿大。多见于成年人，老年人病情尤重，好发于春秋季节。

西医的带状疱疹可参考本节辨证施护。

二、病因病机

本病病位在皮肤，与肝、脾有关。多由情志内伤、饮食不节等导致。由于情志内伤，肝气郁结，久而化火，肝经火毒蕴积，夹风邪上窜头面而发；或夹湿邪下注，发于阴部及下肢；火毒炽盛者多发于躯干。年老体弱者常因血虚肝旺，湿热毒蕴，导致气血凝滞，经络阻塞不能，以致疼痛剧烈，病程迁延。总之，本病初期以湿热火毒为主，后期是正虚血瘀兼夹湿邪为患。病因病机见图 2–9。

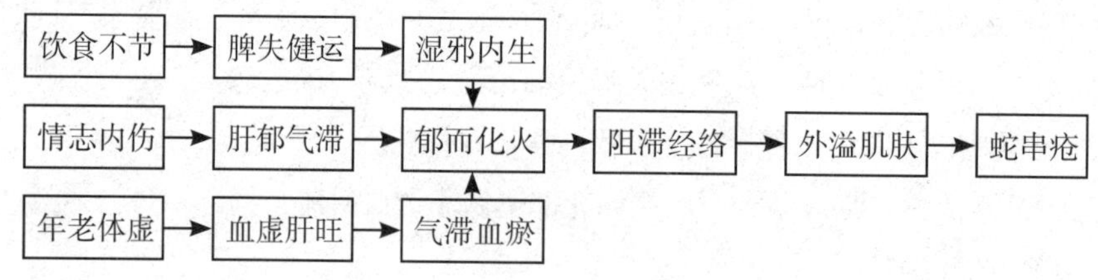

图 2–9　蛇串疮病因病机示意图

三、常见证型

1. 肝经郁热

【临床症状】皮损鲜红，疱壁紧张，灼热刺痛，伴口苦咽干，心烦易怒，大便干，小便黄。舌质红，苔薄黄或黄厚，脉弦滑数。

【辨证分析】肝气郁结，气郁化火，外溢肌肤，故皮损鲜红，疱壁紧张；气滞湿热郁阻，则灼热刺痛；肝为刚脏，肝经郁热，肝胆火盛则心烦易怒，口苦咽干；大便干、小便黄、舌质红、苔黄、脉弦滑数均为热盛之象。

【施护法则】清泄肝火，解毒止痛。

【代表方】龙胆泻肝汤。

2. 脾虚湿蕴

【临床症状】皮损色淡，疼痛略轻，疱壁松弛；口不渴，食少腹胀，大便时溏；舌淡或正常，苔白或白腻，脉沉缓或滑。

【辨证分析】饮食不节，脾虚湿蕴，湿阻气机，蕴滞肌肤，故见皮肤起丘疱疹或水疱；湿盛于热则口不渴，皮疹色较淡，疼痛略轻，疱壁松弛；脾失健运则食少腹胀、便溏；舌质淡、苔白或白腻、脉沉缓或滑均为湿盛之象。

【施护法则】健脾利湿，解毒止痛。

【代表方】除湿胃苓汤。

3. 气滞血瘀

【临床症状】皮疹减轻或消退后局部疼痛不止，放射到附近部位，痛不可忍，坐卧不安，重者可持续数月或更长时间。舌暗，苔白，脉弦细。

【辨证分析】湿热毒邪虽退，但气血凝滞未解，不通则痛，故皮疹消退疼痛不止；舌质暗、

NOTE

苔白、脉弦细均为血虚气滞血瘀之象。

【施护法则】理气活血，通络止痛。

【代表方】桃红四物汤。

四、施护

（一）辨证施护

1. 病情观察 观察皮损的部位、疱疹大小、疱壁紧张度、有无继发感染、疼痛的程度等。观察全身症状，包括体温、脉象、舌苔、饮食、二便、睡眠等。观察继发症状，如中枢神经系统受累时，可致病毒性脑炎，出现头痛、呕吐、惊厥或运动感觉障碍。三叉神经眼支受累时可致病毒性角膜炎，疼痛剧烈，重症可发生全眼炎导致失明。面听神经受损时，可出现味觉障碍，泪腺及唾液分泌腺减少，甚至面瘫；星状神经节受损时可引起面瘫、耳痛及外耳道疱疹三联征。

2. 生活起居 嘱患者注意休息，保证睡眠充足，避免疲劳过度而致机体抵抗力下降，加重病情。有条件可住单间病床，不要安排与免疫力低下的患者同住。为防止水疱压破，可取健侧卧位。床单被褥和内衣要柔软清洁干燥，防摩擦而使疼痛加剧。重症者宜卧床休息，多饮水，保持大便通畅，以利毒邪的排出。

3. 饮食护理 多吃新鲜的水果和蔬菜，可选择绿豆汤、金银花露、小麦汤等，忌食辛辣刺激、油腻之品及海腥发物。肝经郁热证者宜进清热解毒之品，如菠萝、苦瓜、西瓜和黄瓜等。脾虚湿蕴者宜进健脾利湿之品，如冬瓜、扁豆、绿豆和薏苡仁等。年老体弱，气滞血瘀者宜食清解余毒，行气通络之品，如丝瓜汤、陈皮、洋白菜和茴香等。

4. 用药护理 若食欲减退、恶心、呕吐、腹痛、便溏者，应报告医生。疼痛剧烈时，可以遵医嘱给予止痛药。龙胆泻肝汤为苦寒之剂，易伤脾胃，肝经郁热证者在服用中药汤剂时宜偏温服，不宜久服，以免耗伤正气；脾虚湿蕴者服用汤剂宜温服，向患者讲解该药有利尿作用，见尿多勿紧张。

5. 情志护理 本病多因情志不遂，肝胆火旺，加上疼痛明显，疗效较慢，易出现焦虑、烦躁、易怒、失眠等，应耐心细致地向患者及家属讲解疾病的有关知识，使之对神经痛有正确地认识，了解疾病的转归和发展过程，消除顾虑，配合治疗。

6. 适宜技术 水疱不破，可用三棱针或消毒针头挑破，使疱液流出，以减轻疼痛。若疼痛剧烈，可针刺内关、阳陵泉、足三里等穴，局部取阿是穴，理气止痛。或用火针法，对疱疹进行快速点刺，再用棉签清理疱液，针刺不宜过深，过皮即起，5～7日1次。

7. 外治护理 疱疹初起用玉露膏外敷；或外搽双柏散、三黄洗剂、清凉乳剂（麻油加饱和石灰水清液充分搅拌成乳状）或鲜马齿苋、玉簪叶捣烂外敷。水疱破后，用四黄膏或青黛膏外涂；有脓腐者，用九一丹换药；如疱疹累及眼睑部，可用碘苷眼药水或金霉素眼药膏。

（二）主要症状护理

本病的常见症状主要是皮损，护理措施如下：

1. 病室空气流通，热盛型室温偏凉，湿盛型宜偏干燥。

2. 注意皮损的部位，疱疹大小、疱壁紧张度，有无继发感染，疼痛的程度以及体温、脉搏、舌象、脉象等全身情况，有特殊变化应报告医生，配合处理。

3. 劝告患者积极配合治疗，尽量避免用手抓搔，以免继发感染，加重病情。疼痛剧烈时，遵照医嘱给予镇静镇痛药。遵照医嘱给予物理治疗，如局部冰敷、激光、红外线照射等。予耳针刺肝区治疗。

4. 当疱疹发于头部时，应剪去局部头发，保持创面清洁，预防感染。累及眼部时，应协助患者点眼药，保持眼睛的清洁卫生。避免强光刺激，鼓励患者多做眨眼动作，防止粘连。在换药时，要严格执行操作规程。

（1）红斑皮损：可外涂炉甘石洗剂、雄黄洗剂、达维邦软膏。

（2）水疱、脓疱、血疱皮损：可行疱病清疮贴敷术，辅助半导体激光或红外线照射治疗。

（3）结痂皮损：厚痂用软膏制剂，如黄连膏，至次日用甘草油将药膏清除干净；若不能清除，则需要重复使用中药膏外涂至厚痂皮软化后清除；痂皮较薄可用乳霜制剂，让其自然脱落。

5. 注意皮肤护理，特别是水疱严重者，防止水疱压破，可取健侧卧位。忌用热水烫洗患处，及时消毒换药，防止继发感染。忌用刺激性强的软膏涂敷，以防皮损范围扩大或加重病情。床单被褥要保持清洁。衣服要宽大、柔软，以免摩擦引起疼痛。糜烂渗出时给予湿敷，严格无菌操作。

（三）健康教育

1. 平素要慎起居，避风寒，注意个人卫生。

2. 患病期需保持良好的情绪，调节饮食，禁烟酒，保持大便通畅。

3. 恢复期注意保持充足睡眠，增加机体的抗病能力，适时参加体育锻炼。

第十节　腰腿痛

一、概述

腰腿痛是指腰部感受外邪，或肾虚、外伤引起的气血运行失调、脉络绌急、腰腿失养所致的以腰腿疼痛、麻木为主要症状的一类病证。轻者经休息后疼痛可缓解，再遇外伤或感受寒湿则可复发或加重；重者疼痛由腰部向大腿后侧、小腿后外侧及脚外侧放射，转动、咳嗽、喷嚏时加剧，腰肌痉挛，甚至出现侧弯。多见于青壮年及中老年人。本病可反复发作，严重者可出现间歇性跛行。

《素问·脉要精微论》说："腰者，肾之府，转摇不能，肾将惫矣。"《素问·宣明五气》谓："肾者……其充在骨。"指出腰椎、脊椎乃至整体骨骼的支撑，运动强度和耐久力的维持，主要决定于肾。《素问·灵兰秘典论》称肾为"作强之官"。《外科证治全书》中说："诸痛皆由气血瘀滞不通所致。"

西医学中的腰椎间盘突出症、腰肌劳损等表现为腰腿痛者，可参照本节辨证施护。

二、病因病机

腰腿痛病因为外感、外伤和内伤，基本病机为筋络痹阻，腰府失养；暴力外伤，致使气血运行不畅，瘀血滞留不通，不通则痛；六淫之邪侵袭，从皮毛传至经络，引起经络气血凝滞。病因病机见图 2–10。

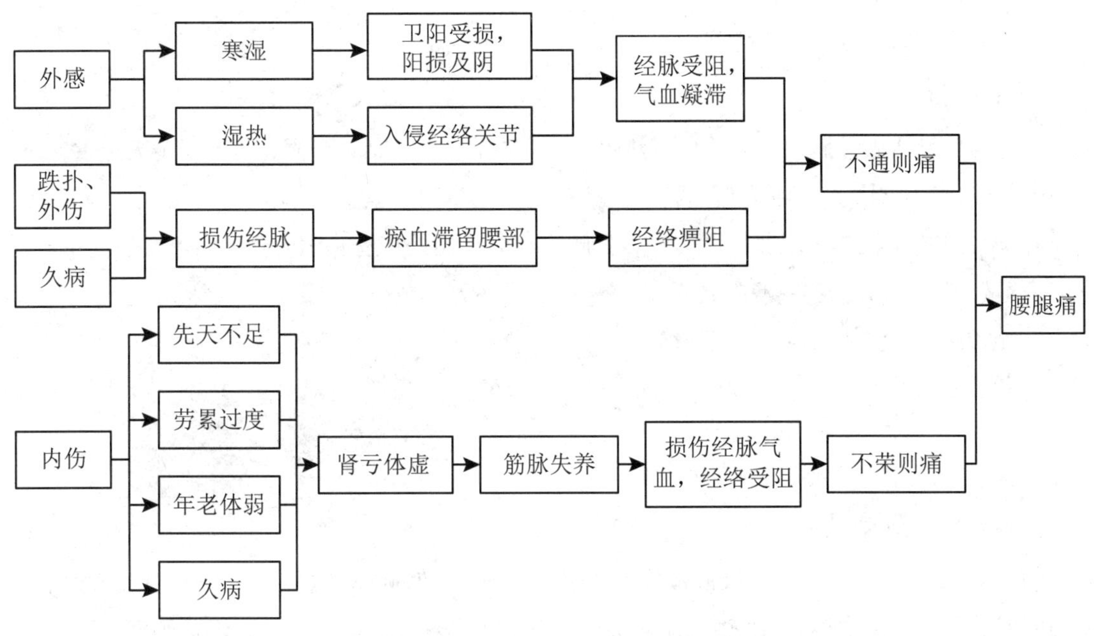

图 2–10　腰腿痛病因病机示意图

三、常见证型

1. 肾亏体虚

【临床症状】腰部酸痛乏力，喜按喜揉，足膝无力，遇劳更甚，卧则减轻。偏阳虚者面色苍白，手足不温，少气懒言，舌淡，脉沉细；偏阴虚者，心烦失眠，咽干口渴，面色潮红。舌红，少苔，脉弦细数。

【辨证分析】肾之精气亏虚，腰府失其濡养、温煦，则见腰部酸痛乏力，喜按喜揉，遇劳更甚，卧则减轻；肾阳不足，不能温煦经络，则见面色苍白，手足不温，少气懒言，舌淡，脉沉细；肾阴不足，不能濡养腰脊，阴虚生内热，则见心烦失眠，咽干口渴，面色潮红，舌红，少苔，脉弦细数。

【施护法则】健腰壮肾。

【代表方】金匮肾气丸或六味地黄丸。

2. 瘀血阻滞

【临床症状】腰痛如刺，痛有定处，拒按，轻则俯仰不利，重则卧床不起，转侧困难。舌紫暗，脉弦。

【辨证分析】瘀血阻滞，经络痹阻，不通则痛，则见腰痛如刺，痛有定处，拒按，轻则俯仰不利，重则卧床不起，转侧困难。舌紫暗，脉弦，均为瘀血阻滞之象。

【施护法则】活血化瘀。

【代表方】血府逐瘀胶囊。

3. 寒湿痹阻

【临床症状】腰部冷痛重着，转侧不利，静卧不减，阴雨天加重。舌苔白腻，脉沉。

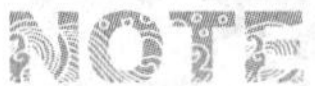

【辨证分析】寒湿闭阻，气血阻滞，经脉不利，则见腰部冷痛重着，转侧不利，静卧不减，阴雨天加重；舌苔白腻，脉沉，为寒湿痹阻之象。

【施护法则】温阳散寒除湿。

【代表方】大活络丸。

4. 湿热痹阻

【临床症状】腰筋腿痛，痛处伴有热感，或见肢节红肿，活动受限，暑湿阴雨天加重，身体困重，口渴不欲饮，小便短赤。舌苔黄腻，脉濡数。

【辨证分析】湿热壅阻，经脉不畅，见腰筋腿痛，痛处伴有热感，身体困重，小便短赤；舌苔黄腻，脉濡数，为湿热痹阻之象。

【施护法则】清热利湿，疏经通络。

【代表方】四妙丸。

四、施护

（一）辨证施护

1. 病情观察 观察腰腿痛及肢体麻木的部位、程度、时间及其规律等，观察有无放射痛、肢体活动受限及伴随症状。因感受外邪所致者，起病多较急，腰痛明显，伴有外感症状，其证属表属实，治疗以祛邪通络为主。由肾虚内伤所致者，起病较慢，腰部酸痛，活动后可加重，多反复发作，伴有脏腑虚损的症状，其证属里属虚，治疗以补肾壮腰为主，兼以调养气血。虚实兼见者，宜辨主次轻重，标本兼顾。外伤所致者，起病急，疼痛部位固定，瘀血症状明显，其证属实，治宜活血化瘀，通络止痛。观察局部保暖效果，感受风、寒、湿邪后病情是否加重。

2. 生活起居 注意腰部保暖，避免风、寒、湿邪的刺激，尤其在阴雨季节或身处潮湿环境中更应注意。宜卧硬板床，取仰卧位。活动或劳动时，应做好保护措施，不可过度负重、劳累，以免疾病复发。

3. 饮食护理 肾亏体虚者，多吃补肝肾、强筋骨和温肾补气之药膳，如煲猪蹄、猪肾、大枣、花生、枸杞子、龙眼肉、红豆、黑豆、银耳、甲鱼等；瘀血阻滞者选用活血化瘀、消肿止痛的食物，如桃子、香蕉、萝卜、茄子等；寒湿痹阻者宜食用温经散寒、祛湿通络之品，如当归红枣煲羊肉、小米、西红柿、排骨和瘦肉等，并配以薏苡仁、扁豆、赤小豆，忌食寒凉之品，如苦瓜、绿豆等；湿热痹阻者可选用清热利湿通络之品，如丝瓜、冬瓜、赤小豆和玉米须等。

4. 情志护理 急性腰痛者需卧床休息静养，应多关心患者，给予生活上的帮助和精神鼓励，消除顾虑。疼痛时出现情绪烦躁，可使用安神静志法，患者闭目静心全身放松，平静呼吸，以达到周身气血流通舒畅。也可用移情疗法，转移或改变患者的情绪和意志，舒畅气机、怡养心神，有益患者的身心健康。

5. 用药护理 用药期间忌生冷、寒凉食物。肾亏体虚、气滞血瘀、寒湿痹阻型中药汤剂宜温热服，同时避风寒，以免加重病情。湿热痹阻型中药汤剂宜凉服。 寒湿痹阻者可适当服用药酒，或局部贴敷膏药，如田七镇痛膏，以活血化瘀，祛风除湿，温经通络。疼痛者局部可涂玉龙油，以祛风祛寒，止痛消瘀。外敷药物时，应注意局部皮肤情况，如出现过敏现象应及时

NOTE

停用并对症处理。

6. 适宜技术　可佩戴各种腰围或用宽腰带，给予支持保护措施。急性腰腿痛者，可按揉命门、肾俞穴，或揉臀、捶腿等。慢性腰腿痛者，可用中药熏洗、艾灸、针灸、按摩及各种封闭疗法，或电疗、热疗、磁疗、超声波等各种理疗，以舒筋活血行气。

（二）主要症状护理

本病的常见症状主要是腰腿疼痛、肢体麻木、活动受限等，本节主要介绍腰腿疼痛的护理。

1. 减轻疼痛。急性期，患者绝对卧硬板床休息，保持脊柱平直，2～3周后若病情允许，可下床活动。恢复期，下床活动时佩腰托加以保护和支撑，注意起床姿势，宜先行翻身侧卧，再用手臂支撑用力后缓缓起床，忌腰部用力，避免体位突然改变。做好骨盆牵引患者的护理，保持有效牵引。根据医嘱给患者应用镇痛药或非甾体类消炎止痛药。

2. 骨质疏松症是腰腿痛发病的病理基础，应多食含钙丰富的牛奶、豆腐、虾皮等食物。

3. 急性期或初期宜用活血舒筋药物。慢性期或病程久者，体质多虚，宜用补养肝肾、通痹活络药物；兼有风寒湿者，宜用温经通络的药物。

4. 选择适宜的技术，如艾灸、针灸、拔火罐、中药贴敷、中药熏洗等。

5. 患者疼痛减轻后，应积极进行腰背肌的功能训练。锻炼要循序渐进，持之以恒，以腰部无不适、全身无疲劳为度。主要锻炼方法有卧位直腿抬高、交叉蹬腿及五点支撑、飞燕式的腰背肌功能训练，根据患者具体情况进行指导。

（三）健康教育

1. 保持良好的生活习惯，防止腰腿受凉，防止过度劳累。工作中注意劳逸结合，姿势正确，不宜久坐久站，剧烈运动前先做准备活动。卧床休息宜选用硬板床，保持脊柱生理弯曲。平时应加强腰背肌锻炼，加强腰椎稳定性，避寒保暖。

2. 站或坐姿要正确。脊柱不正，会造成椎间盘受力不均匀，是造成椎间盘突出的隐伏根源。正确的姿势应该"站如松，坐如钟"，胸部挺起，腰部平直。同一姿势不应保持太久，适当进行原地活动或腰背部活动，以解除腰背肌肉疲劳。

3. 锻炼时压腿弯腰的幅度不宜太大，否则不但达不到预期目的，还会造成椎间盘突出。提重物时不要弯腰，应该先蹲下，将重物从地上抬起时用腿部肌肉的力量站起，尽量做到不弯腰。

4. 超重或肥胖者在必要时应控制饮食量和减轻体重。

5. 正确佩戴腰托、穿平跟鞋，以对身体提供更好的支持。

6. 指导患者正确咳嗽、打喷嚏的方法、注意保护腰部，避免诱发和加重疼痛。

7. 腰椎间盘突出症病程长、恢复慢，鼓励患者应保持愉快的心情，用积极乐观的人生态度对待疾病。

NOTE

第十一节　肛裂

一、概述

肛裂是指多种原因导致肛管的皮肤全层裂开，并形成溃疡的炎症性病证。其特点是肛门周期性疼痛，出血，便秘。《外科大成·下部候》曰："钩肠痔，肛门内外有痔，摺缝破烂，便如羊粪，粪后出血，秽臭，大痛者，服养生丹，外用熏洗，每夜塞龙麝丸于谷道内，一月收功。"《医宗金鉴》曰："肛门围绕，折纹破裂，便结者，火燥也。"

本病多见于 20 ～ 40 岁的青壮年，好发于肛门齿状线以下截石位 6、12 点处，男性多发于 6 点处，女性多发于 12 点处。根据不同病程，可将肛裂分为两类：新鲜肛裂：发病时期较短，创面底浅色鲜红，边缘整齐，呈梭形柔软且有弹性。陈旧性肛裂：病程长，反复发作加重，溃疡色淡白，底深，边缘呈"缸口"增厚，底部形成平整较硬的灰白组织（栉膜带）。

二、病因病机

本病病因主要是各种因素导致大便秘结，排便努责，致使肛门皮肤裂伤，湿热毒邪趁此入侵皮肤筋络，局部气血阻滞，破溃处缺乏气血滋养，经久不敛而发病。另外，炎症刺激及肛门瘙痒、肛漏、痔疮等都可导致肛裂，妇女产后肛管或会阴的损伤及其他外伤也会引起肛裂。病因病机见图 2-11。

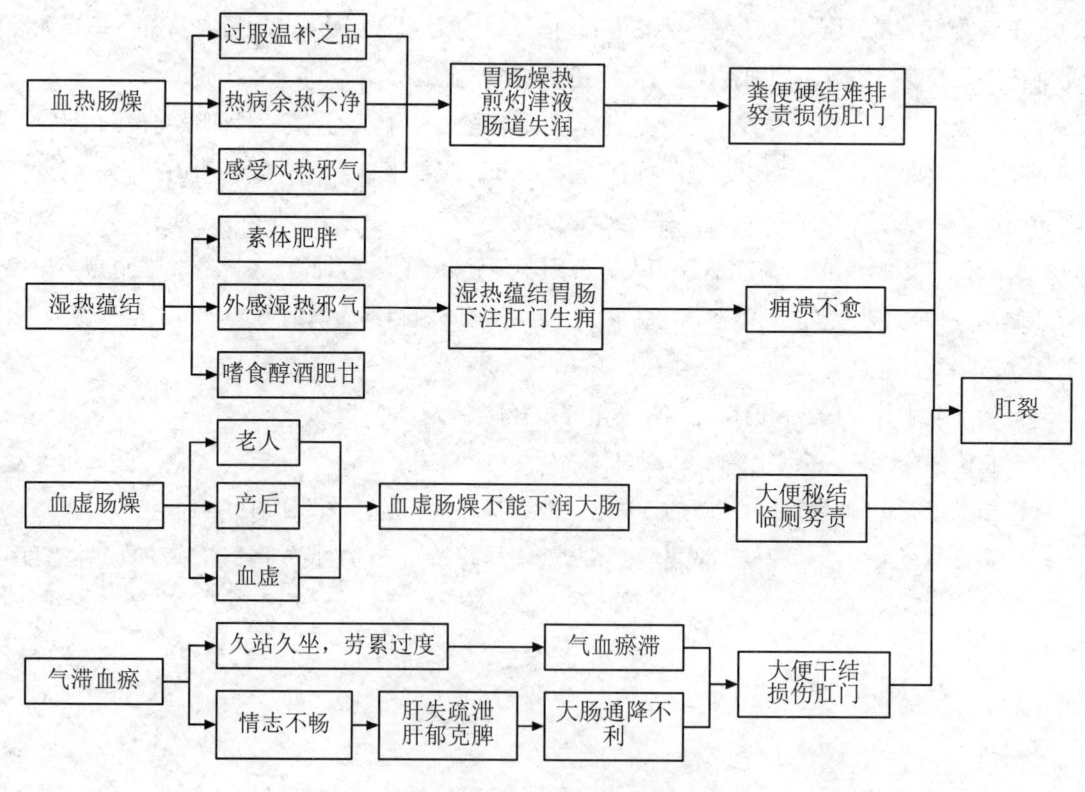

图 2-11　肛裂病因病机示意图

三、常见证型

1. 血热肠燥

【临床症状】大便二三日一行，质干硬，便时肛门疼痛，伴随便血或手指染血，裂口色红，腹部胀满，溲黄。舌偏红，苔黄燥，脉弦数。

【辨证分析】燥热结于肠道，耗伤津液，水不行舟，则大便干结，二三日一行，腹部胀满；大便干结，排便努责，致使肛门裂伤则疼痛难忍；热盛迫血妄行，则见便时滴血；溲黄，舌偏红，苔黄燥，脉弦数，均为体内有热之象。

【施护法则】泻热通便，滋阴凉血。

【代表方】凉血地黄汤。

2. 湿热蕴结

【临床症状】大便秘结或不爽，便后肛门呈周期性疼痛，时带鲜血，肛门坠胀，裂口溃疡呈梭形，伴有潜行瘘道，时流黄水。舌苔黄腻，脉数。

【辨证分析】湿邪重着，常先伤于下，湿热蕴阻肛门，经络阻滞，则肛门疼痛，坠胀，时流黄水；热盛迫血妄行，则大便时带鲜血；苔黄腻，脉数，为湿热之象。

【施护法则】清热利湿通便。

【代表方】萆薢渗湿汤。

3. 血虚肠燥

【临床症状】大便干燥，肛门疼痛，痛而不甚，持续时间不长，便血量少；面色无华，唇甲苍白，头晕心悸。舌淡，苔白，脉细弱。

【辨证分析】血虚肠燥，无以润滑肠道，则大便干燥，便血量少；血虚不能濡养脏腑，则面色无华，唇甲苍白，头晕心悸；舌淡、苔白、脉细弱为血虚之象。

【施护法则】养血补血，润肠通便。

【代表方】润肠丸。

4. 阴虚津亏

【临床症状】大便干结，数日一行，便时疼痛点滴下血，裂口深红，口干咽燥，五心烦热，或失眠盗汗。舌红，苔少或无苔，脉细数。

【辨证分析】阴虚津亏，无以润滑肠道，则大便干结，数日一行，排便努责，便时疼痛点滴下血，裂口深红；阴虚津亏内热，则出现口干咽燥，五心烦热，或失眠盗汗；舌红，苔少或无苔，脉细数，为阴虚之象。

【施护法则】养阴清热，润肠通便。

【代表方】润肠汤。

5. 气滞血瘀

【临床症状】肛门刺痛明显，便时便后尤甚，肛门紧缩，裂口色紫暗，外有裂痔，便时有条状肿物脱出。舌紫暗，苔薄，脉弦或涩。

【辨证分析】气机郁滞，气停则血停，血液运行不畅，聚于下焦，出现肛门刺痛明显，便后尤甚；瘀血阻滞，失于濡养，故肛门紧缩，裂口色紫暗；舌暗红，苔薄，脉弦或涩，为气血运行受阻之象。

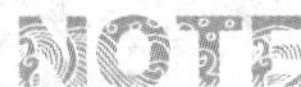

【施护法则】行气活血，润肠通便。

【代表方】六磨汤。

四、施护

（一）辨证施护

1. 病情观察 观察患者肛门疼痛性质、程度及持续时间；观察便血的量、性质、颜色及伴随症状；监测生命体征，及时记录。遵嘱给予止血药物，并观察用药后的反应。

2. 生活起居 保持大便通畅，排便后用软纸擦拭肛门，温水坐浴。气滞血瘀者，注意休息，勿久站久坐。

3. 饮食护理 血热肠燥者，可多食偏凉性食物，如西瓜、梨、海带、芹菜等；湿热蕴结者，宜多食西瓜汁、绿豆汤、冬瓜汤等清热祛湿；血虚肠燥者，饮食宜补血养阴，如黑芝麻、胡桃肉、松子仁等；气滞血瘀者，可空腹食用桃仁粥，每日2次，以活血通经、祛瘀止痛。

4. 情志护理 患者因疼痛而产生情绪不稳定、烦躁易怒、恐惧和焦虑，护理人员应耐心向患者做好解释工作，使其积极配合治疗和护理。

5. 用药护理 中药汤剂宜在早晨空腹或睡前1小时温服。每日应先熏蒸患处后坐浴，坐浴时温度38～41℃，每次10～15分钟，早、晚各1次，注意防止烫伤，孕妇及妇女经期不宜坐浴。

6. 适宜技术 敷药法适用于新鲜单纯性肛裂，可用消肿止痛、收敛止血、祛腐生肌作用的生肌玉红膏、马应龙痔疮膏、九华膏等外敷；或用含有表面麻醉剂的软膏如太宁软膏等，外涂肛裂局部，以缓解括约肌痉挛，减轻肛门局部疼痛。可用具有活血止痛、收敛消肿等中药熏洗或坐浴。便前坐浴可使肛门括约肌松弛，以减轻粪便对裂口的刺激；便后坐浴可洗净粪渣，保持局部清洁，改善局部血液循环，促进溃疡愈合。可用太宁栓、痔疮栓等中药纳肛法。针刺法取长强、百会、承山等穴，只针不灸，达到行气活血、清热利湿的功效。必要时，可采用扩肛法、肛门内括约肌侧切术、肛裂切除术、肛裂纵切横缝术等手术治疗。

（二）主要症状护理

本病常见症状有便血、疼痛和便秘等，本节主要介绍便血的护理。

1. 观察便血的色、质、量及伴随症状，以判断出血的部位及全身情况。

2. 及时做好肛门及周围皮肤的护理。

3. 可口服云南白药或外用马应龙痔疮膏。

4. 临厕时如出血如注，应立即扶起患者卧床，稳定其情绪，如患者出现脸色苍白、惊慌、出冷汗和血压下降等症状，立即报告医生，并配合抢救。

（三）健康教育

1. 预防并及早治疗便秘，多食含纤维素多的食物，少食辛辣刺激食物，养成晨起排便的习惯。

2. 保持肛门周围皮肤清洁，便后用温水坐浴，勤换内裤。

3. 可于临睡前自我按摩尾骨尖的长强穴，每次5分钟，可以疏通经络，改善肛门血液循环；亦可常做提肛运动，早晚各1遍，每遍做30次，有促进瘀血消散、锻炼肛门括约肌的作用。

NOTE

【思考题】

1. 湿热之邪可以导致哪些疾病？该如何护理？
2. 痈的临床证候特点有哪些？
3. 乳痈的临床表现有哪些？如何护理？

扫一扫，知答案

NOTE

扫一扫，看课件

第三章　妇科病证中医护理

【学习目标】

1. 识记：常见病的病名，常见证型的施护法则、方药。

2. 理解：常见病的病因、辨证分析。

3. 应用：临床病证的辨证并能运用护理措施开展辨证施护。

【案例导引】

案例：孙某，女，28岁，于2018年7月16日就诊。经前小腹疼痛2年，再发3天来诊。13岁月经初潮，周期28～30天，经量正常。患者2年前在月经第2天淋雨，次日月经干净。此后月经出现异常，每次月经前1周开始出现小腹疼痛、拒按，给予暖水袋热敷后可减轻疼痛。月经量较前减少，色暗有血块。本次就诊3天前出现小腹疼痛，昨日因进食冷饮后疼痛加剧，以冷痛为主。末次月经2018年6月20日。平素小腹怕凉，畏寒肢冷。舌淡，苔白，脉沉紧。

提问：该患者所患何病？是何证型？为减轻患者的临床症状，该如何护理？

中医妇科病证护理是在中医学理论指导下，阐述中医妇科常见病证的病因病机、证候分型、诊治规律等内容，并提出辨证施护的具体方法。中医妇科病证包括月经病、带下病、妊娠病、产后病及妇科杂病等五大类，并且中医治疗有优势有特色，本章重点阐述月经不调、带下病、妊娠恶阻等7种常见病证。

第一节　月经不调

一、概述

凡是月经的周期、经期、经量、经色、经质出现异常，或伴随月经周期出现明显改变的疾病，称为月经不调。常见的月经不调有月经先期、月经后期、月经先后无定期、月经过多、月经过少和经期延长等。本节主要介绍月经先期、月经后期和月经先后无定期。月经先期指因冲任不固，经行提前7天以上，甚至10余日一行，且连续2个周期以上的病证，多伴有月经过多或经期延长。月经后期指因冲任不充或不畅，经行错后7天以上，甚至3～5个月一行，连续2个周期以上的病证，多伴有月经过少。月经先后无定期指冲任失调，经行时间提前或推后

7 日以上，先后不定，连续 3 个周期以上的病证。

《金匮要略·妇人杂病脉证并治》将该疾病称“经候不调”,《诸病源候论》称“月水不调”,《备急千金要方》首次提出“月经不调”。《妇科撮要·经候不调》中指出该病的发病原因，包括七情、内伤、饮食和起居不适宜等。

西医学的排卵型功能失调性子宫出血、子宫肌瘤、子宫内膜炎、盆腔炎等子宫异常出血，均可参照本节辨证施护。

二、病因病机

月经不调的病因不外乎内因、外因和不内外因，其病位在冲任和胞宫，与肾、脾、肝三脏关系密切，其发病机制为脏腑、气血、冲任失调，胞宫藏泄失常，从而引起月经周期出现异常。虚者多因气、血、阴、阳亏虚致冲任不调所致；实者则因肝郁、寒凝、血热、痰湿、瘀血致冲任失调所致。

（一）月经先期

月经先期的病因主要是气虚和血热。气虚分为脾气虚和肾气虚；血热分为实热和虚热。主要病机是冲任不固。

此外，瘀血阻络，血不归经，也可导致冲任不固而致月经先期。月经先期既有单一病机，又可多脏同病或气血同病。病因病机见图 3–1。

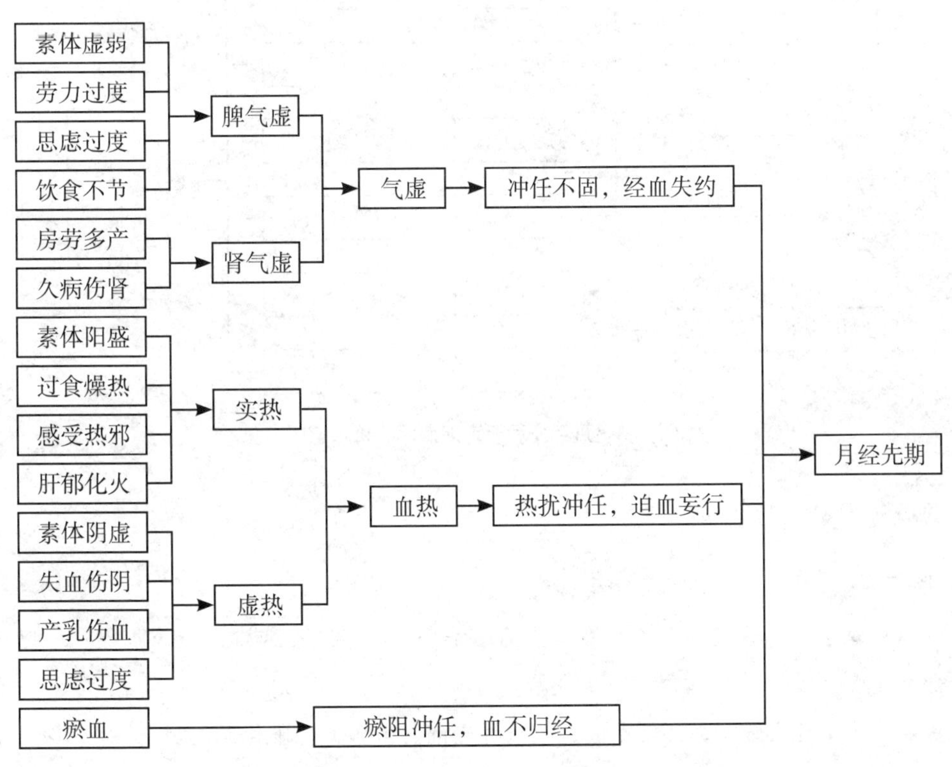

图 3–1　月经先期病因病机示意图

（二）月经后期

月经后期的病机有虚实之分，虚者多因肾虚、血虚和阳虚，导致精血不足，冲任不充，血海不能按时满溢；实者多因气滞、痰湿和寒凝等邪气阻滞，导致血行不畅，阻滞冲任，血海不能如期满溢，月经后期而至。病因病机见图 3–2。

NOTE

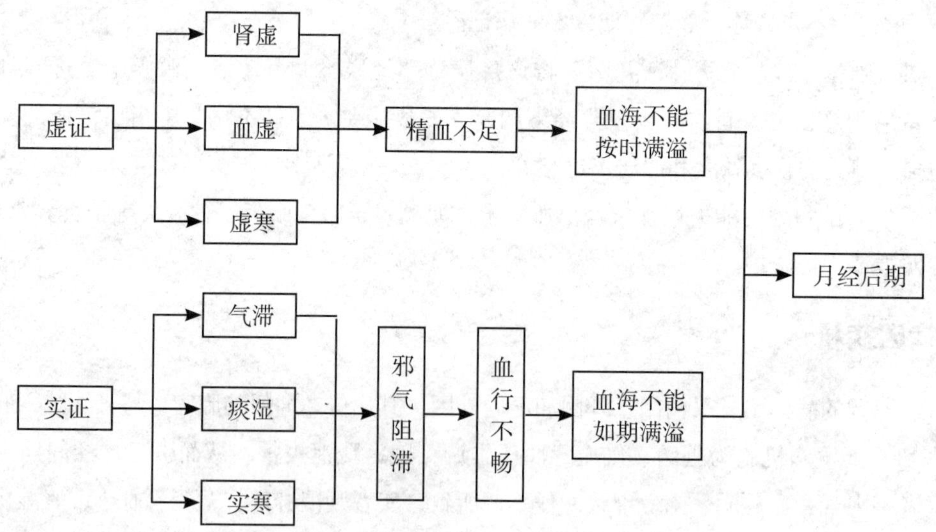

图 3-2　月经后期病因病机示意图

（三）月经先后无定期

月经先后无定期多因肾虚、脾虚、肝郁所致。发病机理是肝、脾、肾功能异常，冲任气血失调，血海蓄溢无常，致月经先后无定期。病因病机见图 3-3。

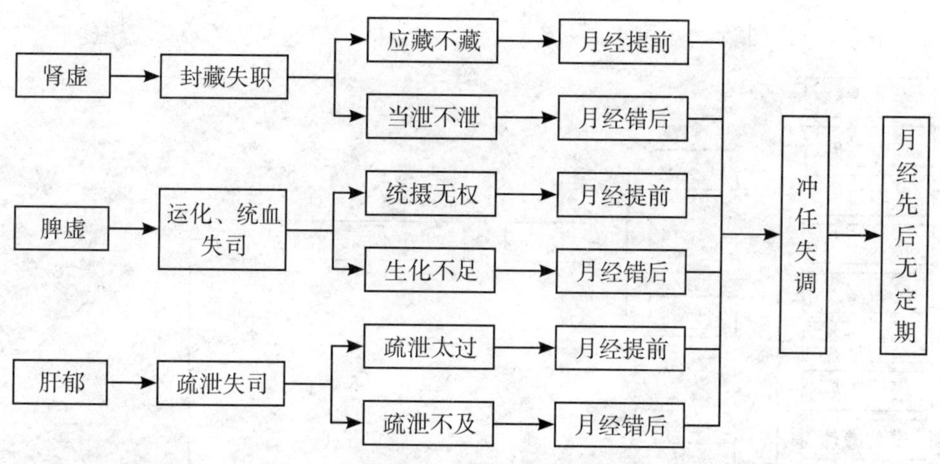

图 3-3　月经先后无定期病因病机示意图

三、常见证型

1. 脾气亏虚

【临床症状】月经或提前，或错后，或前后不一，经量或多或少，色淡质稀，小腹空坠；面色萎黄，神疲乏力，少气懒言，食少便溏。舌淡红，苔薄白，脉细弱。

【辨证分析】脾气虚弱，冲任不固，故月经提前、量多；脾虚化源不足，冲任不充，故月经后期、量少；气虚血失温煦，则经淡质稀；中气不足，故神疲乏力、少气懒言、小腹空坠；运化失职则纳少便溏。舌淡红、苔薄白、脉细弱均为脾气虚之征象。

【施护法则】健脾益气，固冲调经。

【代表方】补中益气汤。

2. 肾气亏虚

【临床症状】月经提前、错后或者前后不一，量或多或少，色淡暗，质清稀；头晕耳鸣，面色晦暗，腰膝酸软。舌淡暗，苔薄白，脉沉细。

【辨证分析】肾气不足，冲任不固，故月经提前、经量增多；若肾虚精血不足，冲任不充，血海不能按时满溢，故月经错后、量少、色淡暗、质清稀；肾虚封藏失职，冲任失调，血海蓄溢失常，故月经先后无定期；腰为肾之府，肾主骨，肾虚则外府失荣，筋骨不坚，故腰膝酸软；肾虚血海不充，清窍失养，故头晕目眩。舌淡暗、苔薄白、脉沉细均为肾气虚之征象。

【施护法则】补肾益气，养血调经。

【代表方】固阴煎。

3. 肝气郁结

【临床症状】月经或提前，或错后，或前后不一，经量或多或少，色暗红，有血块，胸胁、乳房、少腹胀痛；精神抑郁，善太息。舌淡红，苔薄白，脉弦。

【辨证分析】肝郁气结，疏泄失司，血海蓄溢失常，故月经周期先后不定、经量或多或少；气滞血停，瘀血阻滞，则经色暗红、有血块；肝脉循少腹、布胁肋、过乳房，肝郁气滞，经气不利，故胸胁、乳房和少腹胀痛；肝气郁结，气血津液疏泄失常，则精神抑郁、善太息。舌淡红、苔薄白、脉弦均为肝郁气滞之征象。

【施护法则】疏肝解郁，理气调经。

【代表方】逍遥散。

4. 阳盛血热

【临床症状】月经提前，量多，色深红或紫红，质稠；心烦，小便短赤，大便秘结。舌质红，苔黄，脉滑数。

【辨证分析】热扰冲任，迫血妄行，故月经提前、量多；血为热灼，故经色深红或紫红，质稠；热邪扰心，故心烦；热灼阴液，故小便短赤、大便秘结。舌质红、苔黄、脉滑数均为阳盛血热之征象。

【施护法则】清热降火，凉血调经。

【代表方】清经散。

5. 阴虚血热

【临床症状】月经提前，量少，色红质稠；两颧潮红，手足心热，口燥咽干。舌红，少苔，脉细数。

【辨证分析】阴虚内热，热扰冲任，迫血妄行，故月经提前；阴虚血少，冲任不足，故经量少；血为热灼，故月经色红、质稠；虚热上浮，则两颧潮红；阴虚内热，故手足心热、口燥咽干。舌红、少苔、脉细数为阴虚血热之征象。

【施护法则】养阴清热，凉血调经。

【代表方】两地汤。

6. 虚寒

【临床症状】经期错后，量少，色淡质稀，小腹隐痛，喜温喜按；畏寒肢冷，小便清长，大便稀溏。舌淡，苔白，脉沉迟弱。

【辨证分析】阳气不足，阴寒内盛，脏腑虚寒，气血生化不足，气虚血少，冲任不能按时

NOTE

通盛，故月经错后、量少、色淡质稀；胞中虚寒，胞脉失于温养，故小腹隐痛、喜温喜按；阳气不足，气血津液失于温煦，故畏寒肢冷、小便清长、大便稀溏。舌淡、苔白、脉沉迟弱均为虚寒之征象。

【施护法则】温经扶阳，养血调经。

【代表方】温经汤（《金匮要略》）。

7. 实寒

【临床症状】经期错后，量少，色紫暗有块，小腹冷痛拒按，得热痛减；畏寒肢冷，小便清长，大便稀溏。舌淡暗，苔白，脉沉紧或沉迟。

【辨证分析】寒邪客于冲任，血为寒凝，运行不畅，血海不能按时满溢，故月经错后、量少；寒凝血滞，瘀血内阻，故经色紫暗、有血块；寒邪客于胞中，胞脉失于温煦，且气血运行不畅，不通则痛，故小腹冷痛；寒为阴邪，阻遏阳气，阳气不能外达，故畏寒肢冷、小便清长、大便稀溏。舌淡暗、苔白、脉沉紧或沉迟均为实寒之征象。

【施护法则】温经散寒，活血调经。

【代表方】温经汤（《妇人大全良方》）。

四、施护

（一）辨证施护

1. 病情观察 观察月经的经期、量、色、质情况，观察神志、血压变化。若经血量多，应观察面色和甲床有无苍白、活动后有无心悸等表现。如有月经淋沥不止或者阴道不规则出血者，应及时排除妊娠及其他妇科疾病。月经量多者，应观察面色、口唇和爪甲是否苍白，活动后或平卧时有无心悸，及时发现和纠正贫血的情况。一旦出现面色苍白、汗出肢冷、血压下降、脉细数等情况，及时报告医生，并做好抢救准备。

2. 生活起居 经期避免冒雨涉水，避免过重体力劳动，严禁房事、游泳、盆浴、阴道用药及阴道检查。阴道分泌物较多者，应每日清洁外阴，保持局部清洁。血热者，病室温度宜偏凉，衣被不宜过厚。血寒者病室温度宜偏暖，适当增加衣被。脾肾气虚者，病室环境干爽，光线明亮，活动适度。

3. 饮食护理 脾气虚者，多食益气健脾之品，如山药、粳米、薏苡仁、小米、芡实等，食疗方可选莲子山药粥、红枣小米粥等；肾气虚者，多食益肾固冲之品，如核桃、黑豆、黑芝麻、桑椹、动物肾脏等，食疗方可选肉苁蓉羊肉粥、核桃芝麻糊等；肝气郁滞者，可多食疏肝理气之品，如萝卜、佛手、陈皮等，食疗方可选玫瑰金橘饮；实热者，多食清热滋阴凉血之品，如冬瓜、藕、茄子、梨、百合、麦冬等，实热者食疗方可选用芹菜金针汤，虚热者可食用桂圆肉杞子粥；血寒者，多食温经活血之品，如韭菜、羊肉、生姜、花椒、八角、桂圆等，食疗方可选当归生姜羊肉汤、肉桂山楂煎；痰湿阻滞者，多食化湿行滞之品，如陈皮、薏苡仁等，食疗方可选用薏米扁豆山楂粥；瘀血者，食疗方可选用益母草煮鸡蛋。

4. 用药护理 对于经期伴随头痛、感冒、乳房胀痛等症状者，多于经前1周开始服用药物治疗。如仅有月经周期、经期、经量、经色、经质等方面的异常，经期每日服药。

5. 情志护理 本病的发生与情志关系密切。多与患者交流，了解患者起居、饮食、情志等情况，向患者介绍疾病相关知识，减轻患者心理压力。患者平时要保持心情舒畅，避免七情过

NOTE

极，郁久化热而月经不调。

6. 适宜技术 血热者可按摩关元、血海；寒证可艾灸气海、三阴交；肾虚者可艾灸关元、肾俞；脾虚者可艾灸三阴交；肝郁者可针刺血海、归来等穴。亦可行耳穴压豆，选穴有内生殖器、内分泌、肾、肝、脾。用5%当归液或10%丹参液进行穴位注射，如脾俞、肾俞、三阴交、血海、肝俞、足三里和关元等。对于寒气内盛者，可采用足部熏洗法，药物有花椒15g、艾叶30g、杜仲20g、当归20g、川芎20g、干姜30g、菟丝子30g、肉桂10g、熟附子20g、青盐30g，煎水1500mL，睡前熏洗，每日一次。

（二）主要症状护理

本病的常见症状主要是月经周期紊乱、月经量异常、情志失和等，本节主要介绍情志失和的护理。护理措施如下：

1. 保持病室环境安静、整洁、通风，避免不良刺激。
2. 注意患者情绪变化，多关心、体贴患者，倾听患者的苦恼，缓解患者不良情绪，使气血畅行。
3. 引导患者正确对待疾病，告知情绪变化尤其是过度思虑和生气，可以加重疾病的发生，情绪平和、愉悦可以减轻病证。
4. 使用暗示疗法、音乐疗法、移情易性法等多种方法，减轻患者不良情绪。
5. 饮食清淡，忌食肥甘厚腻、煎炸烧烤之品，气滞者可多食佛手、香橼、陈皮、萝卜等理气之品，亦可玫瑰花泡茶饮。
6. 根据病情可选择内分泌、肝、心、交感等穴位行耳穴压豆治疗。

（三）健康教育

1. 月经期间应避免过度劳累和剧烈运动，如熬夜、跑步等。避免冒雨涉水、游泳、过食生冷等寒凉刺激。
2. 指导患者疾病相关保健知识，经期产后注意卫生，保持外阴清洁，经期禁止房事，以免经血倒流或者病邪入侵胞宫。选择合适的节育工具，减少人工流产，以免损伤胞宫。
3. 根据不同体质注意饮食调护。具体参照饮食护理内容。
4. 消除顾虑及烦忧，避免急躁易怒。

第二节 痛经

一、概述

因气滞或寒凝导致冲任瘀阻，或气血肝肾亏虚导致冲任失养，女性正值经期或经行前后出现周期性小腹疼痛或痛引腰骶，甚至剧痛晕厥者，称为痛经，又称经行腹痛。

有关痛经的记载，最早见于《金匮要略·妇人杂病脉证并治》："带下，经水不利，少腹满痛，经一月再见者。"《诸病源候论·妇人杂病诸侯》首立"月水来腹痛候"，记载有"妇人月水来腹痛者，由劳伤血气，以致体虚，受风冷之气，客于胞络，损伤冲任之脉……其经血虚，受风冷，故月水将下之际，血气动于风冷，风冷与血气相击，故令痛也"，为该病的病因病机奠定理论基础。《妇人大全良方·调经门》认为痛经有因于寒者、气郁者、血结者，并创立温经汤以治疗实寒有瘀之痛经。明代《景岳全书·妇人规》详细地讲解了痛经的常见病因，并且提出了根据疼痛性质、时间和程度分辨虚实的见解。此后，《医宗金鉴·妇科心法要诀》《傅青主女科》在前人的基础上，又补充了肾虚、肝郁、寒湿等多种病因病机。

西医学将痛经分为原发性痛经和继发性痛经。原发性痛经又称功能性痛经，是指生殖器官无器质性病变者。继发性痛经是由于盆腔器质性疾病如子宫内膜异位症、子宫腺肌症、盆腔炎或宫颈狭窄等引起者。原发性痛经以青少年女性多见，继发性痛经则常见于育龄期女性，均可参照本节辨证施护。

二、病因病机

痛经的病因有虚实之分，实者多由气滞血瘀、寒凝血瘀、湿热瘀阻所致；虚者多由气血虚弱和肝肾虚损所致。痛经的病位在胞宫和冲任，常涉及脾、肝、肾，主要病机包括"不通则痛"和"不荣则痛"。痛经之所以表现为周期性发作，与月经期及月经期前后胞宫、冲任气血的特殊变化有关。经期前后，血海由满盈而亏虚，气血由盛实而骤虚，胞宫、冲任气血的生理变化急剧，导致胞宫、冲任气血运行不畅，不通则痛；胞宫、冲任失于濡养，不荣则痛，故使痛经发作。病因病机见图 3-4。

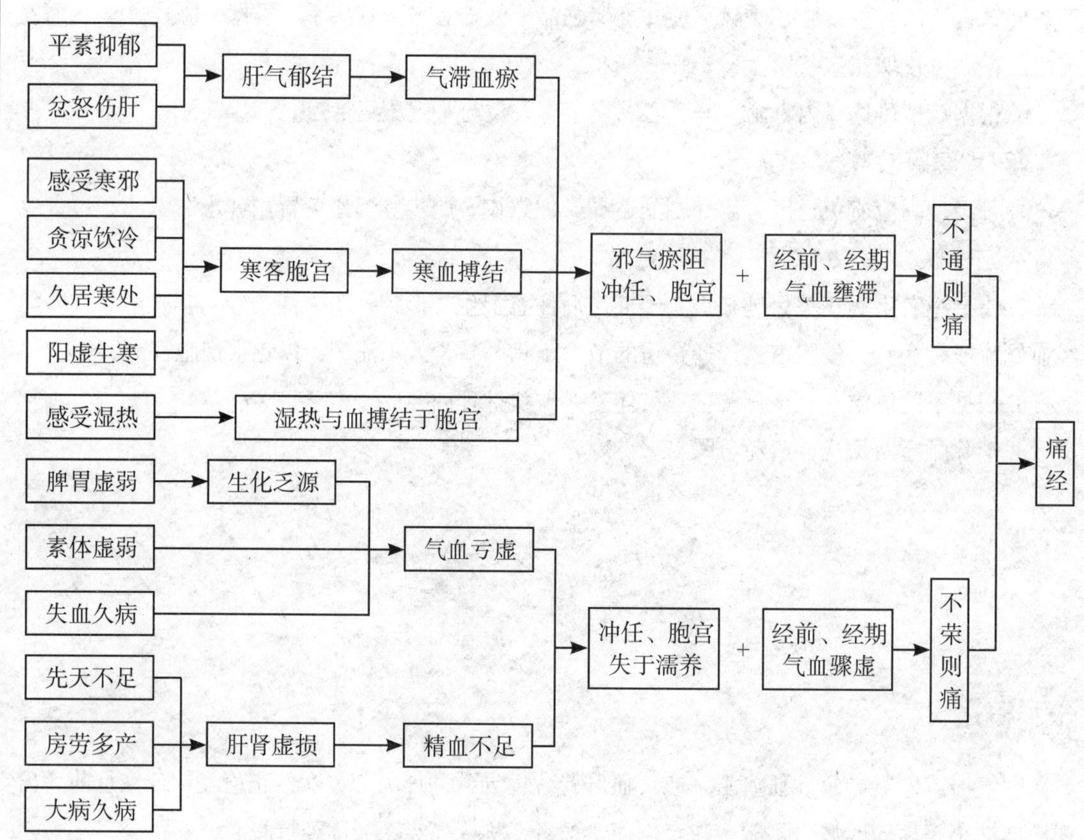

图 3-4 痛经病因病机示意图

NOTE

三、常见证型

（一）气滞血瘀

【临床症状】经前或经期小腹胀痛拒按，经量少，经行不畅，经色紫暗，有血块，块下痛减，经前胸胁、乳房胀痛，行经后减轻。舌紫暗或有瘀点瘀斑，脉弦或弦涩。

【辨证分析】肝郁气滞，气滞血停，瘀阻冲任，气血运行不畅，经前经期，气血壅滞冲任、胞宫，不通则痛，故小腹胀痛拒按，胸胁、乳房胀痛；瘀血阻滞，经量少、色紫暗、有血块；血块排出后气血暂时通畅，故块下痛减。舌紫暗或有瘀点瘀斑、脉弦或弦涩均为气滞血瘀之征象。

【施护法则】行气活血，化瘀止痛。

【代表方】膈下逐瘀汤。

（二）寒凝血瘀

1. 寒邪凝滞

【临床症状】经前或经期，小腹冷痛拒按，得热痛减，经量少，色暗，有血块；畏寒肢冷，小便清长。舌淡，苔白，脉沉紧。

【辨证分析】寒客冲任、胞宫，与经血搏结，经前冲任气血壅盛，不通则痛，故小腹冷痛；寒邪阻滞故拒按；寒邪凝滞冲任、气血，气血运行不畅，甚至凝结成血块，故经血量少、色暗有血块；寒邪得到温热，可暂时缓解凝结不通，故腹痛减轻。寒邪损伤阳气，膀胱气化失常，故小便清长。寒邪阻遏阳气敷布，肢体失于温煦，故畏寒肢冷。舌淡、苔白、脉沉紧均为寒邪凝滞之征象。

【施护法则】温经散寒，化瘀止痛。

【代表方】少腹逐瘀汤。

2. 阳虚内寒

【临床症状】经前或经期，小腹冷痛，喜按，得热痛减，经量少，色暗，有血块；畏寒肢冷，小便清长。舌淡胖，苔白润，脉沉细。

【辨证分析】肾阳虚弱，虚寒内生，冲任、胞宫失于温煦，血为寒凝，不通则痛，故小腹冷痛，经量少色暗；寒得热化，故喜按喜温；肾阳不足，膀胱气化失常，故小便清长。寒邪阻遏阳气敷布，肢体失于温煦，故畏寒肢冷。舌淡胖、苔白润、脉沉细均为阳虚内寒之征象。

【施护法则】温经助阳，暖宫止痛。

【代表方】温经汤（《金匮要略》）。

（三）湿热瘀阻

【临床症状】经前或经期，小腹灼痛拒按，痛连腰骶，或平素小腹疼痛，经前加剧，经量多或经期长，经色紫红，质黏稠，或有血块；平素带下量多，黄稠臭秽，或伴低热，小便短赤。舌红，苔黄腻，脉滑数。

【辨证分析】湿热之邪蕴结冲任、胞宫，胞脉气血运行不畅，而胞脉系于肾，腰为肾之府，故腰骶疼痛；经前气血壅滞，气血运行更加不畅，故经前小腹疼痛加剧；湿热迫血妄行，故经量多或经期长；血为热灼，故经色紫红；湿性黏滞，故经质黏稠或有血块；湿热损伤带脉，带脉失约，故带下量多、黄稠臭秽；湿热熏蒸，故低热、小便短赤。舌红、苔黄腻、脉滑数均为

NOTE

湿热瘀阻之征象。

【施护法则】清热除湿，化瘀止痛。

【代表方】清热调血汤。

（四）气血虚弱

【临床症状】经期或经后，小腹隐隐作痛，喜揉喜按，月经量少，色淡质稀；面色无华，神疲乏力。舌质淡，苔薄白，脉细弱。

【辨证分析】气血亏虚，经后气血更虚，冲任、胞宫失于濡养，故经期或经后小腹隐痛喜按；气血亏虚，冲任不充，血海不能满溢，故月经量少、色淡质稀。面色无华、神疲乏力、舌质淡、苔薄白、脉细弱均为气血虚弱之征象。

【施护法则】益气养血，调经止痛。

【代表方】圣愈汤。

（五）肝肾虚损

【临床症状】经期或经后小腹隐隐作痛，伴有腰骶酸痛，经色暗淡，经量少，质稀；头晕耳鸣，面色晦暗。舌质淡暗，苔薄，脉沉细弱。

【辨证分析】肝肾虚损，精血不足，经期或经后，经血更虚，冲任、胞宫失于濡养，故小腹隐痛喜按；精血亏虚，冲任不足，血海失于满溢，故经量少、色淡质稀；肾精不能上荣清窍，故头晕耳鸣。面色晦暗、舌质淡暗、苔薄、脉沉细弱均为肝肾亏损之征象。

【施护法则】益肾养肝，缓急止痛。

【代表方】调肝汤。

四、施护

（一）辨证施护

1. 病情观察　观察患者腹痛的程度、性质、持续时间、缓解因素，月经量、色、质的变化，有无发热等伴随症状。观察患者面色、汗出、血压等变化情况。如患者出现疼痛剧烈难忍，坐卧不宁，面色苍白，冷汗淋漓，四肢厥冷，甚至血压下降者，应立即采取平卧位，并注意保暖，及时采取相应措施。

2. 生活起居　腹痛剧烈者应卧床休息。注意经期卫生，避免贪凉饮冷和过度劳累，注意保暖和休息。寒凝血瘀者，病室温度宜略高，可用暖水袋敷于腹部；湿热瘀阻者，病室温度宜偏凉，忌坐卧湿地、冒雨涉水等。

3. 饮食护理　不可进食生冷、刺激性及酸性食物。气滞血瘀者，宜多食用理气活血之品，如玫瑰花、白萝卜、佛手、橘子等，食疗方可用延胡索益母草煮蛋；寒凝血瘀者，宜多食温经散寒食物，如羊肉、生姜、茴香、韭菜等，也可选用食疗方艾叶生姜煮蛋；湿热瘀结者，宜食用清热利湿之品，如薏苡仁、红豆、马齿苋、冬瓜等；气血虚弱者，宜多食用益气养血之品，如山药、大枣、桂圆、枸杞子等，食疗方可用乌鸡白凤汤；肾气亏损者，宜多食用补益肝肾之品，如黑米、木耳、黑芝麻、动物骨髓及肾脏等。

4. 用药护理　根据痛经周期性发作的特点，多于经前 1 周开始服药。观察患者用药后症状的变化情况。气滞血瘀用药多芳香之品，不宜久煎；寒凝血瘀者，中药汤剂应温热服用，丸剂可用黄酒或生姜红糖水送服，加强温经散寒作用；湿热瘀阻者，服药宜温凉或温服；虚证方药多为补益剂，可文火久煎，饭前空腹温服。

5. 情志护理　痛经的发生与情志有关。尤其是气滞血瘀者，多由于情志失调所致，引导患者保持精神愉快，气机条达则血运流畅。对于痛经剧烈而产生恐惧、紧张情绪者，应予以疏导消除不良情绪，树立战胜疾病的信心。

6. 适宜技术　针刺或艾灸或按摩穴位，实证可选中极、次髎、地机等穴位，气滞血瘀者配太冲，寒凝血瘀者配归来；虚证可温灸关元、气海、足三里、三阴交；肝肾虚损者，可灸三阴交、阴陵泉等穴位。对于疼痛，可应用耳穴压豆，选穴如内生殖器、内分泌、交感、神门等，气滞血瘀者选子宫、肝、皮质下、交感，肝肾虚损者选子宫、肝、肾、盆腔、交感。对于疼痛昏厥者，可针刺或掐合谷、人中、内关等穴位急救。

（二）主要症状护理

本病的常见症状主要是小腹疼痛。护理措施如下：

1. 病室环境安静，避免不良刺激。

2. 观察患者腹痛的程度、性质、持续时间、缓解的因素，月经量、色、质的变化，有无发热等伴随症状。

3. 腹痛时卧床休息，注意保暖，尤其是腹部及下肢，以减轻腹痛的症状。

4. 指导患者精神放松，减少焦虑、恐惧心理，必要时遵医嘱使用止痛药物。

5. 饮食均衡，不宜进食过甜或过咸的食物，以免胀气加重疼痛；亦忌生冷，包括冷饮、生凉拌菜等。热性痛经要忌食辛辣刺激性食物。

6. 经前及经期，选择内生殖器、内分泌、交感、神门等穴位进行耳穴压豆。

（三）健康教育

1. 痛经患者平时应注意避免寒凉生冷饮食，尤其是经前期应特别注意，以免加重痛经。

2. 平素注意腹部保暖，经期不宜游泳、避免冒雨涉水，防止寒邪侵袭。经期尤需注意。

3. 生活起居有常，避免剧烈运动和重体力劳动，注意经期卫生，经期绝对禁止房事及盆浴。

4. 规律用药，坚持周期性治疗。

第三节　绝经前后诸证

一、概述

绝经前后诸证指因肾虚致冲任二脉虚衰，妇女在绝经期前后，出现烘热汗出、烦躁易怒、眩晕耳鸣、心悸失眠、腰背酸楚、面浮肢肿、皮肤蚁行感、情志不宁等症状，伴随月经紊乱或绝经，称为绝经前后诸证，亦称“经断前后诸证”。上述症状常参差出现，轻重不一，持续时间或长或短，短者仅数月，长者迁延数年。其中，烘热汗出、烦躁易怒是本病最典型的特征性症状。

古代医籍对本病无专篇记载，其临床表现散见于“脏躁”“年老血崩”“百合病”等病证中。如《金匮要略·妇人杂病脉证并治》指出：“妇人脏躁，喜悲伤欲哭，象如神灵所作，数

NOTE

欠伸。”又指出：“妇人年五十所，病下利数十日不止，暮即发热，少腹里急，腹满，手掌烦热，唇口干燥……当以温经汤主之。”对绝经期的临床表现进行详细描述。《景岳全书·妇人规》记载：“妇人于四旬外，经期将断之年，多有渐见阻隔，经期不至者。当此之际，最宜防察。若果气血和平，素无他疾，此固渐止而然，无足虑也。若素多忧郁不调之患，而见此过期阻隔，便有崩决之兆。若隔之浅者，其崩尚轻；隔之久者，其崩必甚，此因隔而崩者也。”1964年开始以“经断前后诸证”列入教材。

西医学的围绝经期综合征，或者双侧卵巢切除、放射治疗后，或卵巢功能早衰者，出现上述症状，可参照本病辨证施护。

二、病因病机

妇女在绝经前后，肾气渐衰，天癸渐竭，冲任二脉虚衰，逐渐绝经，生殖能力消失，这是妇女正常的生理衰退变化。正如《素问·上古天真论》中记载：“女子七岁肾气盛，齿更发长；二七而天癸至，任脉通，太冲脉盛，月事以时下，故有子……七七任脉虚，太冲脉衰少，天癸竭，地道不通，故形坏而无子也。”对于绝经前后这一特殊时期，多数妇女可以顺利度过，但部分妇女由于体质、产育、疾病、营养、劳逸、社会环境、精神等多方面的原因，不能很好地调节这一生理变化，使得肾阴阳平衡失调而发病。

本病的病位在肾，与心、肝、脾等脏关系密切。病机特点是肾虚为本，可累及心、肝、脾三脏。本病早期肾脏亏虚或偏于阴，或偏于阳，后期常致肾阴阳俱虚。病因病机见图3–5。

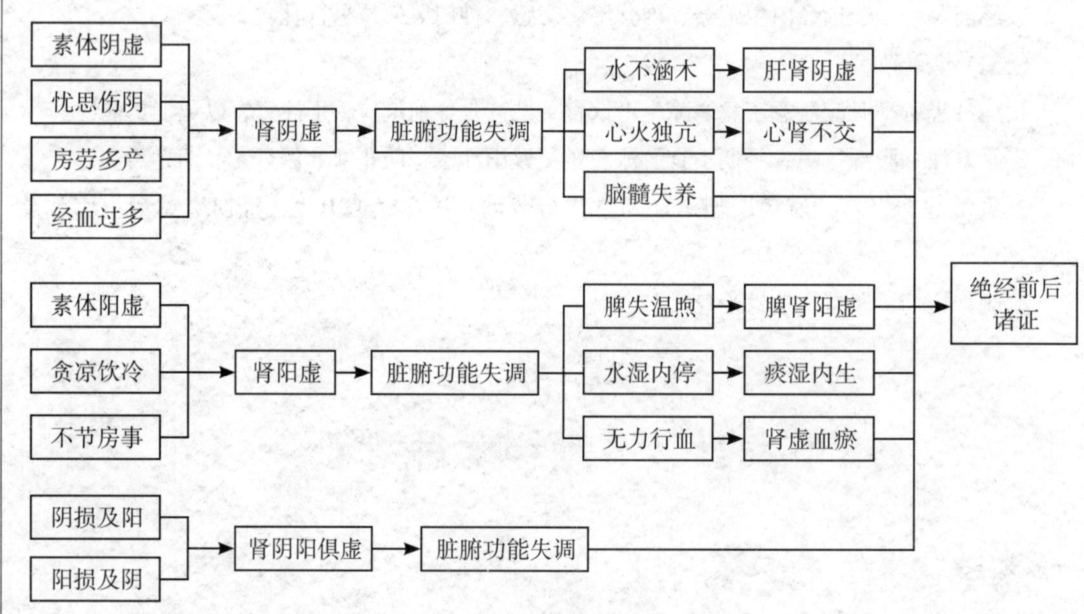

图3–5 绝经前后诸证病因病机示意图

三、常见证型

1. 肾阴虚

【临床症状】绝经前后，月经紊乱，量或多或少，经色鲜红；头晕耳鸣，烘热汗出，腰膝酸软，皮肤瘙痒；五心烦热，口燥咽干，小便短赤，大便干结。舌红，少苔，脉细数。

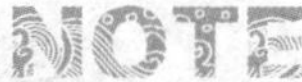

【辨证分析】肾阴虚，天癸渐竭，冲任失调，血海蓄溢失常，故月经紊乱、量或多或少、色鲜红；肾阴不足，虚阳外越，故烘热汗出；肾阴亏虚，精亏血少，髓海失养，故头晕耳鸣；腰为肾之府，肾主骨，精亏血少，故腰膝酸软；肾阴不足，肌肤失养，血燥生风，故皮肤瘙痒。五心烦热、口燥咽干、小便短赤、大便干结、舌红、少苔、脉细数均为肾阴虚之征象。

【施护法则】滋养肾阴。

【代表方】左归丸。

2. 肾阳虚

【临床症状】绝经前后，月经紊乱，量或多或少，色淡质稀；精神萎靡，腰背冷痛，夜尿频数，面浮肢肿，面色晦暗，畏寒肢冷。舌淡或胖嫩有齿痕，苔白，脉沉细弱。

【辨证分析】肾阳虚衰，冲任失调，血海蓄溢无常，经血填充不足，故月经紊乱、量或多或少、色淡质稀；肾阳不足，命门火衰，经脉失于温煦，故面色晦暗、畏寒肢冷、精神萎靡、腰背冷痛；肾阳不足，气化失司，故夜尿频数；阳虚气化失司，水湿内停，泛溢肌肤，故面浮肢肿。舌淡或胖嫩有齿痕、苔白、脉沉细弱均为肾阳虚之征象。

【施护法则】温肾扶阳。

【代表方】右归丸。

3. 肾阴阳两虚

【临床症状】绝经前后，月经紊乱，量或多或少；腰背冷痛，烘热汗出，头晕耳鸣，失眠健忘。舌淡，苔薄，脉沉弱。

【辨证分析】肾阴阳两虚，冲任失调，故月经紊乱、量或多或少；阴阳失衡，营卫不和，故烘热汗出；肾精亏虚，清窍失养，故头晕耳鸣、失眠健忘；肾阳不足，腰府失于温煦，故腰背冷痛。舌淡、苔薄、脉沉弱均为肾阴阳两虚之征象。

【施护法则】阴阳双补。

【代表方】二仙汤合二至丸。

四、施护

（一）辨证施护

1. 病情观察 观察患者情绪、精神状态、食欲、潮热、汗出等变化，如有烘热汗出注意观察其发生时间和发作频次；如患者出现暴躁、抑郁、忧伤等异常情绪变化时，应及时采取措施进行干预，必要时可就诊精神科治疗。观察患者月经情况，如月经期、量、色、质的变化；观察患者有无严重胸闷、心悸、眩晕等症状。

2. 生活起居 保证充足睡眠，避免过度劳累；鼓励患者加强锻炼，如散步、太极拳、八段锦等，以增强体质。根据阴阳虚衰情况调节室内温湿度。

3. 饮食护理 给予含钙高、低脂肪饮食。肾阴虚者多食滋补肝肾之品，如枸杞子、甲鱼等，食疗方可用鲜枸杞子汁、生地黄精粥等；肾阳虚者多食温补肾阳之品，如核桃、羊肉、生姜、肉桂等，食疗方可用核桃芡实莲子粥、韭菜汁等。浮肿者，可选用冬瓜、赤小豆、鲤鱼等利水消肿；失眠健忘者可选用甘麦大枣粥。

4. 用药护理 治疗方药均为滋补之品，煎药时应文火久煎，服用时宜空腹；肾阴虚者，服药时宜凉服；肾阳虚者，服药时宜热服；肾阴阳两虚者，服药宜温服。

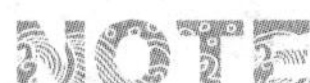

5. 情志护理 在精神上要给予患者安慰，避免出现急躁、焦虑、忧郁和愤怒的情绪，开导患者要开朗乐观。注意调整患者与周围人的关系，家人配合，理解患者苦恼，帮助、引导其渡过绝经期。

6. 适宜技术 可进行耳穴压豆，选择内分泌、神门、心和肾等穴位；平素可进行自我按摩，如肾阴虚者按摩太溪、三阴交和照海等；肾阳虚选气海、关元、肾俞和腰阳关等穴位，并可进行隔姜灸、隔附子饼灸。对失眠健忘者，可在头面部行穴位按摩。

（二）主要症状护理

本病的常见症状主要是烘热汗出、烦躁易怒和失眠，本节重点介绍烦躁易怒。护理措施如下：

1. 劳逸结合，生活规律，避免过度劳累和紧张，定时睡眠。

2. 适当参加体育锻炼，尤其选择适合结伴的体育锻炼，如散步、太极拳、广场舞等，既可以提高自身抵抗力，又可以增加社交活动，便于情绪疏泄，调节阴阳平衡。

3. 饮食宜清淡、易消化，多进食五谷杂粮，营养全面丰富，多食大枣、桂圆等养心安神之品，食疗方可选用甘麦大枣粥以和中缓急，改善情绪。

4. 耳穴压豆，选穴有神门、肝、肾、皮质下、内分泌等。

5. 给予心理疏导，多沟通、多交流，正确认识本病，可听轻音乐舒缓情绪，协助患者顺利度过这一时期。

（三）健康教育

1. 调畅情志，防止心理早衰，保持心情愉快，培养开朗乐观的性格。

2. 注意劳逸结合，生活规律，保证睡眠时间，避免过度劳累和思想紧张，尤其是脑力劳动者，长期精神压力较大，本病发生的概率比较高。可进行适当的体育锻炼，调整身体阴阳气血达到平衡。

3. 饮食注意补充新鲜水果蔬菜及钙、钾等矿物质，避免进食肥甘厚味、辛辣刺激之品。

4. 绝经前后是骨质疏松、心脑血管、肿瘤等疾病的高发阶段，因此要定期进行体检。

第四节　带下病

一、概述

带下病是因外感湿邪或脾肾亏虚生湿，伤及任脉带脉，出现带下量明显增多或减少，色、质、气味发生异常，或伴全身或局部症状的疾病。带下量明显增多者称为带下过多，带下明显减少者称为带下过少。带下量在某些特殊的情况下存在生理性增多或减少，如月经期前后、排卵期、妊娠期、绝经前后。本节主要讨论带下过多。

带下一词，首见于《素问·骨空论》，其记载道："任脉为病……女子带下瘕聚。"《金匮要略心典》记载："带下者，带脉之下，古人列经脉为病，凡三十六种，皆谓之带下病，非今人所谓赤白带下也。"指出带下病有广义、狭义之分。《女科证治约旨》说："若外感六淫，内伤七情，酝酿成病，致带脉纵弛，不能约束诸脉经，于是阴中有物，淋漓下降，绵绵不断，即所谓带下也。”指出带下病的病因病机。《诸病源候论》中记载了带下青候、赤候、黄候、白候和黑候，指出五脏俱虚损者，为五色带俱下；也指出带下的临床表现中可见五色。

西医学的阴道炎、宫颈炎、盆腔炎、内分泌功能失调等引起阴道分泌物增多者，可参照本病辨证施护。

二、病因病机

带下病的病因以湿邪为主，包括内湿和外湿。湿邪伤及任带二脉，导致任脉不固，带脉失约而发病。其病位主要在阴道和胞宫，常涉及脾、肾二脏。内湿缘于脏腑机能失调，水湿停滞，流注任带；外湿则自外而内，侵入人体，多为经期、产后乘虚而入，或摄生不慎，感受湿邪，蕴积日久，发为湿热、热毒。病因病机见图 3-6。

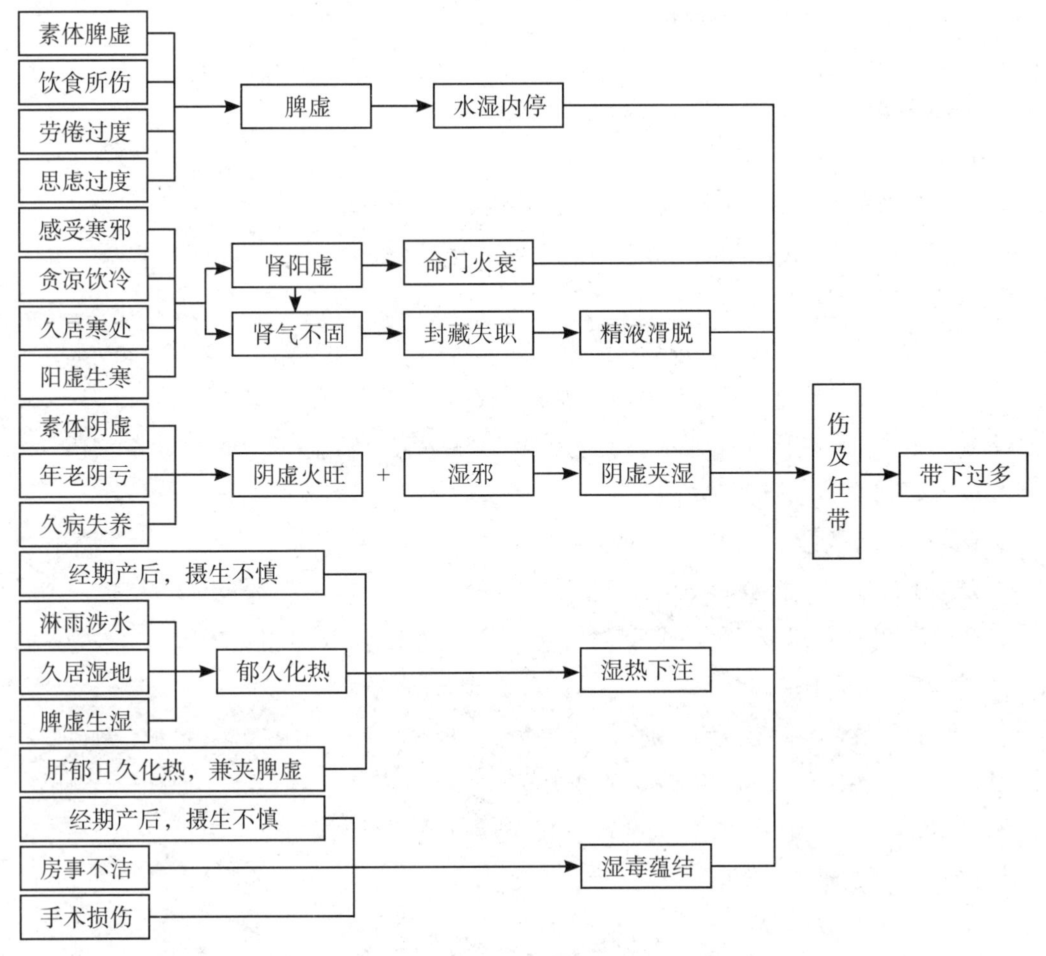

图 3-6　带下过多病因病机示意图

三、常见证型

1. 脾虚湿困

【临床症状】带下量多，色白或淡黄，质稀薄，无臭味；神疲乏力，纳呆食少，便溏，面色㿠白，四肢浮肿。舌淡胖，苔白或腻，脉濡缓。

【辨证分析】脾气亏虚，运化失司，水湿内生，湿邪下注，损伤任带，使任脉不固，带脉失约而带下过多、质稀薄；无热象，故带下无臭味；脾虚运化失司，故神疲乏力、纳呆食少、便溏、四肢浮肿；脾虚清阳不升，故面色㿠白。舌淡胖、苔白或腻、脉濡缓均为脾虚之征象。

【施护法则】健脾益气，升阳除湿。

【代表方】完带汤。

2. 肾阳亏虚

【临床症状】带下量多，绵绵不断，质清稀如水；腰酸如折，畏寒肢冷，小腹冷感，面色晦暗，小便清长，夜尿频多，大便溏薄。舌质淡，苔白润，脉沉迟。

【辨证分析】肾阳虚衰，命门火衰，封藏失职，精液滑脱，故带下量多、绵绵不断、质清稀如水；肾阳不足，经脉失于温煦，故面色晦暗、畏寒肢冷、小腹冷感；肾阳虚外府失养，故腰痛如折；肾阳不足，气化失司，故夜尿频数；肾阳虚不能温煦脾阳，故大便溏薄。舌质淡、苔白润、脉沉迟均为肾阳虚之征象。

【施护法则】温肾助阳，固涩止带。

【代表方】内补丸。

3. 阴虚夹湿

【临床症状】带下量不甚多，色黄或赤白相兼，质稠，有臭味，阴部灼热，或伴有瘙痒；腰膝酸软，头晕耳鸣，五心烦热，口燥咽干，失眠多梦。舌质红，苔少或黄腻，脉细数。

【辨证分析】肾阴不足，相火偏旺，损伤血络，复感湿邪，伤及任带，导致任脉不固，带脉失约，故带下量不甚多、色黄或赤白相兼、质稠、有臭味；阴虚内热，故见五心烦热、口燥咽干，心失所养，故失眠多梦；虚热扰动阴部，阴虚生风，故阴部灼热、瘙痒；腰为肾之府，肾主骨，肾阴亏虚，腰部及骨骼失养，故腰膝酸软；肾开窍于耳，肾虚清窍失养，故头晕耳鸣。五心烦热、口燥咽干、失眠多梦及舌质红、苔少或黄腻、脉细数均为阴虚夹湿之征象。

【施护法则】滋肾益阴，清热利湿。

【代表方】知柏地黄丸。

4. 湿热下注

【临床症状】带下量多，色黄或呈脓性，质黏稠，气味臭秽，或阴部瘙痒；小腹或少腹作痛，口苦口黏，胸闷纳呆，小便短赤。舌红，苔黄腻，脉滑数。

【辨证分析】湿热蕴结下焦，损伤任带，故带下量多、色黄或脓性、质黏稠、气味臭秽、阴部瘙痒；湿热蕴结于下，阻滞胞脉，不通则痛，故小腹或少腹作痛；湿热熏蒸于上，阻遏气机，故口苦口黏、胸闷纳呆。小便短赤、舌红、苔黄腻、脉滑数均为湿热下注之征象。

【施护法则】清热利湿止带。

【代表方】止带方。

5. 湿毒蕴结

【临床症状】带下量多，黄绿如脓，或赤白相兼，或五色杂下，质黏稠，臭秽难闻；小腹疼痛，腰骶酸痛；口苦咽干，小便短赤，大便干结。舌质红，苔黄或黄腻，脉滑数。

【辨证分析】湿毒蕴结，损伤任带二脉，故带下量多、黄绿如脓或赤白相兼或五色杂下、质黏稠、臭秽难闻；湿毒蕴结，瘀阻胞脉，故小腹疼痛、腰骶酸痛。口苦咽干、小便短赤、大便干结及舌质红、苔黄或黄腻、脉滑数均为湿毒蕴结之征象。

【施护法则】清热解毒利湿。

NOTE

【代表方】五味消毒饮。

四、施护

（一）辨证施护

1. 病情观察　观察带下的量、色、质及气味等情况，辨别寒热虚实。同时观察患者的外阴情况，注意有无外阴瘙痒、疼痛、红肿、抓痕等，如发现明显红肿或抓痕应及时处理。必要时，取阴道分泌物送检，了解有无细菌、念珠菌、滴虫等病原体感染，有无菌群失调或老年性阴道炎等情况，及时报告医生。如患者出现高热、寒战，食欲不振，甚至恶心呕吐，腹胀腹泻，腹痛拒按，下腹部扪及包块等临床症状，考虑为急性盆腔炎导致的腹膜炎，应立即报告医生。如发现外阴糜烂、溃疡，或伴有全身皮疹，应警惕梅毒等性病的可能。

2. 生活起居　保持外阴清洁卫生，尤其是经期、产后，每日用温水清洗外阴，勤换内裤。离开潮湿环境，以免加重病情。湿热下注、湿毒蕴结、阴虚夹湿者室内宜通风凉爽，脾肾虚者室内宜温暖干爽。有真菌感染或滴虫性阴道炎等患者应夫妻双方同时治疗，应使用专用盆器、浴巾、毛巾，连同内裤，要清洗、消毒、暴晒。

3. 饮食护理　脾虚者宜多食健脾除湿之品，可选用山药、薏苡仁等食物，食疗方可选用白扁豆散；肾阳虚者多食补肾扶阳之品，如羊肉、菟丝子、核桃等，食疗方可选用金樱子粥、鹿角粥；阴虚夹湿者多食滋阴利湿之品，可选用土茯苓煲龟等食疗方；湿热下注、湿毒蕴结者食用清热利湿之品，如冬瓜、马齿苋、蒲公英等，食疗方可选择茯苓车前子粥、冬瓜子糖煎等。

4. 用药护理　带下病的治疗以内服联合外治法为常用方法。内服药物，脾虚湿困、肾阳亏虚者宜温服，阴虚夹湿、湿热下注、湿毒蕴结宜温凉服。外治法有阴道灌洗、坐浴、熏洗、纳药等，也可给予保留灌肠。应注意药液温度要适宜，不宜过热或冷，忌用刺激性药物。行经期间仅清洗外阴，暂停阴道灌洗、坐浴和阴道纳药等操作。阴部干涩者，可予紫草油外擦。

5. 情志护理　带下病多病情迁延，反复发作，患者易产生抑郁、恼怒、烦躁等情绪。应关心理解患者，帮助其正确认识疾病，采取有效的方法解除忧虑情绪，积极配合治疗和护理。

6. 适宜技术　可进行艾灸，脾虚湿困者，选隐白、三阴交、脾俞等穴位，肾阳亏虚者，选穴有命门、神阙、中极、肾俞等；也可耳穴压豆，可选择内生殖器、内分泌、膀胱、三焦等穴位；局部熏洗法，选用燥湿止痒中药方进行外阴及阴道熏洗；药熨法，对于肾阳亏虚者，可选用菟丝子，白酒拌匀后文火炒热，在命门、肾俞、腰阳关、关元等穴位进行药熨。

（二）主要症状护理

本病的常见症状主要是外阴瘙痒。护理措施如下：

1. 注意经期卫生，禁止同房及阴道坐浴冲洗等操作，防止病邪入侵。

2. 保持外阴清洁干燥，不用热水烫洗，不用肥皂擦洗，不要搔抓，以免加重症状，甚至出现局部水肿、感染等情况。

3. 注意内裤宜宽松、透气，以棉制品为佳。行经期间，勤换内裤及卫生垫，卫生垫也以棉质为宜，注意清洁外阴。

4. 饮食清淡，避免食用容易引起过敏的食物，如海鲜、辛辣刺激、酒等。

5. 遵医嘱，指导患者应用中药煎汤进行坐浴、熏洗、灌肠等治疗。

6. 局部如有破损、感染，可用 1 ∶ 5000 高锰酸钾液或中药坐浴。

NOTE

（三）健康教育

1. 指导患者保持外阴清洁，每日可用温水、高锰酸钾溶液或中药洗剂清洗外阴及坐浴，勿用碱性肥皂或刺激性药物。指导患者正确使用阴道灌洗器，不可过度冲洗阴道，以免破坏阴道内正常菌群，加重病情。外阴瘙痒者，避免搔抓和热水烫洗，防止加重瘙痒情况，甚至引起感染。避免经期、产后摄生不洁或手术后感染等。

2. 劳逸结合，生活规律，避寒湿，节房事。提倡淋浴及蹲式便器，防止外邪入侵。避免早婚、多产、多次流产等，以免损伤人体正气。

3. 定期进行体检，及时诊治妇科疾病。若带下五色杂陈、臭秽难闻者，应及时排除恶性病变的可能。

第五节　妊娠恶阻

一、概述

妊娠恶阻是指妊娠早期因冲脉之气上逆，胃失和降所致，以严重的恶心呕吐，头晕厌食，甚或食入即吐为主要临床表现，又称为“妊娠呕吐”“病儿”“子病”“阻病”等。妊娠早期若仅见择食、恶心、晨起呕吐等为早孕反应，一般于 3 个月后可逐渐自行消失，不作病论。本病常因反复呕吐不能自止，或呕吐进行性加重，易影响孕妇营养状况，而出现消瘦，甚至影响胎儿的发育，应及时治疗。

恶阻的病名首见于《诸病源候论・恶阻候》，其曰：“恶阻者，心中愦闷，头眩，四肢烦疼，懈惰不欲执作，恶闻食气。”详细描述了恶阻的症状特点。《万氏妇人科》曰：“轻者不服药无妨，乃常病也。重者需药调之，恐伤胎气。”《妇人大全良方》提出了本病的病因和方药，曰：“妊娠恶阻病……由胃气怯弱，中脘停痰……半夏茯苓丸主之。”《医宗金鉴・妇科心法要诀》中比较全面地概括了妊娠恶阻的病因证治，明确提出：“当以胃弱为主，更审其或因胎气阻逆，或痰饮阻逆，与夫兼热、兼寒，而分治之。”

西医学的“妊娠剧吐”，可参照本节辨证施护。

二、病因病机

本病的常见病因是脾胃虚弱和肝胃不和，素体脾胃虚弱或肝气偏旺，孕后血聚养胎，冲脉之气较盛，其气上逆，胃失和降而致呕恶。病位在胃，与肝、脾有关，主要病机是冲气上逆，若病情严重则可发展为气阴两虚证。病因病机见图 3–7。

NOTE

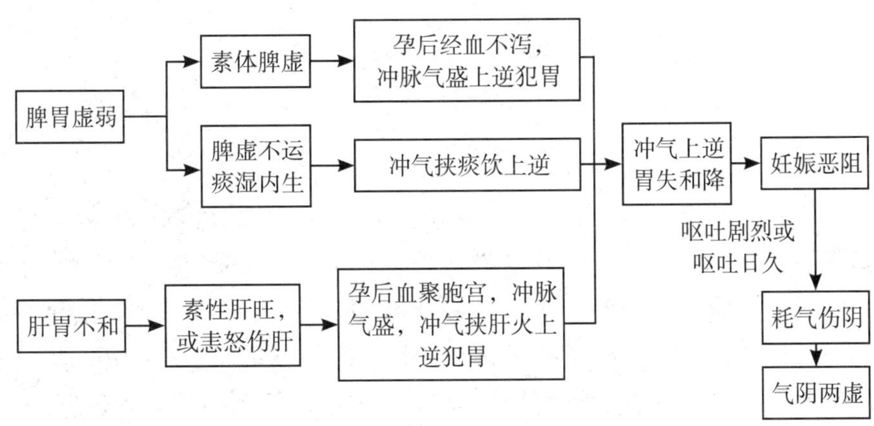

图 3–7　妊娠恶阻病因病机示意图

三、常见证型

1. 脾胃虚弱

【临床症状】妊娠早期，口淡厌食，恶心呕吐，甚则食入即吐，呕吐清涎或食糜，脘腹胀闷，头晕体倦，怠惰思睡。舌淡，苔白，脉缓滑无力。

【辨证分析】脾胃素虚，孕后血聚于下以养胎元，脾胃愈虚，加之冲气偏盛而上逆，胃气失于和降，冲气夹胃气上逆，所以呕吐不食，或食入即吐；脾胃虚弱，运化失职，因而脘腹胀闷，口淡厌食，呕吐清涎或食糜；中阳不振，清阳不升，浊阴不降，则头晕体倦，怠惰思睡；舌淡，苔白，脉缓滑无力，为脾胃虚弱之征。

【施护法则】健脾和胃，降逆止呕。

【代表方】香砂六君子汤。

2. 肝胃不和

【临床症状】妊娠早期，呕吐酸水或苦水，胸胁满闷，头晕目眩，口苦咽干，嗳气叹息，心烦急躁，便秘溲赤。舌红，苔黄燥，脉弦滑数。

【辨证分析】素体肝旺，孕后阴血下聚养胎，致肝失濡养，肝火偏亢，冲气夹肝火上逆犯胃，胃失和降，故恶心呕吐；肝气上逆则胆热液泄，故呕吐酸水或苦水；肝郁气滞，气机不利，所以胸胁满闷，嗳气叹息；肝火上逆，因而头晕目眩，口苦咽干；热盛伤津，故心烦急躁，便秘溲赤；舌红，苔黄燥，脉弦滑数，为肝热内盛之征。

【施护法则】清肝和胃，降逆止呕。

【代表方】加味温胆汤。

3. 气阴两虚

【临床症状】妊娠呕吐不止，甚则呕吐带血样物，发热口渴，饮食量少，口舌干燥，小便短少，大便秘结，精神萎靡或淡漠。舌质红，苔薄黄或光剥，脉细滑数无力。

【辨证分析】呕吐伤气，吐而伤阴，因妊娠呕吐剧烈或长期呕吐，可耗气伤阴，阴虚内热，热伤胃络，故呕吐带血样物；阴液亏损，虚火内炽，故可见发热口渴，口舌干燥，尿少便干；气随津伤，胃失濡养，则饮食量少，精神萎靡或淡漠；舌质红，苔薄黄或光剥，脉细滑数无力，均为气阴两虚之征。

【施护法则】益气养阴，和胃止呕。

【代表方】生脉散合增液汤。

四、施护

（一）辨证施护

1. 病情观察 观察患者的食欲、口味、呕吐的情况，记录呕吐的次数，呕吐物的色、质、量和气味，对恶阻反复发作或病情加剧者，观察尿量、皮肤弹性、有无眼眶凹陷等，正确记录24小时出入量，遵医嘱抽血检查电解质及化验尿比重等。必要时，遵医嘱做B超等检查以排除葡萄胎的可能。密切注意患者的妊娠情况，观察是否有因剧烈呕吐引起的腰腹疼痛、阴道少量流血等异常情况，防止发生胎漏、胎动不安、堕胎等情况。呕吐剧烈而不能进食者，或已经出现明显伤津表现者需静脉补液；如出现呕吐频频，头晕头痛，倦怠烦躁，甚至嗜睡昏迷，发热口渴，尿少便秘，要特别警惕发生代谢性酸中毒。如呕吐频繁或持续日久，出现形体消瘦，眼眶下陷，肌肤干皱失泽，口干口苦，苔薄黄而干，为阴液亏损、正气耗伤之象。以上两种情况常伴随出现，为妊娠呕吐气阴两伤的严重证候，应及时报告医生，给予输液，纠正酸中毒及电解质紊乱。若经治疗无好转，患者体温持续38℃以上，心率超过120次/分，出现黄疸、蛋白尿等，应报告医生，必要时遵医嘱终止妊娠。

2. 生活起居 因妊娠早期易出现“恶闻食气”的现象，故应保持室内整洁、安静、无异味，温湿度适宜，及时清理呕吐物及被污染的衣物，避免各种噪音和不良刺激，避免一切可诱发呕吐的因素。每次呕吐后用清水漱口，防止发生口腔溃疡。进食前刷牙或漱口，以清除口腔异味，保持口腔清洁，增进食欲。

3. 饮食护理 饮食宜营养丰富、易于消化且清淡，随孕妇喜好鼓励其进食，注意色、香、味的调配，促进食欲。切不可因恶心呕吐而停止进食。进食宜少量多餐，经常更换饮食品种花样，注意营养搭配，进食时间宜安排在不易呕吐的时段为佳。脾胃虚弱者宜食健脾和胃之品，如山药、莲子、南瓜、大枣、薏苡仁等，忌生冷瓜果及寒性食物，以免进一步损伤脾胃。肝胃不和者可食米汤、稀粥、豆浆、藕粉等，多食新鲜蔬菜、水果；鼓励患者多饮水，或少量多次饮新鲜果汁；可用陈皮泡水代茶饮以和胃理气，食用一些酸味食物以抑肝止呕，如乌梅、陈皮等。

4. 用药护理 用药宜轻清芳香之品，以醒脾助运化、平肝以降逆气，使胃气和降，呕逆得解。指导患者遵医嘱服用止呕的药物。汤药宜浓煎，少量频频饮服，或以生姜和药兑服，或服药前用鲜生姜汁擦舌，以降逆止呕。脾胃虚弱者，汤药宜偏热服；肝胃不和者，汤药宜偏凉服，若烦渴口苦明显，可滴鲜竹沥汁于药液中服用。服药后嘱患者静卧休息，并观察用药后反应。

5. 情志护理 护理人员和家属应多给予孕妇安慰和心理支持，稳定孕妇的情绪，避免紧张、焦虑、抑郁、恼怒等不良情绪。指导患者采用放松疗法，如听音乐、看娱乐性电视节目等，转移和分散孕妇注意力而减轻焦虑。

6. 适宜技术 呕吐剧烈者，可针刺足三里、内关、中脘等穴，宜轻刺激，每天1～2次，留针20分钟左右。脾胃虚弱者，应遵医嘱指压双侧内关，轻揉足三里，或按摩脾俞、胃俞穴。用丁香、半夏加生姜汁熬成膏，敷于神阙穴。

NOTE

（二）主要症状护理

本病的主要症状是恶心呕吐。护理措施如下：

1. 保持室内的整洁、安静、空气新鲜，避免异味刺激。

2. 每次呕吐后用清水或银花甘草液漱口，进食前刷牙或漱口，以清除口腔异味，保持口腔清洁，增进食欲。

3. 保证充足休息睡眠，待病情恢复后鼓励孕妇下床活动，促进胃肠蠕动，增进食欲。

4. 密切观察恶心呕吐的情况，对呕吐反复发作或病情加剧者，正确记录 24 小时出入量，遵医嘱抽血检查电解质及化验尿比重等。密切注意是否有因剧烈呕吐引起的腰腹疼痛、阴道少量流血等异常情况，防止发生胎漏、堕胎等。

5. 给予营养丰富、易于消化的清淡饮食，注意色、香、味的调配，促进食欲。随孕妇喜好鼓励其进食，切不可因恶心呕吐而停止进食。进食宜少量多餐，经常更换饮食品种花样，注意营养搭配。

6. 对服药即吐者，中药汤剂宜浓煎，并少量多次频服。服药前，可先用数滴鲜姜汁擦于舌面，以减轻呕吐。

7. 向孕妇解释孕吐只是早期的生理反应，说明孕吐持续的时间，让孕妇消除顾虑，缓解情绪，树立信心。

（三）健康教育

1. 保持室内空气新鲜，避免异味刺激。

2. 保持心情舒畅，安心静养，适当给予安慰和鼓励，稳定孕妇的情绪。

3. 向患者讲解妊娠后的生理现象及正常反应，消除紧张，正确对待孕育问题。

4. 注意休息，防劳倦，孕期适当进行户外活动，以调畅气机。

5. 生活有规律，慎起居，适寒温，节房事，定期孕期检查。

6. 注意饮食卫生，饮食宜营养且易消化，可采取少吃多餐的方法。

第六节　胎漏、胎动不安

一、概述

胎漏指因妊娠期间冲任气血失调，胎元不固，致孕妇阴道少量出血，时下时止，或淋沥不断，而无腰酸腹痛者，亦称“胞漏”“漏胎”。若妊娠期出现腰酸、腹痛、下腹坠胀，或伴有少量阴道出血者，称为“胎动不安”。

胎漏、胎动不安常是堕胎、小产的先兆，多发生于妊娠早期，少数在妊娠中晚期。若胎元正常，多数患者经保胎治疗，阴道流血停止，腰酸腹痛消失，可继续妊娠，并正常分娩。若病情进一步发展，或因胎元缺陷，胚胎不能成形者，将导致堕胎。胎漏、胎动不安的临床表现虽不相同，但病因病机、辨证施护、预后转归基本相同，故一并讨论。

历代医家对胎漏、胎动不安的辨证论治、预防调摄均十分重视。“胎漏”首见于《脉经》，“胎动不安”首载于《诸病源候论·妇人妊娠病诸侯》。《妇人大全良方·妊娠门》指出“轻者

NOTE

转动不安，重者必致伤堕”，已认识到胎漏、胎动不安可发展为堕胎。明代《妇人规》强调辨证论治安胎，提出动态观察胎动不安四大症状“腹痛、下血、腰酸、下坠”，完善了“治病与安胎并举”和“下胎”两大治则。清代《傅青主女科》论述了安胎七法。《丹溪心法》将白术、黄芩作为安胎圣药。张锡纯的寿胎丸成为后世安胎的基础方。

西医学的先兆流产或先兆早产等可参照本节辨证施护。

二、病因病机

中医学将母、胎之间的微妙关系称为“胎元”。胎漏、胎动不安的病因包括胎元因素和母体因素两大方面。胎元因素多因父母精气不足，两精虽能结合，但胎元不固，胎多不能成实；母体因素多因肾虚、气血虚弱、血瘀、血热等影响母体气血或直伤胎元，引起胎漏、胎动不安。此外，跌仆闪挫、手术和药物亦可引起胎漏、胎动不安。胎漏、胎动不安的主要病机是冲任失调，不能摄血养胎，胎元不固。病因病机见图 3–8。

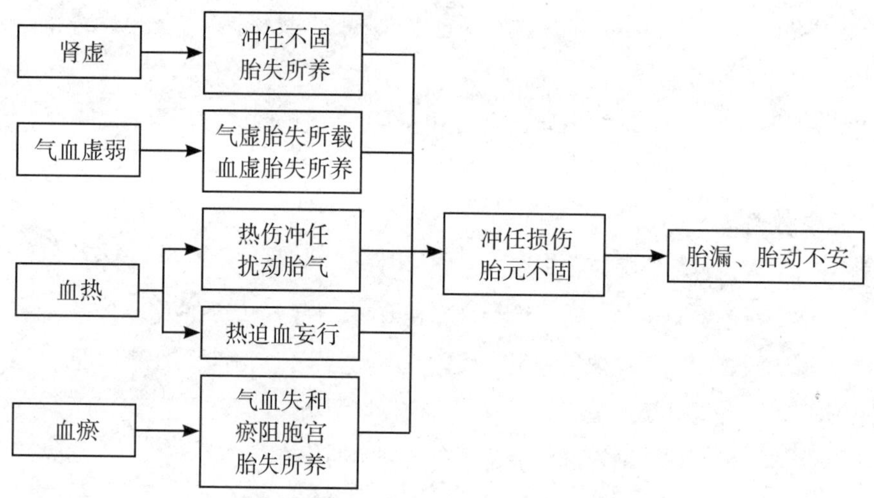

图 3–8　胎漏、胎动不安病因病机示意图

因胎元因素致胎不成实者，临床保胎治疗往往无效，故本节不进行重点讨论。

三、常见证型

1. 肾虚

【临床症状】妊娠期间阴道少量出血，色淡暗，或伴腰酸腹痛，有下坠感，或屡孕屡堕，头晕耳鸣，夜尿频数，面部暗斑。舌质淡，苔白，脉细滑尺弱。

【辨证分析】肾主封藏，为冲任之本。肾气虚则冲任不固，血海不藏，系胞无力，蓄以养胎之阴血下泄，故孕后阴道少量出血，小腹坠痛不适；肾虚髓海不足，而脑失所养，则头晕耳鸣；腰为肾之府，肾虚外府失荣，故腰酸；肾虚气化失常，膀胱失约，故夜尿频数；面部暗斑，舌质淡，苔白，脉细滑尺弱，均为肾虚之征。

【施护法则】补肾固冲，益气安胎。

【代表方】寿胎丸。

2. 气血虚弱

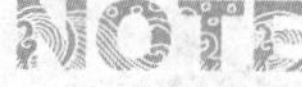

【临床症状】妊娠期间阴道少量出血，色淡红质稀，或小腹空坠而痛、腰酸，伴神疲肢倦，

面色㿠白，心悸气短。舌质淡，苔薄白，脉细滑或沉细弱无力。

【辨证分析】气血虚弱，冲任失养，不能载胎养胎，摄血无力，因而阴道不时少量出血，血色淡红而质稀薄；气虚升举无力，血虚胞失濡养，则小腹空坠而痛；气血虚弱不能化精滋肾，故腰酸；气虚中阳不振，故神疲肢软；气血两虚，颜面失荣，故面色㿠白；心失血养而心悸。舌质淡，苔薄白，脉细滑无力，均为气血不足之征。

【施护法则】补气养血，固冲安胎。

【代表方】胎元饮。

3. 血热

【临床症状】妊娠期，阴道漏红，色鲜红或深红，质稠，或腰腹坠胀而痛，口苦咽干，心烦不安，手足心热，大便秘结，小便短黄。舌质红，苔黄，脉滑数。

【辨证分析】邪热内盛，直犯冲任、子宫，热扰冲任，迫血妄行，血为热灼，故致阴道下血，其色鲜红或深红，质稠；胎系于肾，胎动欲堕，故见腰腹坠胀而痛；热扰心神，故心烦不安；热伤津液，故口苦咽干，大便秘结，小便短黄；舌质红，苔黄，脉滑数，均为血热之征。

【施护法则】滋阴清热，养血安胎。

【代表方】保阴煎。

4. 血瘀

【临床症状】宿有癥积，孕后常有腰酸、腹痛下坠，或孕后不慎跌仆闪挫，或劳力过度，继发腰腹疼痛，胎动下坠，阴道少量出血。舌质暗红，或有瘀斑，脉弦滑或沉弦。

【辨证分析】妇人宿有癥积，阻滞气血，或孕后起居不慎，跌仆闪挫，或为劳力所伤，以致气血紊乱，气乱则胎失所载，血乱而胎失所养，是以胎元失载，养而不固，故见腰腹疼痛，胎动下坠；血瘀阻络，血不循经，故阴道不时少量出血，血色暗红；舌质暗红，或有瘀斑，脉弦滑或沉弦，均为血瘀之征。

【施护法则】益气和血，固肾安胎。

【代表方】圣愈汤。

四、施护

（一）辨证施护

1. 病情观察 观察并记录孕妇阴道出血的量、色、质，腰酸腹痛的性质，以辨别寒热虚实。密切注意患者妊娠情况，并结合血或尿中的人绒毛膜促性腺激素含量变化及B型超声检查，及时了解胚胎发育情况，以确定安胎或去胎。若腹痛下坠轻微，则胎元未损，宜安胎；若见阴道出血增多，腰腹坠胀，腹痛加剧，或见有胎块排出，应立即报告医生，同时做好输液、输血及刮宫术的准备。若患者出现阴道大出血，伴面色苍白、冷汗淋漓、四肢厥冷等症状，易导致阴血暴亡、元阳无所附的“阴阳离绝”危象，应立即采取抢救措施。治疗期间，应密切观察患者阴道出血、腹痛下坠、腰酸、胎动及舌脉等变化，综合全身情况以判断安胎效果及预后。如恶阻反应逐渐明显，阴道流血减少或停止，腰酸腹痛消失，脉滑有力，说明安胎有效，可继续妊娠。

2. 生活起居 病室环境宜安静整洁，避免冷风直吹，防止外邪侵袭，避免一切不良刺激，为孕妇提供良好的休息环境。肾虚、气血虚弱者应注意腰腹部保暖；血热者，病室宜凉爽。孕妇素体虚弱，抵抗力不足，应注意随气候变化及时增减衣物，预防感冒。胎动不安者需绝对卧床休息，直至阴道流血停止 3 ～ 5 天后，方可下床活动，既往有流产史者，即使孕后无胎漏、胎动不安之症状亦应卧床休息，其休息时间一般需超过前几次流产中发生最晚的日期。卧床时，腰部可垫软枕，以减轻腰部酸痛坠胀的不适。避免负重及幅度过大的动作，如腰部后伸、用力咳嗽等，指导患者缓慢改变体位。禁止房事，避免不必要的妇科检查，各项护理及治疗应尽量集中进行，以免影响孕妇休息。养成良好的排便习惯，避免便秘加重病情。患者外出检查及如厕应有人陪同，尽量使患者适应使用便盆，以收集和观察排出物及出血的量、色、质等情况，并做好记录。保持外阴清洁，做好会阴护理，每天用温水或高锰酸钾溶液清洗外阴，使用消毒的会阴垫以预防感染，每日勤换内裤和经垫。

3. 饮食护理 饮食宜清淡、甘平，饮食均衡，营养充足，注意饮食卫生，避免腹泻加重病情，忌肥腻、辛热、滑利及生冷之品。平时加强饮食调养，肾虚者宜食补肾之品，选用胡桃、黄鱼、栗子、黑木耳、牛奶、桑椹等，食疗方可用桑寄生红枣茶、杜仲核桃汤，如有呕吐，可食砂仁鲫鱼汤。气血亏虚者多食肉、蛋等血肉有情之品，可用黄芪、白术、党参、红枣加糯米适量煮粥食用，食疗方可用参枣鸡汤。血热者饮食宜滋阴清热，如甲鱼、豆腐、瘦猪肉、鸡蛋、鸭、西瓜、梨、李子、甘蔗等，口干、心烦者，可用梨汁、藕汁、麦冬泡水代茶饮，食疗方可选虫草水鸭汤，夏季可饮用绿豆汤以除烦止渴，忌食姜、韭菜、香菜等辛热食物。

4. 用药护理 治疗期间用药应审慎，凡峻下、滑利、破气、苦寒、有毒之品应禁服。指导患者遵医嘱服用安胎药物。安胎药多为补益之品，宜文火久煎，煎煮时间 30 ～ 40 分钟，以便将有效成分煎出。汤剂宜温服，服药后静卧少动，观察药后疗效。跌打损伤的药物多为活血通络、舒筋行气之品，因此孕妇外伤后应遵医嘱用药，不可擅自服用。

5. 情志护理 保持心情愉悦，避免精神刺激，指导患者学会自我调节情绪，向其介绍不良的情志变化与胎动不安的关系，如恐则伤肾、思则伤脾、肝郁化火等，使孕妇能控制情绪，静心养病，配合治疗，达到良好的安胎效果。卧床休息的患者，可指导其分散注意力。对已发展至胎死腹中，或胎元不良没有保胎价值者，应耐心说服患者去胎益母。

6. 适宜技术 艾条温和灸足三里、隐白、肾俞等穴，血热者加曲池、太冲，血虚者加血海、膈俞，肾虚者加太溪，每穴 5 ～ 10 分钟，每日 1 次。

（二）主要症状护理

本病的主要症状是小腹坠痛和阴道出血。护理措施如下：

1. 室内湿温度适宜，为孕妇提供良好的休息环境，注意卧床休息。卧床时，腰部可垫软枕，以减轻腰部酸痛坠胀的不适。

2. 了解小腹坠痛和阴道出血的可能原因，耐心细致地向患者讲解病情，进行相关知识的宣教，提高患者对疾病的认识水平，解除思想顾虑。

3. 观察小腹坠痛的性质、程度，阴道出血的量、色、质。如下腹阵痛加剧，而出血量不多，应区别是否有其他并发症，并及时报告医生。如有组织物排出或出血量增加，应携带排出组织物去医院就诊。

4. 保持大便通畅，避免负重及幅度过大的动作。

（三）健康教育

NOTE

1. 做好孕前预防：妊娠前提倡进行优生优育检查，加强身体锻炼。若有其他疾病易影响妊娠者，应先治愈疾病后再考虑妊娠。

2. 注意孕期保健：孕期应生活规律，注意保暖，及时添加衣服，并少去人多拥挤的公共场所，防止外感时邪。孕妇不可劳累，避免攀高举重、跌仆闪挫、涉水远游等。节制房事，妊娠早期及晚期应禁止房事。加强饮食调理，睡眠充足，保持大便通畅，注意外阴清洁。孕期做好定期产前检查。

3. 孕期谨慎用药，严格在医生指导下使用。避免接触 X 线、放射性物质，以及有机汞、铅、砷等可能导致胎儿畸形及流产的有害因素。

4. 孕期及安胎期间保持心情舒畅，避免紧张、悲观、忧郁、恐惧等，安心养胎。

5. 凡安胎失败者，应劝慰患者不要急于再次妊娠，一般调理 3 ～ 6 个月，加强身体锻炼，增强体质，消除紧张心态，待证候改善、月经正常后方可再次妊娠。反复流产者，嘱夫妻双方都应全面系统检查，寻找原因，进行针对性治疗。

第七节　产后恶露不绝

一、概述

产后恶露不绝是因气虚、血热及血瘀等因素，冲任不固，气血运行失常所致，以产后血性恶露持续 10 天以上仍淋沥不净为主要表现的疾病，又称“恶露不尽”“恶露不止”。恶露是指胎儿、胎盘娩出后，胞宫内遗留的浊液、余血，随胞宫缩复而逐渐排出，总量 250 ～ 500mL。

《金匮要略·妇人产后病脉证并治》首载本病，称之为“恶露不尽”。《诸病源候论》首列“产后血露不尽候”，将其病机归纳为“风冷搏于血”“虚损”“内有瘀血”。宋代《妇人大全良方》详细记载本病的病机及治法方药，提出用牡蛎散、独圣汤等方药治之。《景岳全书·妇人规》指出产后恶露不止有因血热气伤冲任之络，肝脾气虚、气血俱虚、肝火、风热所致。《医宗金鉴·妇科心法要诀》提出根据恶露的颜色、形质、气味辨别病证虚实的原则。

西医学的子宫复旧不良、晚期产后出血可参照本节辨证施护。

二、病因病机

冲为血海，任主胞宫，恶露为血所化，而血源于脏腑，注于冲任，出于胞中而源于血海。若脏腑受损，冲任为病，气虚冲任不固，或血热损伤冲任，或血瘀冲任，血不归经，则可致恶露不绝。产后恶露不绝的主要病因有气虚、血热、血瘀，病位主要在冲任，主要病机为冲任不固，气血运行失常，胞宫泻藏无度，血海不宁，与脾、肾、肝之功能失调有关。病因病机见图 3–9。

NOTE

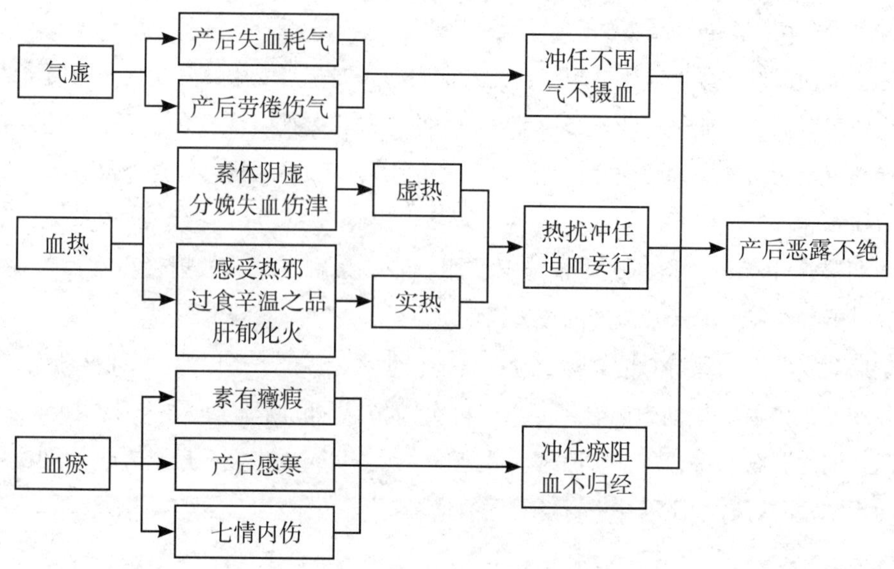

图 3-9 产后恶露不绝病因病机示意图

本病如及时治疗很快痊愈，若治疗不及时，恶露日久不尽，致气虚运而无力，可进一步发展为气虚血瘀。

三、常见证型

1. 气虚

【临床症状】产后恶露过期不止，量多或淋沥不尽，色淡红，质稀，无臭味，伴面色皖白，神疲倦怠，气短懒言，四肢乏力，小腹空坠。舌淡，苔薄白，脉缓弱。

【辨证分析】气虚冲任不固，血失于统摄，则恶露过期不止且血量较多或淋沥不尽，色淡质稀；气虚中阳不振，清阳不升，则神疲倦怠，气短懒言，四肢乏力；气虚下陷，则小腹空坠；气虚血少，不能荣于面，则面色皖白；舌淡，苔薄白，脉缓弱，为气虚之征。

【施护法则】益气摄血固冲。

【代表方】补中益气汤。

2. 血热

【临床症状】产后恶露过期不止，量较多，色红或深红，质黏稠，或色如败酱，气臭秽，面色潮红，口燥咽干，或伴有五心烦热、便秘。舌红少苔，脉细数无力。

【辨证分析】产后失血伤津，营阴耗损，虚热内生，气郁化热或外感热邪，热扰冲任，迫血妄行，故恶露过期不止且量较多；热灼津液，则色红或深红，质黏稠，气臭秽；阴液不足，虚热上浮，故面色潮红，伴有口燥咽干，五心烦热、便秘等症状；舌红少苔，脉细数无力，为阴虚内热之征。

【施护法则】养阴清热，凉血止血。

【代表方】保阴煎。

3. 血瘀

【临床症状】产后恶露过期不止，淋沥涩滞量少，色紫暗有块，小腹疼痛拒按，块下痛减。舌质紫暗，或有瘀点瘀斑，脉沉弦涩。

NOTE

【辨证分析】瘀血阻滞冲任，新血不得归经，则恶露过期不止，淋沥涩滞量少，色紫暗有块；瘀血内阻，气血不通，不通则痛，故小腹疼痛拒按，块下气血暂通，故使痛减；舌质紫暗，或有瘀斑，脉沉弦涩，均为瘀血阻滞之征。

【施护法则】活血化瘀，理血归经。

【代表方】生化汤。

四、施护

（一）辨证施护

1. 病情观察　注意观察恶露的色、量、质、气味及伴随症状，注意有无臭味、血块等，以辨别虚实寒热的病性。观察并检查宫底高度、腹部压痛等，并结合B超检查、子宫排出物病理学检查等，及时掌握子宫复原情况及宫腔内有无残留组织。若患者恶露过多，色红且有血块，头晕心慌、面色苍白，伴有明显腹痛，考虑为胞衣残留，应及时报告医生处理，必要时行清宫术。

2. 生活起居　注意卧床休息，忌劳累。空气流通，以驱除秽浊之气，但应避免直接吹风，以防外邪侵袭。气虚、血瘀者，病室宜温暖；血热者，衣被适宜，不宜过暖。患者卧床休息宜取半卧位，以利恶露排出。病情允许下，鼓励患者起床走动，有助于气血运行，促进子宫收缩。活动量可逐渐增大，活动间歇要给予患者充足的休息。气虚者避免劳倦耗气；血瘀者，需进行适当活动，以促进气血运行。产后血室正开，易感外邪，尤须保持外阴部清洁，勤换消毒卫生垫和内裤，防止邪毒内侵。每日用温水清洗，或用1∶5000高锰酸钾坐浴。

3. 饮食护理　饮食宜富于营养、多食含铁丰富的食物，以利于机体恢复。气虚者多食温补之品，如鸡汤、桂圆大枣汤、鲫鱼汤、山药粥、核桃粥等，忌生冷瓜果，忌辛辣、油腻食物。血热者宜多食梨、鲜藕、鲜小蓟菜、西瓜等以清热生津、凉血止血，或用沙参、麦冬泡水代茶饮以养阴生津，忌辛辣、温燥、动火之品。血瘀者宜食活血化瘀之品，如益母草粥、山楂红糖饮、田七炖鸡等，忌生冷之品。

4. 用药护理　指导患者遵医嘱服药。气虚证汤药方宜饭前温服，血热方宜饭后偏凉服，血瘀方宜饭后温服。服药后应注意观察恶露排出情况及腹痛症状有无缓解。

5. 情志护理　保持心情愉悦，指导患者学会自我调节情绪。应向患者介绍产后的调养知识，答疑解惑，并在生活上关心、体贴患者，使之心情舒畅，积极配合护理和治疗。

6. 适宜技术　气虚者，可艾灸脾俞、天枢、气海、关元、足三里等穴；血瘀者，可灸归来、血海、三阴交等穴；气虚者，可用白术、黄芪热熨神阙、气海、关元等穴；血瘀者，可用桃仁、红花热熨子宫、归来等穴；血热者，用刮痧板刮拭膈俞至胆俞，或按摩合谷、大椎、曲池、外关、血海、三阴交等穴，或于血海、膈俞等穴留罐。

（二）主要症状护理

本病的主要症状是恶露不绝。护理措施如下：

1. 注意保暖，避免直接吹风，以防外邪乘虚而入。

2. 血量多时，卧床休息，取半卧位。

3. 保持外阴清洁，勤换消毒卫生垫和内裤。

4. 观察恶露的量、色、质、气味及伴随症状。恶露量多，色红并有血块伴腹痛者，应报告

NOTE

医生，做好清理子宫腔的手术准备。

5. 恶露不止而量多者，可使用腹带使下腹部保暖，外面稍加压力时可帮助子宫复原；还可防止因气虚下陷及分娩损伤引起脏器下垂或腹部肌肉松弛。

6. 饮食宜营养丰富，尤其是高蛋白食物，有利于产褥期机体恢复。

7. 加强情志护理，保持乐观情绪，避免情绪激动。

（三）健康教育

1. 规范产前检查，做好孕期保健，对可能发生产后出血的疾病及时治疗并住院待产。

2. 注意保暖，避受风寒。讲解产褥期生理卫生常识，适当活动有利于促进子宫收缩，但切忌劳累。

3. 调节情志，保持乐观情绪，避免情绪激动，防止五志化火。

4. 注意饮食有节，忌食生冷及辛辣油腻之品。

5. 注意个人卫生，保持外阴清洁，卫生垫要柔软洁净，勤换内裤，忌盆浴，戒房事。

6. 坚持哺乳喂养，以利于子宫收缩和恶露排出。

【思考题】

1. 该怎么鉴别月经失调与经间期出血？

2. 治疗月经失调实证患者的中医护理适宜技术有哪些？

3. 痛经的病因病机有哪些？

扫一扫，知答案

第四章　儿科病证中医护理

【学习目标】

1. 识记：疳证、惊风、遗尿、水痘的病名及其常见证型的施护法则。

2. 理解：疳证、惊风、遗尿、水痘的病因和辨证分析。

3. 应用：能对疳证、惊风、遗尿、水痘的临床病证进行辨证，并能运用护理措施开展辨证施护。

【案例导引】

案例： 李某，男，3 岁，无明显诱因出现发热，头痛，全身肌肉酸痛 3 天，体温 39.5℃，躯干、头面、四肢出现散在斑丘疹、疱疹，伴有轻度瘙痒，症状渐加重，前来就诊，查体：胸腹、背部丘疹，头面疱疹分布密集，部分疱疹融合，部分结痂，口干但饮水不多，咽痛，无咳嗽、咳痰，无恶心呕吐，腹不胀，大便 3 日未行，小便短黄。舌质淡红、稍胖有齿痕，苔薄白，脉浮数。

提问： 该患儿所患何病？是何证型？为减轻患者的临床症状，该如何护理？

儿科病证涵盖的疾病较多，中医治疗有优势有特色，本章选择其中 4 个常见病证进行介绍。

第一节　疳证

一、概述

疳证是因喂养不当或疾病影响，导致脾胃受损，气阴耗伤而形成的一种慢性病证，临床以形体消瘦、面黄发枯、精神萎靡或烦躁、饮食异常为主要表现，是古代儿科四大要证之一。疳证发病无明显季节性，5 岁以下小儿多见。

西医学中“蛋白质 - 能量营养不良”“维生素营养障碍”“微量元素缺乏”等病，可参照本病辨证施护。本病治疗恰当，绝大多数患儿均可治愈，少数重症患儿或有严重兼证者，预后较差。

二、病因病机

疳证病位主要在脾胃，同时累及其他四脏，病因多为饮食不节、喂养不当、禀赋不足、疾病影响等，基本病机为脾失健运，运化受纳失调，病理为脾胃受损，伤津耗液。病因病机见图4–1。

钱乙所论："疳皆脾胃病，亡津液之所作也。"根据发病阶段与程度将疳证分为疳气、疳积、干疳三个阶段。早期以脾胃失和为主，形体消瘦不明显，病情轻浅，谓之疳气；中期脾胃受损严重，生化乏源，积滞内停，表现虚实夹杂证候，谓之疳积；后期脾胃衰败，化源枯竭，气血津液干涸，全身极度虚羸，谓之干疳。

干疳及疳积属重症阶段，影响他脏而产生诸多兼证。如脾虚则肝旺，肝阴不足，不能上承于目，而见目翳夜盲，视物不清者，则谓之"眼疳"；脾病及心，心火循经上炎，而见口舌生疮者，称为"口疳"；脾虚日久则至脾阳虚弱，阳虚不能制水，水湿泛滥肌肤，引起疳肿胀；脾虚气不摄血，皮肤可见紫斑瘀点，甚则阴竭阳脱，猝然变险。

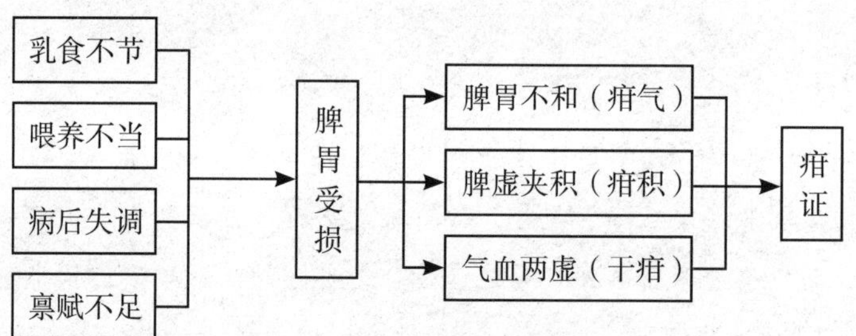

图4–1　疳证病因病机示意图

三、常见证型

（一）常证

1. 疳气

【临床症状】精神不振，形体消瘦，面色少华，毛发稀疏，食欲不振或多食多泻，情绪激动，易发脾气，大便不调。舌淡，苔薄白或微黄，脉细，或指纹淡。

【辨证分析】本证多为病之初起，多因乳食不节，饥饱失常，引起脾胃损伤所致。脾虚而纳差，则水谷不足，气血生化乏源，精微物质不足以滋养全身，可见面色少华，精神不振，形体消瘦，毛发稀疏，大便不调；长期食欲不振则土虚木亢，见情绪激动，易发脾气等症状；舌淡，苔薄白，脉细，或指纹淡，均为脾虚之象。

【施护法则】调脾健运。

【代表方】资生健脾丸。

2. 疳积

【临床症状】形体明显消瘦，面色萎黄无华，毛发稀疏如穗，肚胀腹膨，甚则青筋暴露，精神不振或易烦躁激动，夜寐不安，不欲饮食或善食易饥或嗜食异物。舌淡，苔薄腻，脉细滑。

【辨证分析】本证为疳证较重者，多由疳气发展而来，积滞内停，阻滞肠胃，壅滞气机，或兼有虫积，导致脾胃虚实夹杂之复杂证候。久病则脾胃虚弱，气血生化乏源，见食欲不振，发稀如穗，形瘦，面色萎黄无华，舌淡；积滞内停化火，则胃中伏火或心肝火旺，故善食易饥，脾气急躁，夜寐不宁；脾虚夹积或兼有虫积，而气机壅滞，络脉被阻，故肚胀腹膨，青筋暴露，苔薄腻，脉细滑。

【施护法则】消积理脾。

【代表方】肥儿丸。

3. 干疳

【临床症状】极度消瘦，皮肤干瘪起皱，呈老人貌，大肉已脱，皮包骨头，精神萎靡，目无光彩，啼哭无力，毛发枯焦，腹凹如舟，杳不思食，大便干或清稀。舌淡，苔少，脉沉细弱。

【辨证分析】干疳为疳之重症，多为病证晚期，脾胃衰败阶段。气阴衰竭，气血生化之源欲绝，无精微以滋养肌肉，故形体极度消瘦，皮肤干瘪起皱，呈老人貌，毛发枯焦，腹凹如舟；脾虚而气衰，故精神萎靡，目无光彩，啼哭无力；脾阳极虚，故杳不思食，大便稀溏；津液耗竭，肠失濡润，则大便干；舌淡，苔少，脉沉细弱，均属气血津液消亡之象。

【施护法则】补益气血。

【代表方】八珍汤。

（二）兼证

1. 眼疳

【临床症状】两目干涩，畏光，甚则眼角赤烂，黑睛浑浊，白睛生翳或有夜盲等。舌红少津，脉细数。

【辨证分析】脾病及肝，导致肝阴不足，精血耗损，不能上营于目，故两目干涩，畏光，甚则眼角赤烂，黑睛浑浊等。舌红少津，脉细数为肝阴不足之征。

【施护法则】养血柔肝，滋阴明目。

【代表方】石斛夜光丸。

2. 口疳

【临床症状】口舌生疮，口腔糜烂，秽臭难闻，面赤心烦，夜卧不宁，小便短黄，或吐舌弄舌。舌质红，苔薄黄或少苔，脉细数，指纹淡紫。

【辨证分析】脾病及心，心阴不足，心火上炎，熏蒸口舌，故口舌生疮，口腔糜烂；热扰心神，故夜卧不宁；心热移于小肠，则小便短黄；舌质红，苔薄黄或少苔，脉细数，指纹淡紫，均为心阴不足，心火上炎之象。

【施护法则】清心泻火，滋阴生津。

【代表方】泻心导赤散。

3. 疳肿胀

【临床症状】面色无华，神疲乏力，四肢欠温，足踝肿胀，或颜面，甚至全身浮肿，小便短少。舌淡胖，苔薄白，脉沉迟，指纹隐伏不显。

【辨证分析】由脾病及肾，脾肾阳虚，蒸腾气化无力所致。气不化水，水湿溢于肌肤，故足踝、颜面、四肢浮肿，甚则全身浮肿，小便短少；阳虚则四肢欠温；脾虚失运，气血不足，则面色无华，神疲乏力；舌淡胖，苔薄白，脉沉迟，指纹隐伏不显，均为脾肾阳虚之象。

【施护法则】健脾温阳，利水消肿。

NOTE

【代表方】防己黄芪汤合五苓散。

四、施护

（一）辨证施护

1. 病情观察　观察患儿精神状况、形体、面色、皮肤、毛发、爪甲、哭声、饮食等变化；定期测量小儿的身高、体重变化；注意有无水肿的发生；若出现皮肤瘀斑，则应注意观察瘀斑进展情况，并观察鼻孔、口腔及大便有无出血情况；观察患儿大便是否含有异嗜物品或虫体排出，若见排出虫体，需及时驱虫；对于消瘦、咳嗽、潮热患儿，应及时排查肺结核感染可能；若突然出现四肢厥冷，呼吸微弱，极度萎靡等，为阴阳离决先兆，应及时通知医生，并做好抢救的准备。

2. 生活起居　疳证患儿抵抗力低，应注意气候变化，适时添减衣物，避免外感时邪，注意清洁卫生，防止交叉感染，保持适度活动。重症患儿需卧床休息，减少热量消耗。消瘦与长期卧床患儿，衣物及被褥应柔软干燥，勤翻身，必要时使用气垫圈，防止压疮的发生。恢复期或轻症患儿，可进行室外活动，加强锻炼，增强体质。眼疳患儿，注意眼部护理，避免长时间看书、写字、玩电脑或手机，必要时可用纱布蘸黄连滴眼液湿敷双眼；口疳患儿，做好口腔护理，可用银花甘草水清洗口腔，若出现溃疡，可含漱康复新合剂，然后用清洁棉签蘸珍珠冰硼散涂抹患处，每日 2 ～ 3 次；疳肿胀患儿，保护肿胀明显部位及骨突处，避免皮肤受压破溃。

3. 饮食护理　饮食以高热量、高蛋白、易消化，少食多餐为原则。根据患儿营养状况、年龄、食欲及有无并发症而决定其蛋白质、热量、维生素、铁剂的供应量。若患儿善食易饥，多食多泻，进食量酌情加以控制，以免更伤脾胃，可给予黄芪党参粥、薏苡仁粥等，以补养脾胃。对于脾胃功能差，饮食稍不慎就吐泻的患儿，要合理添加辅食，遵循先稀后干、先少后多的原则。重症患儿可给肉末菜泥粥、蛋黄烂面等半流质饮食并配合其他对症疗法。疳气患儿长期食欲不振，可予香果健消片，运脾而开胃；干疳不能进食患儿，应遵医嘱给予静脉补充营养，并且进行中医对症护理；眼疳患儿，可服食鸡肝汤，用鸡肝 1 具、苍术 6g 同煮，食肝喝汤，隔日 1 次，持续 2 周；口疳患儿，饮食温度适宜，不宜过烫，以免引发疼痛而影响食欲；疳肿胀患儿，必要时限制食盐的摄入，可选用黄芪 20g，赤小豆 20g，大枣 6 枚，煎汤代茶饮。

4. 用药护理　按时给药，汤药宜温服。对于吮吸功能差的患儿，可用滴管喂养或者鼻饲；疳气患儿，可给予佛手、香橼煎水代茶饮；疳积腹胀患儿，伴烦躁不安、大便不调，可用胡黄连粉、鸡内金粉，按 1∶2 的比例混合，每次服用 1 ～ 1.5g，每日 3 次；干疳患儿，可服十全大补丸，每服 2 ～ 4g，每日 3 次。

5. 情志护理　对性情急躁，脾气古怪的患儿不要随意训斥，应耐心诱导，以免增加精神负担；精神萎靡患儿，要利用各种方法激发兴趣，促进心情愉悦，从而促进食欲；对哭闹患儿，尽力安抚其情绪，不可在哭闹时进食。

6. 适宜技术

（1）小儿推拿法：可推脾土每次 200 下，揉板门每次 50 下，顺时针摩腹 30 下，揉足三里 100 次，捏脊（以长强直到大椎穴，以两手食指指腹横压在长强穴位向上推，同时两手拇指与食指，将皮肤肌肉提起，交替向上推捏于大椎穴），隔日一次，适用于疳气、疳积患儿。

NOTE

（2）刺四缝疗法：患儿手指及手掌严格消毒后，用 1 寸长毫针，刺两手四缝穴，每周刺 2

次，3 ～ 4 周为 1 个疗程，针刺深度在 2mm 左右。刺后挤出黄色或白色黏液。刺后 4 小时不可接触水，以防感染。适用于疳积患儿，但针刺时应避免误刺四缝穴周围的浅表小静脉。

（3）中脘穴拔罐法：拔中脘穴。可用于疳气、疳积患儿。

（4）敷脐法：将杏仁 10g，桃仁 10g，栀子 10g，芒硝 10g，白胡椒 7 粒，共研细末，捣烂葱白成泥状，加入鸭蛋清、白醋搅拌均匀，小儿临睡前，取适量药泥用纱布扎成饼状，外敷于神阙穴（肚脐），医用胶带固定以防渗漏，持续贴敷 8 ～ 10 小时，次晨起床后取下，每日 1 次，连用 7 次。局部皮肤溃烂或对药泥过敏者不可施用。

（二）主要症状护理

1. 减轻腹胀，可采用肛管排气、应用灌肠或软便剂导泻及用芒硝 30g 纱布热敷腹部，有助于消食化积，也可用手掌在患儿脐周顺时针按摩。严重腹胀时，可禁食并进行间歇性胃肠减压，以减轻腹胀症状。同时，要注意观察胃肠减压效果、引流物的性状和量。鼓励患儿多活动，特别饭后应协助患儿适当活动，促进胃肠道活动，以缓解症状。腹水患儿应卧床休息，轻度腹水者尽量平卧，增加肝血流量。大量腹水患儿取半卧位，使横膈下降，减少呼吸困难与心悸，准确记录出入水量，测量腹围体重。

2. 出现食欲不振时，要及时查明原因，采取针对性措施治疗。对病后胃气刚刚恢复者，要逐渐增加饮食，切勿暴饮暴食而致脾胃复伤。指导患儿进食柔软并容易消化的食物，如麦片粥、面条等，禁食异物，同时注意饭菜多样化，色香味俱全以提高患儿的食欲，纠正不良饮食习惯，不偏食，不挑食，不强迫进食；从小儿喜爱食物着手，诱导开胃，暂时不考虑营养价值，待其食欲增进后，再按营养的需要供给食物。

（三）健康教育

1. 提倡母乳喂养，按时按序添加辅食，以满足小儿生长发育的需要。

2. 合理安排生活起居，鼓励小儿户外活动，呼吸新鲜空气，多晒太阳，注意天气变化，及时增减衣服，尤其注意避免腹部着凉。

3. 用适当的方法向患儿家属介绍本病的病因，介绍病情程度及采取的治疗措施，同时向家长讲解合理喂养小儿的知识、饮食搭配与制作方法，协助家长制作饮食计划。

4. 定期测量并记录体重和身长。如发现小儿体重不增或逐渐减轻、皮下脂肪减少、肌肉松弛、面色无华，应引起注意并分析原因，及时治疗。

5. 疳证患儿由于抵抗力降低，常伴各种并发症，容易出现佝偻病、角膜软化、口腔炎、肺炎和腹泻等并发症，注意预防。

第二节　惊风

一、概述

惊风是因肝风内动等原因导致高热、抽搐、神昏为主要临床表现的一种小儿急重病证。抽搐时的主要表现可归纳为八种，即搐、搦、掣、颤、反、引、窜、视，古人称之为“惊风八候”，并伴有惊、风、热、痰四证。本病为儿科四大证之首。

NOTE

惊风是许多疾病的伴随症状之一，在宋代时将其归为病证，并与痫病、痉病区别。该病多见于 1 ～ 5 岁幼儿，年龄越小，发病率越高，一年四季均可发生，其来势凶猛，病情危急。

惊风分为急惊风和慢惊风两大类。急惊风起病急骤，病程短，属阳热实证，高热、抽搐、昏迷症状明显；慢惊风，起病缓慢，病程长，属阴寒虚证，可无明显发热、抽搐、昏迷症状。

西医学的小儿惊厥可参照本病辨证施护。

二、病因病机

急惊风的病机为肝风内动，病位主要在心、肝二脏，病因多为外感时邪疫毒、内蕴湿热、暴受惊恐等，病因病机见图 4–2；慢惊风的基本病机为虚极生风，病位在肝、脾、肾三脏，病因多为久吐久泻、禀赋不足、迁延失治和大病体虚等，病因病机见图 4–3。

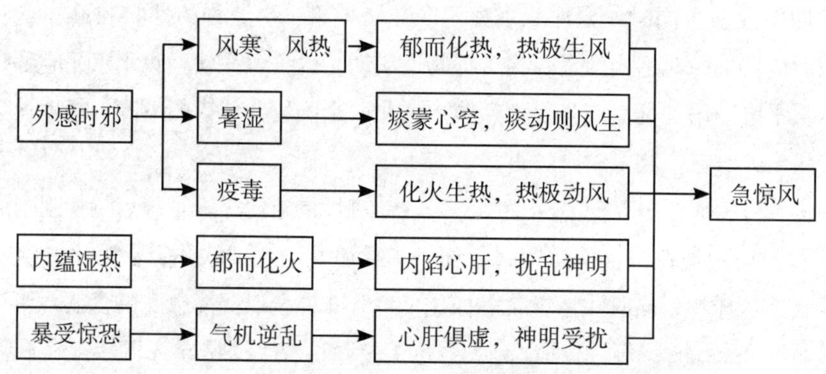

图 4–2　急惊风病因病机示意图

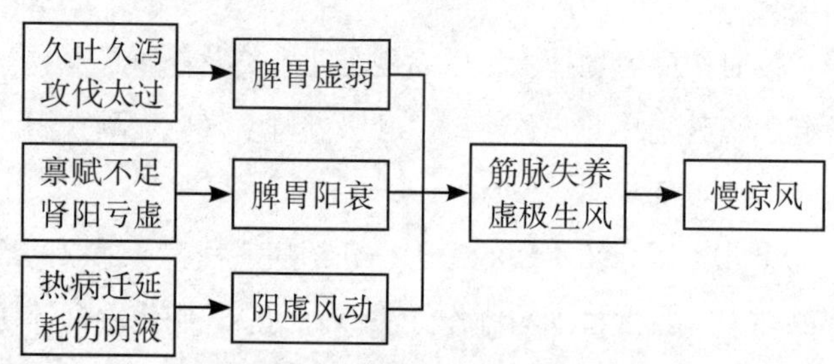

图 4–3　慢惊风病因病机示意图

三、常见证型

（一）急惊风

1. 风热动风

【临床症状】起病急骤，发热头痛，咳嗽流涕，咽红，烦躁，甚至神昏惊厥。舌质红，苔薄黄，脉浮数。

【辨证分析】风热郁表，正邪交争，故见发热；风热犯肺，肺失宣降，见咳嗽流涕，气机壅滞，见头痛头晕；风热之邪逆传心包，故烦躁，神昏；高热蒸灼经脉，热极生风，故见惊厥；舌质红，苔薄黄，脉浮数，为风热郁表之象。

【施护法则】疏风清热，镇惊息风。

【代表方】银翘散。

NOTE

2. 湿热疫毒

【临床症状】持续高热，反复抽搐，神昏谵语，或烦躁不安，呕吐腹痛，或便下脓血。舌质红，苔黄腻，脉滑数。

【辨证分析】多见于夏秋之际。饮食不节，感受湿热疫毒，邪毒充斥表里，故持续高热；疫毒内陷心肝，故昏迷抽搐，谵语，烦躁；湿热疫毒蕴结肠胃，故呕吐腹痛；热毒蒸灼大肠，则便下脓血；舌质红，苔黄腻，脉滑数，亦为湿热疫毒炽盛之象。

【施护法则】清热化湿，解毒息风。

【代表方】黄连解毒汤合白头翁汤。

3. 气营两燔

【临床症状】起病较急，头痛项强，恶心呕吐，壮热多汗，烦躁，抽搐，谵语神昏，口渴便秘。病情严重者高热不退，反复抽搐，神志不清。舌质红，苔腻，脉滑数。

【辨证分析】本病多见温病过程中，夏至之后，多为暑邪所致。火热邪毒充斥气分，烧烁津液，故高热口渴，便秘；邪迫心营，神明无主，故头痛项强，烦躁，谵语神昏；邪陷厥阴，肝风内动，故见惊厥；舌质红，舌苔腻，脉滑数，为气营两燔之象。

【施护法则】清气凉营，息风开窍。

【代表方】清瘟败毒饮。

4. 邪陷心肝

【临床症状】起病急骤，高热不退，烦躁口渴，谵语，神志昏迷，反复抽搐，两目上视。舌红，苔黄燥，脉数。

【辨证分析】本证多因外感温热邪毒所致。邪毒入里，里热内炽，伤阴耗液，故高热不退，口渴烦躁；邪毒逆传心包，神明失主，故谵语神昏；内陷厥阴，引动肝风，故反复抽搐，两目上视；舌红，苔黄燥，脉数，亦为邪热内炽之征。

【施护法则】清心开窍，平肝息风。

【代表方】羚角钩藤汤。

5. 惊恐惊风

【临床症状】暴受惊恐后惊惕不安，身体战栗，夜间惊啼，甚至惊厥、抽搐，神志不清，大便色青，脉律不齐，指纹紫滞。

【辨证分析】本证患儿常有惊吓史，平素胆小易惊，精神紧张，或在原有惊风病变的基础上因惊吓而诱发、加重。惊则气乱，心气受损，故惊惕不安，身体战栗，夜间惊啼；肝主筋脉，气机逆乱，引动肝风，故筋脉痉挛，惊厥，抽搐；肝木乘脾，脾湿下渗并出现肝之本色，故大便色青；脉律不齐，指纹紫滞，为气机逆乱之征。

【施护法则】镇惊安神，平肝息风。

【代表方】琥珀抱龙丸。

（二）慢惊风

1. 脾虚肝旺

【临床症状】形神疲惫，面色萎黄，不欲饮食，大便稀溏，色见青绿，时有肠鸣，四肢不温，嗜睡露睛，抽搐无力，时作时止。舌淡苔白，脉沉弱。

【辨证分析】久病脾虚，土色上泛，则面色萎黄，形神疲惫；脾阳虚衰，不能温煦四肢，

NOTE

内生寒湿，故四肢不温；土弱木乘，虚风内动，故见抽搐无力，嗜睡露睛；肝木乘脾，水走大肠，脾湿下渗而现肝之本色，故大便稀薄，色见青绿，时有肠鸣；舌淡苔白，脉象沉弱，亦为脾阳虚弱之征。

【施护法则】温中健脾，缓肝理脾。

【代表方】缓肝理脾汤。

2. 脾肾阳衰

【临床症状】精神极度萎靡，或沉睡昏迷，面色无华或晦滞，额汗涔涔，四肢厥冷，口鼻气凉，手足蠕动震颤，大便澄澈清冷。舌质淡，苔薄白，脉细无力。

【辨证分析】本证多见于暴泻、久泻之后。阳气衰弱，虚风内动，火不生土，寒水上泛，故面色无华或晦滞，手足蠕动震颤；元阳不运，则气不摄液，气液外脱，故口鼻气凉，额汗涔涔，四肢厥冷，抚之不温，甚至沉睡昏迷；脾肾阳虚，寒湿下趋，故大便澄澈清冷；舌质淡，苔薄白，脉细无力，均为肾阳衰，精气欲脱之象。

【施护法则】温补脾肾，回阳救逆。

【代表方】固真汤合逐寒荡惊汤。

3. 阴虚风动

【临床症状】虚烦低热，憔悴消瘦，面色萎黄或时有潮红，手足心热，大便干结，肢体拘挛或强直，抽搐时重时轻。苔少或无苔，舌绛少津，脉细数。

【辨证分析】由急惊风或其他疾病经久不愈而致。病久伤阴，肝肾之阴不足，水火不济，心神失养，故见虚烦低热，憔悴消瘦；阴虚生内热，故面色潮红，手足心热；肝肾阴亏，水不涵木，筋脉失养，故肢体拘挛，时有抽搐；津枯液燥，肠失濡润，故大便干结；苔少或无苔，舌绛少津，脉象细数，亦为肝肾阴亏之象。

【施护法则】育阴潜阳，滋肾养肝。

【代表方】大定风珠。

四、施护

（一）辨证施护

1. 病情观察　辨别急惊风还是慢惊风，若患儿高热不退，烦躁不安，摇头弄舌，咬牙，时发惊啼，多为急惊风先兆，应及时报告医生，采取防范措施。密切观察患儿体温、脉搏、呼吸、血压、面色、瞳孔、脉象、汗出、二便等情况，做好记录。辨别病情轻重，注意观察患儿抽搐程度、次数、持续时间及两次抽搐间歇期意识恢复情况。寻求病因，观察抽搐发生的部位、类型及发生的时间，注意抽搐与高热的关系，是否热退抽搐停止，是否属于高热惊厥。学龄儿童如有惊厥反复发作，发作时常口吐白沫，缓解后精神如常，应鉴别是否属于癫痫发作。

2. 生活起居　尽量减少噪音，保持室内安静，急惊风患儿室温宜凉爽，慢惊风患儿病室需温暖。需留人看护，加床栏，防止发作时碰伤、坠伤、咬伤。护理操作工作应集中进行，动作尽量轻柔，以免打扰患儿，诱发惊风。惊厥发作时切勿强行牵拉患儿肢体，以免损伤筋骨。风热抽搐，高热表邪未解患儿，可温水擦浴，避免吹风，勿用冰水冷敷，防止毛孔闭塞，邪毒内陷；湿热疫毒患儿，昏迷时间较长者，应注意皮肤护理，防止压疮；邪陷心肝患儿，若出现两眼上视，或者睡卧露睛，注意眼部护理；阴虚风动，潮热盗汗患儿，要注意擦拭汗液，避免感

NOTE

受风寒。保持呼吸道通畅，昏迷患儿需随时吸出喉中痰涎分泌物及呕吐物，以防发生窒息。

3. 饮食护理　忌食油腻、煎炸、辛辣之品，以防伤阴动火，加重病情。患儿抽搐时禁食，抽搐停止后给予清淡易消化的饮食。昏迷者给予鼻饲。高热惊厥患儿，清醒时需及时补充液体，防止津液耗伤，多饮凉开水，可用梨汁、藕汁、鲜芦根汁等代茶饮；痰涎壅盛者可予白萝卜汁或荸荠汁；肝肾阴虚者宜食滋阴清补之肴，如银耳汤、猪肝汤等，忌温热动火之品；脾肾阳虚者，宜给予健脾温肾的食物，如山药、核桃、龙眼肉、红枣等；湿热疫毒患儿，必要时可鼻饲流质饮食，用五汁饮或绿豆汤代茶饮；气营两燔患儿，辅以荷叶、绿豆等清暑化湿之品；惊恐惊风患儿，平素可以常食补心养血之品，如桂圆、大枣、莲子猪心安神汤等。

4. 用药护理　遵循“急惊合凉泻，慢惊合温补”的原则。中药汤剂宜浓煎，少量频服，不可强行灌服。惊厥停止后方可服药，避免呛入气管，必要时鼻饲给药。风热抽搐患儿，中药宜温服，药后盖被安卧，汗出后及时用毛巾擦干，防止复感外邪，遵医嘱给予小儿回春丸，1岁以下每服0.3～0.5g，2～3岁每服0.9g，每日2次；邪陷心肝患儿，遵医嘱给予安宫牛黄丸，每服1/2～1丸；惊恐惊风患儿，遵医嘱给予牛黄镇惊丸，每服1/2～1丸，每日1～2次。

5. 情志护理　避免一切不必要的刺激，如有自卑、退缩、孤独等心理障碍，应鼓励、疏导患儿，消除紧张和恐惧情绪，使患儿情志舒畅，避免因恐惧、惊慌而诱发病情。对于因惊恐而发生惊风的患儿，要给予特别的心理安慰，同时告知家长要保证孩子生活、学习环境的安全与平静。

6. 适宜技术

（1）针刺急救：惊厥发作可针刺或指掐人中、十宣、合谷、百会、涌泉等穴；牙关紧闭者指掐下关、颊车、合谷等穴或用开口器将口缓缓撑开，切勿强行撬开，必要时按医嘱使用镇静剂；痰鸣取丰隆、足三里。

（2）艾灸法：艾灸足三里、关元、中脘等穴，以疏通经络，调和气血，补益脾肾，适用于慢惊风脾阳虚者。

（3）推拿疗法：气营两燔邪热炽盛患儿，可辅以清肝经，清心经，清肺经，退六腑，清天河水，推脊等法；邪陷心肝患儿可清肝经，按揉百会，拿曲池、风池、肩井和委中等，以平肝息风，止抽搐；牙关不利，神昏闭窍，掐合谷穴。

（4）中药贴敷：出现囟门高突者，应立即报告医生，并用地龙粉15g，加入少量蔗糖水拌匀，置于纱布上敷贴囟门处，以缓解痉挛。

（二）主要症状护理

有高热抽搐史的，应及时采取降温措施，预防发作。惊厥发作时切勿强制按压，以防骨折，应将患儿平放，头侧位，并用纱布包裹压舌板，放于上下臼齿之间，防止咬伤舌体。

（三）健康教育

1. 保持居室安静，空气流通。夏季要采取降温措施，对传染病患儿注意隔离。

2. 起居有常，劳逸适度，合理安排学习与休息，避免过度疲劳，有规律地运动锻炼，保证充足睡眠。

3. 积极治疗原发疾病。做好保健，提高抗病能力。

4. 有高热惊厥史的患儿，在发热初期，及时给予解热降温药物，提前服用预防惊厥的中成药，如猴枣散等。

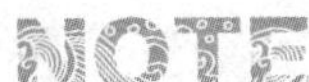

5. 厥证患儿出现头晕、出汗、恶心、面色苍白等先兆症状，应让其立即平卧，头侧向一边，以保证脑部供血和气道通畅。

6. 对长期卧床的患儿，经常改变体位，勤翻身；昏迷患儿，应注意保持呼吸道通畅，防止窒息。

7. 指导家长掌握预防小儿惊风及控制小儿惊风发作的措施。

第三节　遗尿

一、概述

遗尿又称“尿床”“遗溺”，主要因为肾气不足、肺脾气虚等原因导致5岁以上儿童睡眠中不能自主控制排尿，经常小便自遗，醒后方觉的一种病证。

本病多自幼得病，也有在学龄儿童时期发生者，多见于10岁以下的儿童，轻者数夜一次，重者一夜数次。遗尿若长期不愈，使儿童产生自卑感，心理负担过重，会影响其智力、体格的发育。尤其对年龄偏大的学龄儿童更为突出。3岁以内小儿，膀胱括约肌控制能力较差，不能自主控制小便；或学龄儿童因白天游乐过度，睡前饮水过多，睡眠太深，而偶发遗尿，均不属于病态。

西医学的小儿遗尿症可参照本病辨证施护。

二、病因病机

早在《黄帝内经》就有关于本病的病名和发病机理的阐述。如在《素问·宣明五气》篇中云“膀胱不利为癃，不约为遗溺”“督脉为病……遗溺”。《灵枢》中提出“足厥阴肝经之病”和“三焦虚”均可引起遗溺。

本病病因主要为肾气不足、肺脾气虚、肝经湿热、心肾失交等影响肾的蒸腾气化和膀胱的储藏功能，病位在膀胱与肾，涉及肺、脾、三焦、心、肝等多脏；基本病机为膀胱失约；病理性质大多属虚证、寒证，由肝经湿热所致者属实热证，心肾不交属虚实夹杂证。病因病机见图4–4。

西医通过放射诊断学检查，发现有些遗尿患儿与隐形脊柱裂有关，并有一定的家族遗传病史，需要及时排查，以免耽误治护。

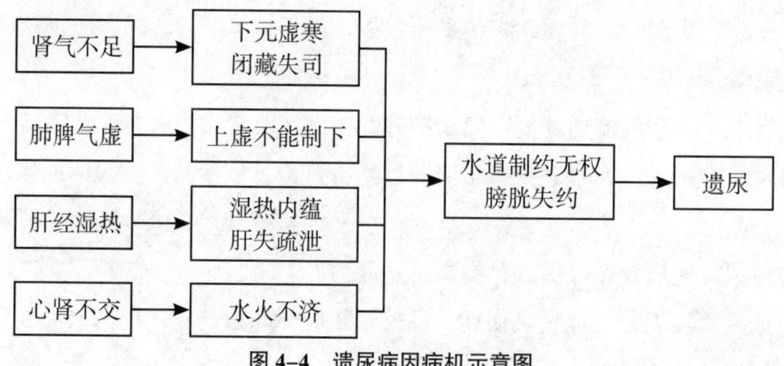

图4–4　遗尿病因病机示意图

NOTE

三、常见证型

1. 肾气不足

【临床症状】寐中多遗，可达数次，小便清长，醒后方觉，面色苍白，神疲乏力，畏寒肢冷，智力较同龄儿童差。舌质淡，苔白滑，脉沉细或沉迟。

【辨证分析】肾气虚弱，膀胱虚冷，不能制约，故寐中多遗，可达数次；下元虚寒，不能约束水道，故小便清长；肾虚，真阳不足，故面色苍白，神疲乏力，畏寒肢冷；肾虚脑髓不足，故智力较差；舌淡，苔白滑，脉沉细，为虚寒之象。

【施护法则】温补肾阳，固摄膀胱。

【代表方】菟丝子散。

2. 肺脾气虚

【临床症状】寐中遗尿，日间尿频，常自汗出，易感冒，神疲乏力，少气懒言，面色萎黄，食欲不振，大便溏薄。舌淡或胖嫩，苔薄白，脉弱。

【辨证分析】脾肺气虚，上虚不能制下，故夜间遗尿，日间尿频；肺气不足，则少气懒言，神疲乏力；气虚不能固其表，故常自汗出；脾肺气虚，生化乏源，故面色萎黄；脾虚不健，运化失司，故食欲不振，大便溏薄；舌质淡，苔薄白，脉弱，皆为气虚表现。

【施护法则】补肺益脾，固摄膀胱。

【代表方】补中益气汤合缩泉丸。

3. 肝经湿热

【临床症状】寐中遗尿，次数较少，尿少色黄，面红唇赤，性情急躁，或夜间梦语磨牙，睡眠不宁。舌红，苔黄，脉滑数有力。

【辨证分析】肝经郁热，蕴伏下焦，热迫膀胱，故寐中遗尿；湿热蕴结膀胱，热灼津液，故尿少色黄；湿热内蕴，郁结化火，肝火偏亢，故性情急躁；又肝火内扰心神，故梦语磨牙，睡眠不宁；舌红苔黄，脉滑数有力，均为湿热内蕴所致。

【施护法则】清热利湿，泻肝止遗。

【代表方】龙胆泻肝汤。

4. 心肾不交

【临床症状】梦中遗尿，夜寐不安，白天多动少静，难以自制，或五心烦热，形体消瘦。舌质红，少苔，脉沉细而数。

【辨证分析】心肾不交，水火不济，膀胱失约，故见梦中遗尿；心火偏旺，热扰心神，故夜寐不安；肾阴不足，虚火上炎，故五心烦热；舌红为心经有火，少苔、脉沉细数，为肾阴不足、虚火上浮之象。

【施护法则】清心滋肾。

【代表方】交泰丸合导赤散。

四、施护

（一）辨证施护

1. 病情观察 观察患儿遗尿的时间、频率、尿量及其他伴随症状，并做好记录。若患儿出现尿频、尿急、尿痛的情况，及时报告医生，应排除泌尿系统感染。夜间应观察患儿肛门有无蛲虫爬出，以排除蛲虫引起的遗尿。观察患儿是否出现夜寐不安、烦躁、五心烦热等症状。观察患儿遗尿后是否继续入睡。

2. 生活起居 生活有规律，适当控制白天活动量，勿过度劳累。睡前尽量排空小便，睡后按时唤醒排尿，并逐渐延长唤醒间隔时间，从而促使患儿逐渐养成自控排尿的习惯。可培养患儿养成侧卧习惯，使腹壁松弛，减少平卧睡态对膀胱的压力。内衣宽松柔软，夜间尿湿裤褥后须及时更换，保持外阴清洁干燥。肾气不足患儿，注意保暖，睡前热水泡足，睡时可使用暖水袋垫于足下；肺脾气虚患儿，注意休息，避免过劳，耗气过度可加重病情；肝经湿热患儿，注意保持病室安静，尽量减少噪音；心肾不交患儿，护理治疗时动作要轻，对患儿要热情、耐心、细心，尽量满足患儿需求。

3. 饮食护理 患儿饮食宜清淡，不宜过咸。睡前不宜多饮多食，尤其控制饮水量。肾气不足，下元虚寒患儿，需常食韭菜、狗肉、羊肉等以温补肾阳，平时可以芡实、莲子、山药合大枣同煮服食以补肾固摄；肺脾气虚患儿注意饮食有节，选择易消化的食物，可常食山药、莲子、大枣粥以健脾益气；肝经湿热患儿饮食宜清淡，多食蔬菜水果，忌辛辣厚味、生热化火之品，可用鱼肚、薏苡仁共煮成粥食用，平时用芦根、竹叶适量煎汤代茶饮，以生津止渴、消除烦躁；心肾不交患儿可适当吃些苦味食物清心泻火，如莲子心、苦瓜、百合等，亦可同时食用黑芝麻、枸杞子、甲鱼等滋补肾阴的食物。

4. 用药护理 中药汤剂不宜在晚间服用，尽量在白天服完。肾气不足和肺脾气虚患儿，汤剂宜温热服。

5. 情志护理 对遗尿患儿，家长要多安慰、鼓励，不能批评或嘲笑、体罚，以免加重或诱发遗尿，须耐心引导，可采用以情胜情的方法，消除忧郁、自卑的心理，促使患儿积极配合治疗。年龄较大的遗尿患儿多有羞涩、自卑的心理状态，护理人员应给予体贴和安慰，尽量减少知情的人数，避免宣扬，帮助患儿及家属正确认识病情，以消除患儿的负面情绪。

6. 适宜技术

（1）小儿推拿疗法：补脾、肺、肾经，推三关，揉外劳宫，按揉百会、丹田、肾俞，擦腰骶部以健脾养肺，配合捏脊 1 日 1 次，适用于虚证。

（2）针刺疗法：年长肝经湿热患儿可针刺关元、中极、肾俞、太冲、三阴交、膀胱俞等穴，用泻法。虚证针刺关元、中极、三阴交、肾俞、膀胱俞，用补法，以补益肾气。

（3）艾灸疗法：每晚睡前用艾条灸关元、气海穴，以皮肤稍红为度，每次约 15 分钟，适用于虚证。

（4）敷脐疗法：五倍子、何首乌各 3g，研末，用醋调敷于脐部，外用纱布覆盖，每晚 1 次，连用 3 ～ 5 次。

（5）耳穴贴压法：取脾、肺、肾、皮质下、神门、内分泌，每天按压 2 ～ 3 次，每次贴压维持 3 ～ 5 天。

（6）坐浴法：金银花 30g，蒲公英 30g，地肤子 30g，艾叶 30g，赤芍 15g，生姜 15g，通草 6g，将以上药物煎煮 3 ～ 4 次，合并药液，药液温度保持在 38 ～ 40℃，让小儿坐浴其中，每次 30 分钟，每日 1 ～ 2 次。若局部皮肤溃烂或对药糊过敏者不可施用；药液不可重复使用；控制好坐浴药液温度，以免烫伤。

（二）主要症状护理

1. 性情急躁，尿少味腥臊者，可用龙胆草、栀子煎水频饮，以泻肝胆实热。

2. 夜间磨牙小儿，可用黄连、朱茯苓煎水饮，以清心安神，泄热导赤。

3. 遗尿频作者，可针刺夜尿穴（在掌面小指中节关节横纹中点处），或选用阴陵泉、三阴交、关元、中极、肾俞。

4. 形寒肢冷，小便清长者可用补骨脂、附子各 10g，生姜 30g，先将补骨脂、附子研末，再将生姜捣烂，三药和匀，做成饼状置于脐部，敷贴固定，5 天后换药 1 次。或者采取艾灸法，取穴百会、命门、关元、中髎、大敦，用艾条温和灸，以局部皮肤潮红为度，或用小艾炷直接灸，每次灸 5 壮。

5. 食少便溏者可按摩腹部，也可用炮姜煮水饮，以温脾祛寒。可用猪膀胱一个，洗净后纳入黄芪 30 ～ 50g，白果 20 ～ 30g，用细绳将口扎紧，置入砂锅内，加适量冷水、少许盐，生姜 10g，用文火煮 1 小时 30 分左右，去除药渣吃肉喝汤，每周一次。

6. 夜卧易惊可采用小儿推拿疗法。清肝经、清心经、分手阴阳、清小肠等清心火以平肝；补肾经、揉上马、推箕门以养阴清热；捣小天心以清热镇惊安神。

（三）健康教育

1. 向家长讲解本病的病因及饮食调养注意事项，并教会小儿自幼养成良好的生活习惯，按时排尿。

2. 告知家长耐心教育患儿，不可斥责惩罚、当众羞辱，应鼓励患儿消除害羞、紧张情绪，建立起战胜疾病的信心。

3. 帮助患儿建立起白天定时小便或睡前小便的习惯，尿床的情况会减少，当患儿没有尿床的时候父母应当给予鼓励。

4. 夜间尿湿衣褥后一定要及时更换，保持外阴清洁与干燥。

5. 患儿白天不要游玩过度，以免疲劳贪睡，夜间睡眠保持侧卧位。

第四节　水痘

一、概述

水痘是由外感时邪（水痘 – 带状疱疹病毒）引起的，以发热、皮肤分批出现斑疹、丘疹、疱疹、结痂为主要表现的急性出疹性传染病。

本病以冬春两季发病率高，任何年龄皆可发病，以 6 ～ 9 岁小儿为多见。主要通过接触或呼吸道飞沫传播，传染性极强，在发病前 1 ～ 2 天至疱疹全部结痂时皆有传染性，易在集体幼托机构发生流行。本病可接种疫苗进行预防，大多数患儿预后良好，皮肤一般不留瘢痕，大多可获终身免疫。

西医学中的水痘，可参考本病辨证施护。

二、病因病机

水痘病因为外感水痘时邪，病位主要在肺、脾二脏，仅少数重病患儿可累及心、肝。病机为水痘时邪由鼻与肌表而入，蕴郁于脾肺，与水湿相搏，外透于肌表发为此病。病因病机见图4–5。

邪毒袭肺，肺失宣肃，可见肺卫症状，时邪郁阻于脾，正气亢奋抗邪外出，夹脾湿透于肌表，则水痘疹色红润、疱浆清亮，且随时邪清解而逐渐痊愈；若感邪较重或素体虚弱或调护不当，则邪毒蕴结肺脾而不解，内传于气营，与内湿相搏，透于肌表则水痘稠密、暗紫、疱浆混浊；若正气无力驱邪则易出现变证，导致邪毒内陷心肝或火毒闭于肺，出现神昏谵语，四肢抽搐，高热咳喘等邪毒闭肺、邪陷心肝危重症状。

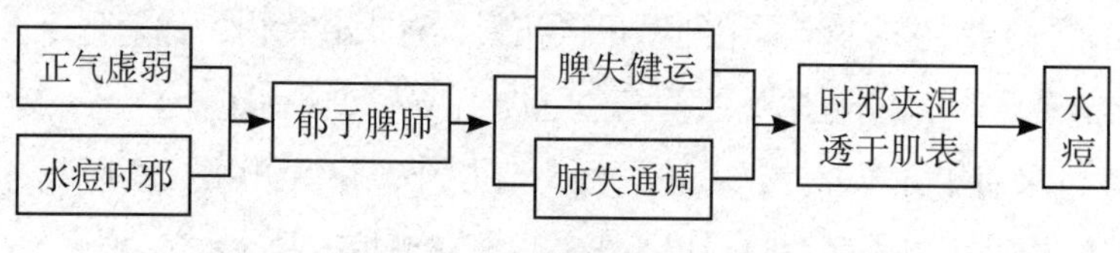

图 4–5　水痘病因病机示意图

三、常见证型

1. 邪伤肺卫

【临床症状】轻微发热或无热，鼻塞流涕，偶有咳嗽喷嚏，1～2日后皮肤出疹，疹色红润，根盘红晕不明显，疱浆清亮，点粒稀疏，躯干部较多，分批出现，有痒感。舌淡红，苔薄白，脉浮数。

【辨证分析】外感时行邪毒，伤于肺卫，故无热或轻微发热，鼻塞、流涕、咳嗽等；肺主皮毛，脾主肌肉，正气抗邪外出，时邪夹湿透于肌表，故水痘显露；正盛邪轻，故痘疹稀疏，疹色红润，疱浆清亮；病浅为邪伤肺卫之象，故舌淡红，苔薄白，脉浮数。

【施护法则】疏风清热，利湿解毒。

【代表方】银翘散。

2. 毒炽气营

【临床症状】壮热烦躁，口渴引饮，面红目赤，口舌生疮，痘疹密布，疹色紫暗，疱浆浑浊，大便干结，小便短赤。舌质红绛，苔黄少津，脉洪数。

【辨证分析】热毒炽盛，故壮热、烦躁；热盛伤津，故大便干结、小便短赤；邪毒内传气营，故水痘分布较密，疹色紫暗，疱浆浑浊；邪热上熏目口，则目红赤，口舌生疮；舌红绛、苔黄少津、脉洪数，均为毒热炽盛之象。

【施护法则】清气凉营，解毒化湿。

【代表方】清胃解毒汤。

3. 毒陷心肝

【临床症状】高热不退，神昏谵语，或嗜睡，或狂躁，甚至四肢抽搐，痘疹密集，疱液稠浊，疹色紫暗，舌质红绛，舌苔黄燥或黄腻，脉数有力，指纹紫。

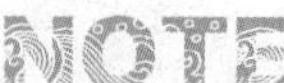

【辨证分析】若患儿禀赋不足或素体虚弱，在毒炽气营阶段，邪盛正衰，内陷心肝，出现

高热不退，神昏谵语，或嗜睡，或狂躁；小儿肝常有余，邪毒炽盛化火，引发肝风内动而四肢抽搐；疱液稠浊，疹色紫暗，舌质红绛，舌苔黄燥或黄腻，脉数有力，指纹紫，均为热毒内盛之象。

【施护法则】清热解毒，镇惊开窍。

【代表方】清瘟败毒饮。

四、施护

（一）辨证施护

1. 病情观察　观察患儿体温、舌苔、脉象，有无咳嗽；观察呕吐及皮疹出现的时间、部位、色泽、形态及分布特点，并详细记录。内热炽盛、壮热不退患儿应密切观察有无出现神昏、烦躁、抽搐和喘促等邪陷心肝、邪热闭肺等变证，若出现变证，应及时通知医生并配合处理。

2. 生活起居　患儿应严格按照密切接触传染病和呼吸道传染病执行隔离，直至疱疹全部结痂为止。衣着宽松，宜纯棉质地内衣裤，应勤换洗，床褥应保持清洁、松软、平整、干燥。应采用暴晒、煮沸、紫外线灯照射等措施对水痘患儿污染的衣物、被褥进行消毒。患儿发热或出疹期间宜卧床休息。保持皮肤清洁干燥，水痘较重者，暂不宜洗澡或擦洗。皮肤瘙痒时应避免搔抓皮肤，防止抓伤皮肤造成感染。应注意修剪指甲，幼儿自制能力差，可将手包起来。住院期间，室内每日行紫外线照射 20 ～ 30 分钟。保持衣物清洁，衣服以柔软、宽大为宜，穿衣盖被要适中，以防出汗致皮疹瘙痒而影响睡眠。有接触史的易感患儿应隔离 3 周。

3. 饮食护理　患儿宜食用流质、半流质食品，如绿豆汤、小麦汤等，忌食辛辣燥热之品，如芫荽、公鸡、海鲜和辣椒等，以免加重病情。鼓励患儿多饮水，或用芦根、荸荠、萝卜等煎水代茶饮，保持身体有微汗出，以利透疹。邪伤肺卫患儿，可用金银花 10g 泡水，加入等量甘蔗汁充分混匀，每日数次饮服，以疏风散热；或用金银花 15g，板蓝根 20g，生甘草 5g 煎水代茶饮用。邪炽气营患儿，可服食马齿苋荸荠粥，鲜马齿苋、荸荠粉各 30g，冰糖 15g，粳米 100g，熬粥服用；或取绿豆 100g，赤小豆 30g，加水炖至酥烂，冰糖调食。小便短赤或黄者用鲜车前草煎水代茶饮。大便干结时，可服蜂蜜水、火龙果、香蕉和果仁等，或用番泻叶泡水代茶饮。

4. 用药护理　邪伤肺卫患儿，所服用的银翘散汤剂不宜久煎，汤剂宜温服；邪炽气营患儿，所服汤剂宜饭后 30 分钟温服，中病即止，不可过用，以免损伤脾胃。

5. 情志护理　患儿发病时，患儿及家属均存在不同程度的恐惧和焦虑，患儿采取隔离措施后情绪低落，孤独感增强，护理人员应及时给予情志相胜法、移情易性等情志护理，安慰和鼓励患儿，使其保持情绪稳定。患儿因皮肤瘙痒吵闹时，可用讲故事、听音乐、看动画等移情法转移其注意力。

6. 适宜技术　中药洗浴法：可用蒲公英 20g，黄芩 20g，益母草 20g，苦参 20g，黄连 10g，黄柏 10g，每日 1 剂，煎水，每日外洗 2 次，适用于顺证。

（二）主要症状护理

1. 皮肤水痘搔破而湿烂者，可选用青黛散敷于局部，或用青黛 30g，煅石膏 50g，滑石 50g，黄柏 15g，冰片 10g，黄连 10g，共研细末，和匀，适量麻油调匀，涂擦，每日 1 次。患

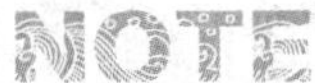

儿体表出现糜烂感染面时可涂以1%甲紫，或金黄散或康复新合剂调敷于患处，以收敛燥湿，清热解毒。

2. 高热患儿，必要时耳尖放血或针刺曲池、合谷散热，切勿用冰敷法降温，以免毛窍闭塞，邪热内遏。高热惊厥时可掐捏人中，按揉合谷、太冲，针刺手十二井穴等。

（三）健康教育

1. 告知患儿及家长，水痘传染性很强，发现需立即隔离，直至全部疱疹结痂为止。

2. 冬春水痘流行期间，未患过水痘的小儿少去公共场所，并进行预防接种。接触水痘患儿后，应留检3周。

3. 患儿呼吸道分泌物或皮疹内容物污染的寝具、食具、玩具、衣物等，应利用暴晒、煮沸、紫外线照射等方法消毒。

4. 对大量使用肾上腺皮质激素、免疫抑制剂患儿，以及免疫功能受损、恶性肿瘤患儿，在接触水痘患者72小时内，对药物用量应遵医嘱及时调整。

5. 饮食清淡易消化，多饮温开水，忌食辛辣刺激性食物。

6. 勤换内衣，保持皮肤清洁，避免搔抓损伤皮肤，引起感染。

【思考题】

1. 小儿疳证的护理措施有哪些？

2. 如何预防小儿惊风？

3. 怎样对遗尿患儿做心理护理？

4. 如何对水痘患儿做健康教育？

扫一扫，知答案

NOTE

第五章　其他病证中医护理

【学习目标】

1. 识记：天行赤眼、针眼、脓耳、耳鸣及鼻渊的病名，常见证型的施护法则、方药。
2. 理解：天行赤眼、针眼、脓耳、耳鸣及鼻渊的病因、辨证分析。
3. 应用：天行赤眼、针眼、脓耳、耳鸣及鼻渊的辨证，并能运用护理措施辨证施护。

【案例导入】

案例： 黄某，女，39岁，企业员工。一周前左眼出现磣涩流泪，没重视。昨日，上睑缘出现绿豆大小的硬结，质软，轻微压痛，硬结处眼睑红肿，小疖顶端有1mm左右的脓点。今日出现发热，头痛，咽痛。舌红，薄黄，脉浮数。

提问： 该患者患何病？属于何种证型？其护理问题有哪些？该如何缓解症状？

本章内容主要介绍中医眼科天行赤眼、针眼和中医耳鼻喉科脓耳、耳鸣及鼻渊等临床常见病证的概念、病因病机、常见证候类型、护理措施与健康教育等内容。本章专科性、针对性及操作性较强，在临床上对眼科、耳鼻喉科疾病的护理具有较为重要的指导意义。

第一节　天行赤眼

一、概述

天行赤眼是指外感疫疠之气，白睛暴发红赤、点片溢血，常累及双眼，能迅速传染并引起广泛流行的眼病，又称“天行赤目”“天行赤热”“天行气运”“暴发火眼”等，俗称红眼病。

中医学很早就有了关于本病的记载。本病病名见于《银海精微·卷之上》记载到“天行赤眼者，为天地流行毒气，能传染于人”，强调疫疠之气为其外因；“天行赤眼者……一人害眼传于一家，不论大小皆传一遍”，《龙木总论》中提到“忽然赤痛肿相并，天行赤眼是为名，厉行热气相传染，体性随人有轻重”，《医世得效方·天行赤眼》条下说“目忽赤肿，晨昏痛涩，长幼相似，此天行时疾”，都指出本病具有传染性，其时疾，即呈现季节性变化，春夏之季多流行。元代《世医得效方》称“天行赤目”，明代《审视瑶函》称“天行赤热”。

西医学的流行性出血性结膜炎，可参照本节辨证施护。

二、病因病机

本病多因疫疠之气上犯白睛，或因肺胃积热，复感疫疠之气，内外合邪，热毒炽盛，交攻于目而成；也或因眵泪相染所致。因猝感疫疠之气，疫热伤络，或肺胃积热，肺金凌木，内外合邪，侵犯肝经，上攻于目而发病。病位主要在肝，与肺、胃关系密切。病因病机见图 5–1。

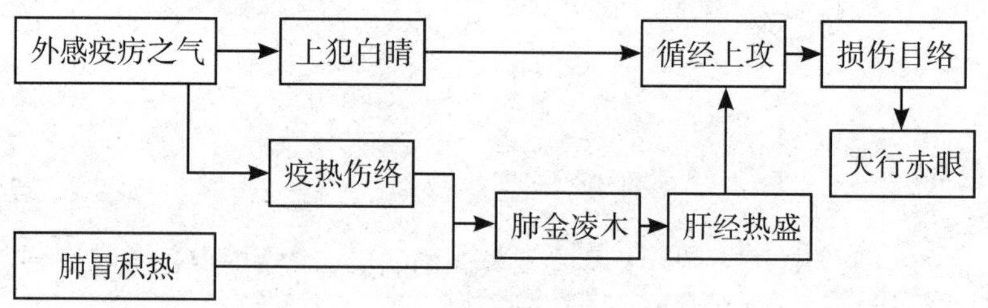

图 5–1　天行赤眼病因病机示意图

三、常见证型

1. 初感疠气

【临床症状】双目赤涩疼痛，羞明流泪，眵稀不黏，白睛红赤；耳前颌下或扪及肿核，兼见发热恶寒，鼻塞流涕，伴口干咽痛。舌质红，苔薄黄，脉浮数。

【辨证分析】疠气初感，上犯白睛，故赤涩灼痛；郁而不散，故羞明流泪，白睛红赤；热毒壅滞于耳前颌下，故可扪及肿核。舌质红，苔薄黄，脉浮数，均为初感疫疠之气，内热不重之象。

【施护法则】散风清热，凉血解毒。

【代表方】疏风散邪饮子。

2. 肺胃积热

【临床症状】患眼灼热疼痛，胞睑红肿，白睛赤丝鲜红满布，眵泪黏稠，兼有头痛烦躁，或便秘溲赤。苔黄，脉数。

【辨证分析】因患者肺胃素有积热，复感疫疠之气，内外合邪，故局部症状较重，胞睑红肿，白睛赤丝鲜红满布，眵泪黏稠等。头痛，烦躁，便秘溲赤，苔黄，脉数等，皆为里热实证的表现。

【施护法则】散风清热，凉血解毒。

【代表方】泻肺饮。

3. 疫热伤络

【临床症状】患眼灼热疼痛，胞睑红肿，白睛或睑内有点状或片状之溢血，眵泪黏稠，兼有头痛烦躁，或便秘溲赤。舌红，苔黄，脉数。

【辨证分析】疫疠之气上犯头目，故眼部灼热疼痛，胞睑红肿，头痛而烦躁。邪热伤及眼络，迫血妄行，则白睛或睑内有点状或片状之溢血。便秘溲赤，舌红，苔黄，脉数均为邪热炽盛之象。

【施护法则】清热凉血，解毒散邪。

【代表方】普济消毒饮。

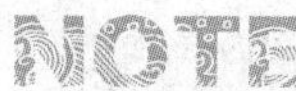

四、施护

（一）辨证施护

1. 病情观察　观察患者自觉症状，如眼痒、异物感、灼热感、羞明、疼痛、流泪等有无加剧；观察眼部分泌物的颜色、质、量的情况；观察白睛红赤情况，有无眼睑红肿、球结膜水肿等；如有发热、畏寒、淋巴结肿大等全身症状，应及时与医生沟通以便处理。

2. 生活起居　注意休息，少用目力。一侧眼发病时，应取患侧卧位或头偏向患侧，以防眼泪流入健眼引起感染。眼部分泌物多时，可戴眼罩。滴眼药、毛巾、脸盆等要单独使用，做好床旁隔离，避免交叉感染。使用过的器械、枕巾、毛巾等要严格消毒，更换的敷料要放入感染性垃圾袋，患者出院后床单位要严格消毒。

3. 饮食护理　忌食辛辣刺激、煎炸烧烤及鱼腥发物等，忌姜、葱、蒜等辛香走窜之品，戒烟酒。初感发热时，可以按照外感发热病证护理，可用菊花、夏枯草、桑叶煎水代茶饮，热毒炽盛者可饮菊花茶、决明子茶或刺蒺藜茶。

4. 情志护理　向患者解释疾病的发生、发展、治疗及转归，帮助其消除顾虑，积极配合治疗及护理，树立战胜疾病的信心。

5. 用药护理　初感疫疠者，汤剂煎煮时间宜短，汤药宜温服，药后加衣被取微汗，以助药力祛邪外出。肺胃积热者，汤剂宜凉服。可选用银翘解毒丸、黄连上清片、黄连解毒片、清火栀麦片等中成药口服。遵医嘱滴眼药水，可选用 2 ～ 3 种眼药水交替滴眼，睡前可用眼药膏涂眼，以发挥持续治疗的作用。眼部分泌物较多时，先用消毒棉签蘸生理盐水轻轻拭去，再用眼药水滴眼。炎症未控制时，忌用激素类眼药，病毒性结膜炎禁用激素类眼药，可选择鱼腥草滴眼液、复方熊胆滴眼液滴眼。

6. 适宜技术　急性结膜炎初期热敷会使眼球充血，炎症扩散并引起并发症，因此，宜冷敷，以利于红肿的消退。疫热伤络，白睛出现点片状出血时，可用金银花、蒲公英、菊花、大青叶、白茅根等清热解毒、凉血止血之品煎汤熏洗患眼。针刺疗法可选取风池、太阳、睛明、合谷、曲池、攒竹、丝竹空、瞳子髎等穴位，用泻法；也可点刺患侧眉弓、眉尖、太阳、耳尖等放血。

（二）主要症状护理

本病的常见症状有眼红、眼痛、分泌物增多等，本节主要介绍眼部分泌物增多的护理。

1. 观察眼部分泌物颜色、质、量情况，有无发热、畏寒、淋巴结肿大等全身伴随症状。

2. 一侧眼睛发病时，应取患侧卧位或头偏向患侧，以防分泌物流入健眼，引起健眼感染；双侧均患病时，保持症状较轻的眼在上方，防止症状加重。

3. 戴防护眼镜，滴眼药、毛巾、脸盆等要单独使用，做好床旁隔离，接触患者后，应注意洗手消毒，防止交叉感染。

4. 禁止包眼，以免邪毒郁遏加重病情。禁用激素类眼药，以防降低局部免疫力。

5. 遵医嘱按时滴眼药水（膏），如单眼患病，应先滴健眼再滴患眼，滴管口切勿接触眼睑；可多种眼药水交替滴眼，滴入量不宜过多，1 ～ 2 滴即可，以防溢出；睡前可涂眼药膏，以发挥持续治疗作用；分泌物覆盖眼睛时，应先用消毒棉签蘸生理盐水轻轻拭去，再用眼药水滴眼。炎症未控制时，忌用激素类眼药，病毒性结膜炎禁用激素类眼药，可选择鱼腥草滴眼液、复方熊胆滴眼液滴眼。

6. 遵医嘱用中药液熏洗患眼，可使用双黄连中药水洗双眼，或用生理盐水冲洗眼睛；亦可选用针刺疗法、耳尖放血等中医特色技术。

（三）健康教育

1. 注意气候变化，及时增减衣物，预防感冒。红眼病流行期间，饮食应清淡，多饮水，保持大便通畅，忌食辛辣刺激、煎炸炙烤的食物及鱼腥发物等。

2. 本病具有传染性，故应指导患者注意个人卫生，勤洗双手。手帕、洗脸用具、枕套以及儿童玩具等均需隔离与消毒。应注意隔离，避免患者到公共场所，尤其应禁止到游泳池游泳，以免引起传播流行。接触过患眼的手和医疗器械，以及污物等均需严加消毒处理。不论眼药水还是眼药膏均应专人专用，以免交叉感染。

3. 加强锻炼，增强体质，提高机体抗病能力。生活有节，起居有常，切勿熬夜，少用目力。避免光和热的刺激，切勿勉强看书或看电视，出门时可戴太阳镜，避免阳光、风、尘等刺激。

4. 进行眼部治疗时，应按照先健眼再患眼的顺序进行，避免交叉感染。初期可冷敷，慎用激素类眼药。病情未得到有效控制时，忌用激素类眼药。

第二节　针眼

一、概述

针眼是指因感受风热毒邪、饮食失宜、病后余邪未清或脾气虚弱等致胞睑边缘生疖，形如麦粒，红肿痒痛，易成脓破溃的眼病。该病因脓成后用针刺破排脓即愈，或用针挑破背上的红点而愈，故名“针眼”，又名“偷针”“土疳”“土疡”，重者亦称“眼丹”，可单眼或双眼发病。任何性别、年龄、季节均可发生本病。本病部分患者常反复发作，此起彼伏，经久难消。

本病见于《证治准绳·杂病·七窍门》，“世传眼普初生小疱，视其背上即有细红点如疮，以针刺破眼时即瘥，故名偷针”，指出是“犯触辛热燥腻风沙火”或“窍未实，因风乘虚而入”。《诸病源候论·目病诸侯》：“人有眼内眦头忽结成皰，三五日间便生脓汁，世呼为偷针。”对其症状作了简明的阐述，并指出，“此由热气客在眦间，热搏于津液所成”。《审视瑶函·土疳症》曰：“有一目生而传两目者，有止生一目者。有微邪不出脓血而愈者，有犯触辛热燥腻、风沙烟火，有窍未实，因风乘虚而入，头脑俱肿，目亦赤痛者。所病不一，因其病而治之。”

西医学的急性睑板腺炎，又称麦粒肿，可参考本节进行辨证施护。

二、病因病机

本病的发生，常因感受风热毒邪，饮食失宜，病后余邪未清或脾气虚弱等所致。风热毒邪直袭胞睑，滞留局部脉络，气血不畅，发为本病。嗜食辛辣炙煿，脾胃积热，火热毒邪上攻，致胞睑局部酿脓破溃。病后余邪未清或脾气虚弱，卫外不固，复感风热之邪，则引起本病反复发作。

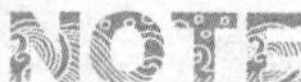

本病病位主要在脾，与肺、胃失调密切相关。胞睑属五轮学说中之肉轮，内应于脾，脾与胃相表里，脾胃为后天之本，饮食有节，胃纳脾输，则目得其养。胞睑位于眼珠前部，易受六淫之邪侵袭，内因恣食肥甘厚味，以致脾胃郁遏湿热，上壅胞睑，致胞睑红肿、疼痛、酿脓溃变。病因病机如图 5-2。

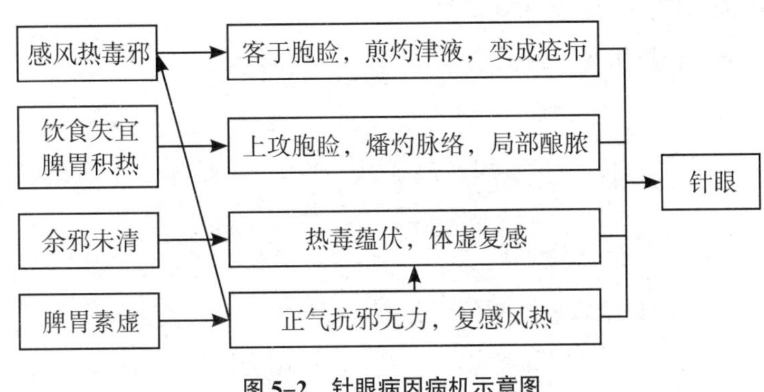

图 5-2　针眼病因病机示意图

三、常见证型

1. 风热外袭

【临床症状】针眼初起，胞睑局部微红肿、痒痛，可扪及硬结，压痛，并伴头痛，发热，全身不适等。舌苔薄白，脉浮数。

【辨证分析】风邪与热邪皆能作痒，风胜、热胜亦皆致肿。今风热之邪客于胞睑，故胞睑红肿而痒。所见全身症状，均为风热袭表之征。

【施护法则】疏风清热，消肿散结。

【代表方】银翘散。

2. 热毒壅盛

【临床症状】胞睑局部红肿灼热，硬结较大，变软，小疖顶端有黄白色脓点，疼痛拒按，或白睛红赤肿胀嵌于睑裂，伴头痛，咽痛，口渴喜饮，口苦，便秘溲赤。舌红，苔黄，脉数。

【辨证分析】脾胃蕴热，上攻胞睑，故胞睑红赤、疼痛拒按；热毒蕴积，上攻胞睑，蓄腐成脓，则见硬结变软，小疖顶端有黄白色脓点，或见白睛红肿；热邪较重，故伴口渴喜饮，便秘溲赤，苔黄脉数等症。

【施护法则】清热解毒，消肿止痛。

【代表方】仙方活命饮。

3. 热毒内陷

【临床症状】胞睑肿痛增剧，伴见头痛，身热，嗜睡，局部皮色暗红不鲜，脓出不畅。舌质绛，苔黄糙，脉洪数。

【辨证分析】热毒壅盛致气滞血瘀，故胞睑肿痛增剧，局部皮色暗红不鲜，脓出不畅；邪毒内陷，热扰神明，则身热，嗜睡；舌红绛，苔黄糙，脉洪数，皆为热毒内陷之征。

【施护法则】清热解毒，清心安神。

【代表方】内舒黄连汤。

4. 脾虚夹实

【临床症状】针眼反复发作，诸症不重，或针眼红肿不著，经久不散，兼见面色无华，神疲乏力。舌淡，苔薄白，脉细数。

【辨证分析】脾胃虚弱，正气不固，复感外邪，故针眼反复发作，面色无华，神疲乏力；舌质淡、苔薄白、脉细数均为脾虚夹实之征。

【施护法则】清解脾胃伏热，扶正祛邪。

【代表方】清脾散或四君子汤。

四、施护

（一）辨证施护

1. 病情观察　注意观察胞睑皮肤颜色、肿势、肿粒大小、硬度以及有无波动感或有无脓点形成。判断病情的发展程度，若硬结变软，脓点形成，则为针眼成熟；若出现头痛、高热、烦躁或嗜睡等，应及时报告医生，以便采取措施。

2. 生活起居　本病具有传染性，应注意做好消毒隔离工作。养成良好生活习惯，加强锻炼身体以增强机体抵抗力。急性期以休息为主；注意个人卫生，勤洗手、剪指甲，切勿用手揉搓眼睛。注意用眼卫生。眼部有不适时，不宜画眼线、贴假睫毛和涂眼影。热毒内陷者应卧床休息，尽量少搬动或打扰患者。风热外袭者，室温宜清爽；热毒壅盛及热毒内陷者，多喜凉恶热，室温宜偏低；脾虚夹实者，居室宜干燥凉爽。

3.饮食护理　养成良好饮食习惯。饮食宜清淡，易消化，忌食肥甘厚腻、辛辣炙煿、烟熏刺激以及助湿生痰之品，如各种饮料、葱、蒜、辣椒、韭菜等；忌食鱼腥发物，戒烟酒。热毒壅盛、热毒内陷者，宜食流质或半流质饮食，多饮水，多食富含维生素 A 的食物，多食新鲜的瓜果蔬菜，如马蓝头、冬瓜、西瓜、苦瓜、绿豆等以清热解毒；脾虚夹实者，可用太子参、茯苓、五指毛桃、瘦肉适量煎汤服用，以健脾利湿，促进肿物消散。

4. 情志护理　积极主动向患者解释疾病的相关知识，可采用正面说理的方式使患者了解疾病的发生、发展及治疗护理的情况，缓解患者紧张、焦虑等不良情绪，让患者保持心情舒畅，气机条达，气血调和，以利于早日康复。

5. 用药护理　风热外袭的汤剂煎煮时间宜短。中药汤剂宜饭后温服或凉服。可用内服药渣再次煎水，用于熏蒸或温热外敷患眼。遵医嘱点眼药水或眼药膏，操作前须洗净双手。可用两种以上的眼药水交替滴眼，间隔 2 ～ 3 分钟，白天可用眼药水滴眼，夜间睡觉前用眼药膏滴眼；先用刺激性弱的眼药水，再滴刺激性强的眼药水。滴管切勿接触眼睛，与眼睛的距离应保持 1 ～ 2cm，以免污染滴管或伤及角膜。

6. 适宜技术　可针刺攒竹、睛明、丝竹空、瞳子髎、阳白、鱼腰、四白、承泣、合谷、列缺、外关等穴位。针眼生于上睑近睑弦，可取攒竹、睛明穴；靠外眦部可取丝竹空、瞳子髎穴；在中间，可取阳白、鱼腰穴；在下睑可取四白、承泣穴。同时配合远端取穴，如合谷（必用）、列缺、外关等。需注意的是，眼部取穴应在小疖红肿区以外。也可用针挑法在肺俞、膏肓俞及肩胛区附近皮肤找出红点或粟粒性小点一个或数个；若不明显，可轻刮之后再找。未酿脓者，局部可用湿热敷以助消散，或用紫金锭磨汁，频涂患部皮肤，消肿止痛。

NOTE

（二）主要症状护理

本病常见症状主要是胞睑局部红肿痒痛、成脓破溃，故本节主要介绍红肿痒痛的护理。

1. 胞睑红肿痒痛初起，宜采用泄热、解毒、消肿、止痛的护理原则，可选用耳尖刺血疗法，或用金银花、野菊花、生甘草、淡竹叶、蒲公英等中药局部熏洗或湿敷，以减轻局部不适感。

2. 胞睑红肿痒痛明显，可局部应用广谱抗生素滴眼液联合鱼腥草滴眼液、如意金黄散、金黄膏等清热解毒，或静滴抗生素，以迅速缓解症状。

3. 肿胀明显且脓已成，应在无菌操作下立即挑破排脓或切开排脓，脓出则肿痛立即消退。可常规消毒后，用三棱针挑破，挤出黏液或血水。脓点形成，可切开排脓，若脓头在眼睑皮肤面者，切口应与睑缘平行，脓头位于睑内面者，切口应与睑缘垂直，不可伤及睑缘，但宜稍大，以利脓液排流。若脓疮较大，应放置引流条，直至脓尽，疮口用眼垫包封，每日换药一次直至疮口痊愈。可用金银花、野菊花、生甘草、蒲公英等煎水湿热敷或熏洗患眼。特别注意的是，针眼脓未成者不可针破或切开，不能在病变区域内选择针刺治疗的穴位，以免毒邪内陷，形成疔疮走黄之恶候。

4. 注意胞睑局部卫生，切勿用手或不清洁物品揉拭眼睛；避免熬夜或过度用眼，减少目力消耗，保证充足的睡眠，提高抵抗力，以缩短病程，缓解局部红肿痒痛症状。

5. 告知患者相关疾病知识和饮食指导，少吃刺激性、煎炸炙烤食物；戒烟酒，多吃新鲜蔬菜水果，如马蓝头、冬瓜、西瓜、苦瓜、绿豆；多饮水，保持大便通畅，加强锻炼，增强体质。

（三）健康教育

1. 养成良好生活习惯，慎起居，适寒暑，怡情志，劳逸结合，避免熬夜和过度疲劳，减少目力消耗。加强锻炼，增强体质，有效预防外邪侵入。

2. 注意饮食卫生，合理饮食，禁食辛辣刺激、肥甘厚腻等聚湿生痰之品。

3. 切忌挤压排脓，否则可造成脓毒扩散，甚至出现疔疮走黄等危重症。

4. 使用外敷药物时，注意勿使药物进入眼内，以免损伤结膜角膜。

5. 注意胞睑局部卫生，切勿用手或不清洁物品揉拭眼睛。夏季做好防蚊虫叮咬措施，防止蚊虫叮咬。

第三节 脓耳

一、概述

脓耳是因感受外邪或内脏功能失调致患者耳内流脓、听力下降甚至鼓膜穿孔为主要特征的耳病。

《灵枢·厥病》:“耳痛不可刺者，耳中有脓。”《冯氏锦囊秘录·杂症大小合参卷六》:“常出红脓者，谓之脓耳。”《诸病源候论·卷二十九》:“耳者宗脉之所聚，肾气之所通。足少阴肾经也。劳伤血气，热乘虚而入于其经，邪随血气至耳，热气聚，则生脓汁，故谓之聤耳。”

NOTE

西医学的急、慢性化脓性中耳炎可参照本节辨证施护。

二、病因病机

脓耳的病因可分为内因和外因两大类。外因多为风、热、湿等外邪侵袭，内因多为肝、胆、脾、肾等脏腑功能失调。风热外袭或风寒化热，循经上犯，风热邪毒结聚耳窍而为病；外感湿热之邪，内犯肝胆，或肝胆素有内热，循经上蒸，热邪搏结于耳窍，火热炽盛，腐蚀鼓膜，化腐成脓；素体脾气虚弱，健运失职，湿浊内生，泛溢耳窍，致脓耳缠绵难愈；先天禀赋不足或房劳伤肾，或久病不愈，致肾元亏虚，耳窍失养，邪毒侵袭或滞留，使脓耳迁延难愈，肾虚耳部骨质失养，不堪邪毒腐蚀，则骨腐成脓而臭，甚至邪毒内陷，导致脓耳变证。本病病位在耳，一般而言，初期多为实证、热证；流脓日久，多属虚证或虚中夹实。病因病机见图5–3。

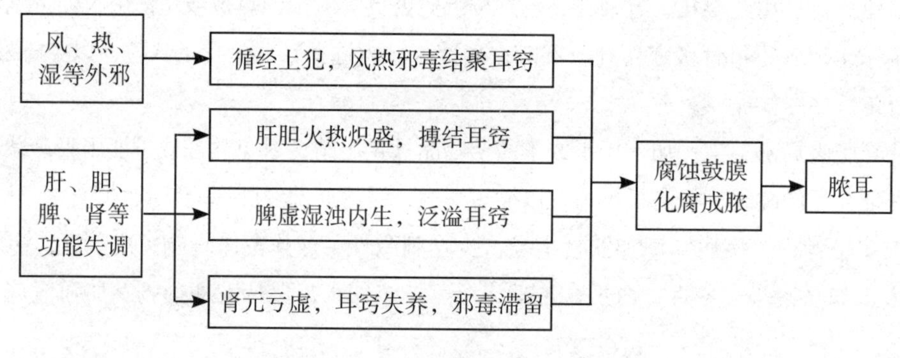

图 5–3　脓耳病因病机示意图

三、常见证型

1. 外邪侵袭

【临床症状】耳内胀塞感、疼痛，鼓膜充血或穿孔，流脓，听力下降，呈传导性耳聋。可伴有恶寒发热、头痛鼻塞。舌苔白或薄黄，脉浮数。

【辨证分析】热邪入侵或风寒入里化热，循经上扰，蒸灼耳窍，气血瘀滞，则鼓膜充血、疼痛，甚至穿孔、流脓，继而声音传导障碍致耳聋；感受外邪，则可伴恶寒发热、头痛鼻塞；舌苔白或薄黄，脉浮数，为肺卫壅盛之象。

【施护法则】疏风清热，解毒通窍。

【代表方】蔓荆子散。

2. 肝胆湿热

【临床症状】耳痛剧烈，流脓色黄，鼓膜红赤，呈鲜红色，甚者见外凸，或鼓膜穿孔，呈传导性耳聋。发热重，恶寒，头痛，口苦咽干。舌红，苔黄腻，脉弦数。

【辨证分析】邪热入里或引动内热，出现肝胆火热上壅，蒸灼鼓膜，气滞血瘀，故疼痛剧烈，甚至外凸。火热邪毒蒸灼，血肉腐败则流脓，甚至穿孔耳聋。肝胆火热上壅故发热重，恶寒，口苦咽干；舌红、苔黄腻、脉弦数为湿热内壅之象。

【施护法则】清肝泻火，利湿排脓。

【代表方】龙胆泻肝汤。

NOTE

3. 脾虚湿困

【临床症状】流脓日久，时轻时重，缠绵不愈，脓液量多而清稀无臭味，鼓膜紧张穿孔，呈传导性耳聋；头晕或头痛如裹，倦怠乏力。舌淡，苔白腻，脉濡细。

【辨证分析】脾虚不运，上壅耳窍，化生脓汁，故耳内流脓日久；湿邪重浊黏滞，故缠绵不愈，脓多而清稀；脾虚无热象，故脓无臭味；脾虚湿盛，则头晕或头痛如裹，倦怠乏力；舌淡、苔白腻、脉濡细为脾虚湿困之象。

【施护法则】健脾渗湿，补托排脓。

【代表方】六君子汤加减。

4. 肾元亏虚

【临床症状】流脓日久，时作时止，头晕眼花，腰膝酸软，脓液污秽恶臭，听力下降明显，鼓膜边缘穿孔，听力多呈重度传导性耳聋或混合型耳聋。舌质红，苔薄白，脉细弱。

【辨证分析】久病肾虚，耳窍失养，邪毒滞留，故流脓日久不愈，时作时止；肾元亏虚，骨失所养，则头晕眼花，腰膝酸软；耳骨受损，耳聋为重度或混合性；邪毒侵蚀，故脓液污秽恶臭，甚则鼓膜边缘穿孔；舌质红、苔薄白、脉细弱为肾虚之象。

【施护法则】补肾培元，祛湿化浊。

【代表方】六味地黄丸。

四、施护

（一）辨证施护

1. 病情观察 观察患者耳痛的程度，脓液的颜色、性质和量，全身症状，及时了解病情发展趋势。观察伴随症状，如高热者要给予物理降温或遵医嘱给予退热药。若见耳内流脓不畅，剧烈的耳痛、头痛、呕吐、发热和神志异常，尤其小儿和老人，应警惕并发症的发生，及时报告医生。若患者出现面肌运动丧失，不能提额、皱眉，眼睑不能闭合，口歪向健侧，不能鼓腮等症，为脓耳所致的口眼㖞斜，应及时治疗。

2. 生活起居 居室宜空气清新，注意个人卫生，戒除不良挖耳习惯。肝胆湿热者室温宜偏低，忌闷热；脾虚湿困者，居室应暖和，阳光充足，忌潮湿。取患侧卧位，利于脓液的引流；擤鼻涕不能用力和同时压闭两只鼻孔，应交叉单侧擤鼻涕；患慢性脓耳者不宜游泳，洗澡时应在耳内填塞棉球，洗后取出，以免污水入耳后引发感染。

3. 饮食护理 患者宜多饮水，多食水果和蔬菜，保持大便通畅。风热外侵者可选择桑叶、菊花、薄荷、绿茶少量，用沸水冲泡代茶饮；肝胆湿热者可选用蒲公英粥、银花荷叶粥等，稍温服食；脾虚湿困者可选用山药扁豆薏苡仁粥等；肾元亏虚者可用黄精粥、枸杞子粥等。

4. 用药护理 外邪侵袭者所服中药多为辛散轻扬之品，有效成分易挥发，不宜久煎；肝胆湿热者中药宜饭后凉服或微温服；肾元亏损者中药宜饭前空腹服用，以利药物吸收。使用滴耳或吹耳外治药时，应注意正确的操作方法；给药前可用3%双氧水清洁外耳道，也可用负压吸引法清除脓液，以便引流通畅，有助于药物直接作用于病灶；滴入药液后轻轻牵拉耳郭，使药液易于流入耳道内；使用吹药法时，应使用可溶性药粉吹布患处，用药前先清除耳道脓液及残留的药粉，然后用喷粉器将药粉轻轻吹入，均匀散于患处，严禁吹入过多造成药粉堆积，妨碍引流；如鼓膜穿孔较小或引流不畅时，应视情况慎用或禁用药粉吹耳。

5. 情志护理　向患者耐心解释病情、治疗方案，使患者情绪稳定，树立信心，积极配合治疗。本病病变主要与肝、脾、肾三脏密切相关，故应尽量避免愤怒、思虑过度、惊恐等不良情绪。迁延难愈的患者易产生烦躁情绪，应让患者了解本病的特点、性质及注意事项，以避免或减少本病的反复发作。

6. 适宜技术　虚证患者可选用灸法，施灸前先擦洗外耳道脓液，用艾条温和灸耳周穴位；或用20%黄连滴耳液、虎耳草鲜汁滴耳；或用氦氖激光照射法，使光束准确照射病侧外耳道及耳门、听宫等穴。也可用耳穴贴压疗法，取耳尖、神门、肾上腺、肾、内耳、肝、胆、外耳、内分泌等穴。耳痛严重者，可予穴位按摩或行毫针刺法，取耳门、听会、翳风、合谷、外关等穴，以清热化腐。风热壅盛者可针刺大椎、曲池以疏风清热；肝胆湿热者可针刺行间、侠溪以疏泄肝胆；脾虚湿困者可针刺三阴交、阴陵泉以健脾利湿；肾元亏虚者可针刺太溪、肾俞以补肾填精。实证剧痛者可采取放血法，取同侧耳垂或耳尖放血泄热，以止耳内剧痛。

（二）主要症状护理

脓耳的常见症状主要为鼓膜穿孔、耳内流脓、听力下降。护理措施如下：

1. 指导患者注意休息，取患侧卧位，禁忌填塞，以利脓液引流；擤鼻涕时不能过于用力，也不能同时压闭两只鼻孔，应交叉单侧擤鼻涕；患病期间如需洗澡，应在耳内填塞棉球，洗完应彻底擦干耳部水分后再取出。

2. 给药前先用3%过氧化氢清洁外耳道或负压吸引来清除脓液，滴入药液后轻轻牵拉耳郭，使药液易于流入耳道内。粉剂吹耳只适用于鼓膜穿孔大、脓液少者，且吹耳前必须严格清理耳道，避免妨碍脓液的引流；若孔小、脓液多者，禁忌使用，以免药粉干结，使脓液不能排出。

（三）健康教育

1. 指导患者正确的滴耳和洗耳方法，用药前及时清除外耳道积脓。普及正确哺乳的卫生知识，指导母亲采取正确的哺乳姿势，防止婴儿因吮乳姿势不当误入咽鼓管诱发脓耳。普及正确擤鼻的卫生知识，防止擤鼻用力过度，使邪毒窜入耳窍诱发脓耳。

2. 加强身体锻炼，增强体质，积极预防并及时治疗感冒、鼻及鼻咽部的慢性病变，有鼓膜穿孔者要避免参加游泳等可能导致耳道进水的活动。

3. 宣传脓耳的发病机制、影响因素、诱发因素及预后转归等相关知识，戒除不良挖耳习惯，勿用尖锐器物挖耳道，防止刺伤鼓膜导致脓耳。游泳或洗澡时要防止污水进入耳道。

第四节　耳鸣

一、概述

耳鸣是因感受外邪、痰火互结、气滞血瘀、正气亏虚，致患者自觉耳内鸣响而周围环境中并无相应声源的病证。耳鸣可发生于单侧也可发生于双侧。

中医学对耳鸣早有认识。《素问·海论》曰：“髓海不足，则脑转耳鸣。”《外科证治全书·卷二》中说：“耳鸣者，耳中有声，或若蝉鸣，或若钟鸣，或若火熇熇然，或若流水声，

NOTE

或若簸米声，或睡着如打战鼓，如风入耳。”《诸病源候论·耳病诸侯》曰：“劳动经血，而血气不足，宗脉则虚，风邪乘虚，随脉入耳，与气相击，故为耳鸣。”

西医学中的感染、外伤等原因引起的耳鸣，均可参照本节辨证施护。

二、病因病机

本病病因有外感和内伤之分。外感风热，或风寒化热，肺失宣降，致外邪循经上犯耳窍，蒙蔽清窍，导致耳鸣；外邪由表而里，侵犯少阳，或情志抑郁，或暴怒伤肝，致肝失条达，气郁化火，可导致肝胆火热循经上扰耳窍，引起耳鸣；饮食不节，或思虑过度，伤及脾胃，致水湿不运，聚而生痰，痰火郁于耳中，壅闭清窍，导致耳鸣；或因跌仆爆震、突闻巨响等伤及气血，致瘀血内停，或久病入络，均可造成耳窍经脉壅阻，清窍闭塞，发生耳鸣；先天肾精不足，或病后失养，或房劳过度，伤及肾精，或年老肾精渐亏，虚火内生，上扰耳窍，引起耳鸣；或素体脾胃虚弱，清阳不升，气血生化之源不足，而致气血亏虚，不能上奉于耳，耳窍经脉空虚，导致耳鸣；或大病之后，耗伤心血，心血亏虚，则耳窍失养而致耳鸣。

本病病位在耳，有虚实之分。实证多因外感风热或脏腑实火上扰耳窍，或瘀血、痰饮蒙蔽清窍所致；虚证多因脏腑虚损、气血亏虚、清窍失养所致。病因病机见图 5–4。

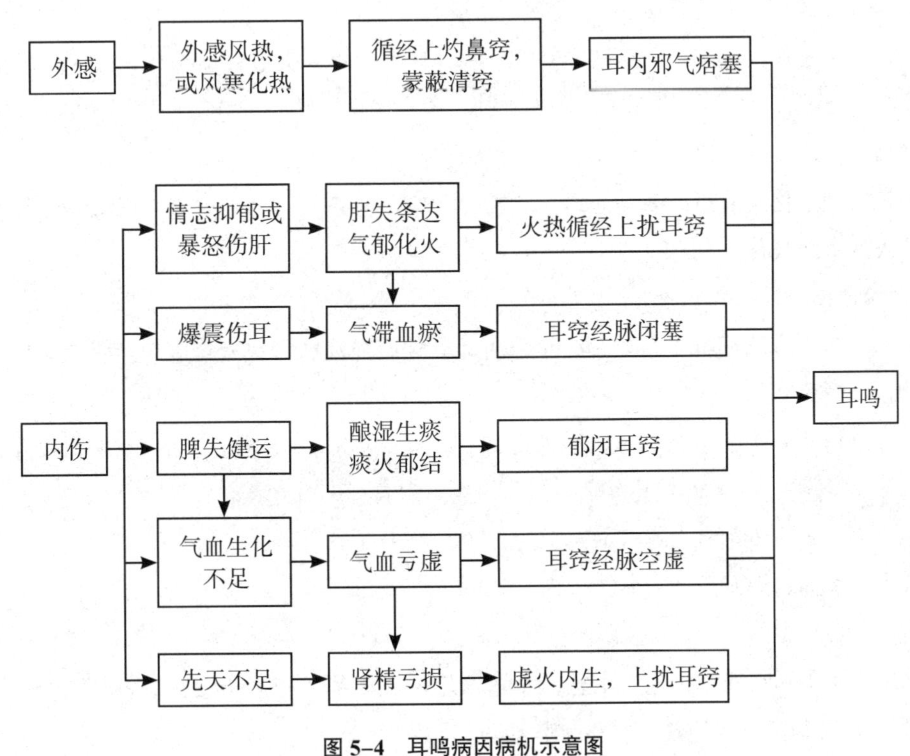

图 5–4　耳鸣病因病机示意图

三、常见证型

1. 风热侵袭

【临床症状】突起耳鸣，如吹风样，昼夜不停，或伴有耳胀闷感，伴鼻塞，流涕，咳嗽，头痛，发热恶寒。舌质红，苔薄黄，脉浮数。

【辨证分析】风热外袭，肺经受病，宣降失常，则鼻塞，流涕，咳嗽；外邪循经上犯，蒙

NOTE

蔽清窍，故耳鸣；风热上犯，则头痛；经气痞塞，则耳内胀闷；发热恶寒，舌质红，苔薄黄，脉浮数，为风热之象。

【施护法则】疏风清热，宣肺通窍。

【代表方】银翘散。

2. 肝火上扰

【临床症状】耳鸣如闻潮声或风雷声，多在情志抑郁或恼怒之后耳鸣加重，伴头痛或眩晕，面红目赤，口苦咽干，胸胁胀痛，夜寐不宁，溲黄，便秘。舌质红，苔黄厚，脉弦数。

【辨证分析】肝胆互为表里，足少阳胆经入耳中，肝火循经上扰耳窍，则耳鸣；情志抑郁或恼怒则肝气郁结，气郁化火，故耳鸣加重；肝火上炎，则面红目赤，头痛或眩晕；肝火内炽，灼伤津液，则口苦咽干，溲黄，便秘；肝火内扰心神，则夜寐不宁；肝经循胁肋，肝气郁结，则胸胁胀痛；舌质红、苔黄厚、脉弦数为肝火旺盛之象。

【施护法则】清泄肝热，开郁通窍。

【代表方】龙胆泻肝汤。

3. 痰火郁结

【临床症状】耳鸣，耳中闷胀，伴头重头昏，或见头晕目眩，胸脘满闷，咳嗽痰多，口苦或淡而无味，二便不畅。舌质红，苔黄腻，脉滑数。

【辨证分析】痰火郁结，蒙蔽清窍，故耳鸣，耳中闷胀，头重头昏或头晕目眩；痰湿中阻，气机不利，则胸脘满闷，二便不畅；痰火犯肺，肃降失常，则咳嗽痰多；痰湿困脾，则口淡而无味，内热则口苦；舌质红、苔黄腻、脉滑数为内有痰热之象。

【施护法则】化痰清热，散结通窍。

【代表方】清气化痰丸。

4. 气滞血瘀

【临床症状】耳鸣病程可长可短，全身可无其他明显症状，或有爆震史。舌质暗红或有瘀点，脉细涩。

【辨证分析】耳为清空之窍，若因情志郁结，气机阻滞，或爆震之后，致瘀血停滞，耳窍经脉闭塞，则耳鸣；舌质暗红或有瘀点，脉细涩，为内有瘀血之象。

【施护法则】活血化瘀，行气通窍。

【代表方】通窍活血汤。

5. 肾精亏损

【临床症状】耳鸣如蝉，昼夜不息，安静时尤甚，操劳则加剧，或见头昏眼花，腰膝酸软，虚烦失眠，发脱齿摇。舌质红，苔少，脉细弱。

【辨证分析】肾开窍于耳，肾精亏损，不能上奉于耳，则耳鸣；肾主骨生髓，脑为髓海，齿为骨之余，肾元亏损，则头昏眼花，发脱齿摇；肾主水，肾气不固，则夜尿频多；腰为肾之府，肾虚则腰膝酸软，夜尿频多；肾阴不足，虚火内扰心神，则虚烦失眠；舌质红、苔少、脉细弱为肾精亏损之象。

【施护法则】补肾益精，滋阴潜阳。

【代表方】耳聋左慈丸。

6. 气血亏虚

【临床症状】耳鸣，疲劳加重，或见倦怠乏力，声低气怯，面色无华，食欲不振，心悸失眠，脘腹胀满，大便溏薄。舌质淡红，苔薄白，脉细弱。

【辨证分析】脾失健运，气血生化之源不足，耳窍失养，则耳鸣；气虚则倦怠乏力，声低气怯；血虚则面色无华；脾虚失运，则食欲不振，脘腹胀满，大便溏薄；血虚心神失养，则心悸失眠；舌质淡红，苔薄白，脉细弱，为气血不足之象。

【施护法则】健脾益气，养血通窍。

【代表方】归脾汤。

四、施护

（一）辨证施护

1. 病情观察　密切观察患者耳鸣程度、伴有症状、舌苔、脉象等情况。若有耳痛耳胀者，应注意观察鼓膜的情况及外耳道是否有脓液渗出。观察有无头痛、眩晕等症状，以及神志、面色、血压等变化。因耳鸣与耳聋在临床上经常同时或先后出现，故要注意观察患者的耳鸣程度，密切监测听力变化情况，及时治疗，预防听力下降。对有听力下降的患者，要积极恰当治疗，尽最大可能恢复听力。

2. 生活起居　常按摩耳部，增强耳部血运。

3. 饮食护理　避免摄入刺激性食物，如咖啡、浓茶、烟酒等，忌暴饮暴食，以免诱发和加重耳鸣。外感风热者宜进食疏风清热的半流质食物，如蒲公英粥、生姜粥等；肝火上扰者可食疏肝清火之品，如银花菊花粥、苦瓜羹；痰火郁结者应多食祛痰降火食物，如绿豆粥、萝卜汤等；脾胃虚弱者宜多食健脾祛湿之品，如莲子桂圆粥、薏苡仁粥等；耳鸣眩晕者应多食补肾益精的食物，如银耳杜仲粥、枸杞子汤、白芷鱼头汤等。

4. 用药护理　中药汤剂以温热服用为宜。风热外侵者使用解表药不宜久煎，汤剂宜热服，服后加喝热稀粥，以助药力发汗；祛湿降浊汤剂宜饭后服；肝火上扰和痰火郁结者中药宜饭后凉服或微温服；气滞血瘀者中药宜饭后温服，服药期间忌食生冷；肾精亏损和气血亏虚者中药宜饭前空腹温服，以利药物吸收。

5. 情志护理　不良的情志刺激，可诱发耳鸣。应嘱患者保持心情舒畅，情绪稳定，避免精神刺激及过度恼怒忧郁。

6. 适宜技术　耳内虚鸣者，可艾灸中脘、百会、足三里及背部腧穴，或予耳穴贴压法，或用按摩法，或行穴位敷贴，或用毫针刺法。采用局部穴位与远端穴位相结合的取穴原则，耳周穴位如听宫、听会、耳门、翳风等，每次选用 2 ～ 3 穴。远端穴位可辨证选用。

（二）主要症状护理

本病的主要症状是耳鸣。护理措施如下：

1. 病室宜整洁安静，空气新鲜，光线柔和，避免噪音刺激。鼓励患者置身于合适声音的环境中，主动接触自然界声音或让患者听节奏舒缓的音乐，防止噪音刺激，避免长期使用耳机。

2. 了解患者耳鸣声音的高低、部位、发生时间及与情绪的关系，对于焦虑、抑郁的患者，要耐心聆听其诉说，给予理解、同情和安慰，及时解决患者的疑问，尽量满足其需要，指导患者调节情绪和自我心理疏导方法。

3. 遵医嘱给予用药，尽量避免使用或慎用耳毒性的药物如链霉素、庆大霉素、红霉素等。用药期间注意观察药物疗效及不良反应。

4. 睡觉前用中药牛膝、当归、磁石等煎水泡脚，将煎好的中药(1000mL)加热至70℃，倒入盆中，把脚搁置在脚盆边熏，要注意防烫伤。待药液温度降至38～42℃时，把双脚伸进盆中，双脚来回搓洗，不断按摩双足底的涌泉穴，直至感到穴位酸胀为止，然后擦干药液。也可以用热水加白醋泡脚，每天1次，每次30分钟为宜。本法有引火归原作用，有助于减轻耳鸣症状。

5. 遵医嘱耳针治疗，取内耳、肾、神门等穴，中等强度刺激。

6. 遵医嘱穴位注射，选听宫、翳风、完骨等穴。

7. 遵医嘱按摩疗法：①鼓膜按摩法：以食指(或中指)置外耳道口，轻轻捺按，两侧各捺按15～30次，每天3次。或者用手指按压耳屏，一按一放，亦有相同作用。②鸣天鼓法：两手掌心紧贴两耳，两手食指、中指、无名指、小指横按在两侧枕部，两中指相接触，将两食指翘起叠在中指上面，用力滑下，重重地叩击脑后枕部，即可闻及洪亮清晰之声如击鼓。先左手24次，再右手24次，最后两手同时叩击48次。③营治城郭法：以两手分别自上而下按摩两侧耳轮，每次做15分钟左右。

8. 遵医嘱穴位贴敷，贴敷涌泉穴，有引火下行的作用，适用于肝火、痰火、虚火上扰所致耳鸣。

（三）健康教育

1. 耳鸣为多种耳病的常见症状之一，指导患者积极防治引起耳鸣的各种疾病，进行相关知识的宣教，提高患者的自我保健能力。

2. 引导患者树立乐观豁达的生活态度，避免情志因素诱发耳鸣。起居有常，加强锻炼，增强体质，预防伤风感冒。

3. 避免噪声环境，指导患者正确使用耳机和手机。

4. 饮食宜清淡，戒烟、酒，避免使用耳毒性药物。

第五节　鼻渊

一、概述

鼻渊是因邪犯鼻窦，窦内湿热蕴积，酿成痰浊，以鼻流浊涕、量多不止为主要临床表现的病证。常伴有头痛、鼻塞、嗅觉减退等症状，气候变化时多发。多发生于感冒或急性鼻炎后，有虚实之分，青少年多见。

鼻渊首见于《素问·气厥论》，曰："胆移热于脑，则辛頞鼻渊。鼻渊者，浊涕下不止也。"《景岳全书·卷二十七》中说："此证多因酒醴肥甘或久用热物，或火由寒郁，以致湿热上熏津汁。"

西医学中的急、慢性鼻窦炎，均可参照本节辨证施护。

NOTE

二、病因病机

本病主要因肺经风热，胆腑郁热，脾胃湿热，肺气虚寒，脾气虚弱等所致，病位在鼻窍。

本病病机为风热袭表伤肺，或风寒外袭，郁而化热，内犯于肺，肺失宣降，邪热循经上壅鼻窍而为病；情志不遂，恚怒失节，胆失疏泄，气郁化火，胆火循经上犯，移热于脑，伤及鼻窍，或邪热犯胆，胆热上蒸鼻窍而为病；饮食失节，湿热内生，运化失常，湿热邪毒循经熏蒸鼻窍而为本病；久病体虚，致肺脏虚损，肺卫不固，易为邪犯，正虚托邪无力，邪滞鼻窍而为病；或思虑过度，损及脾胃，致脾胃虚弱，运化失司，气血精微生化不足，鼻窍失养，加之脾虚不能升清降浊，湿浊内生，困聚鼻窍而为病。病因病机见图 5-5。

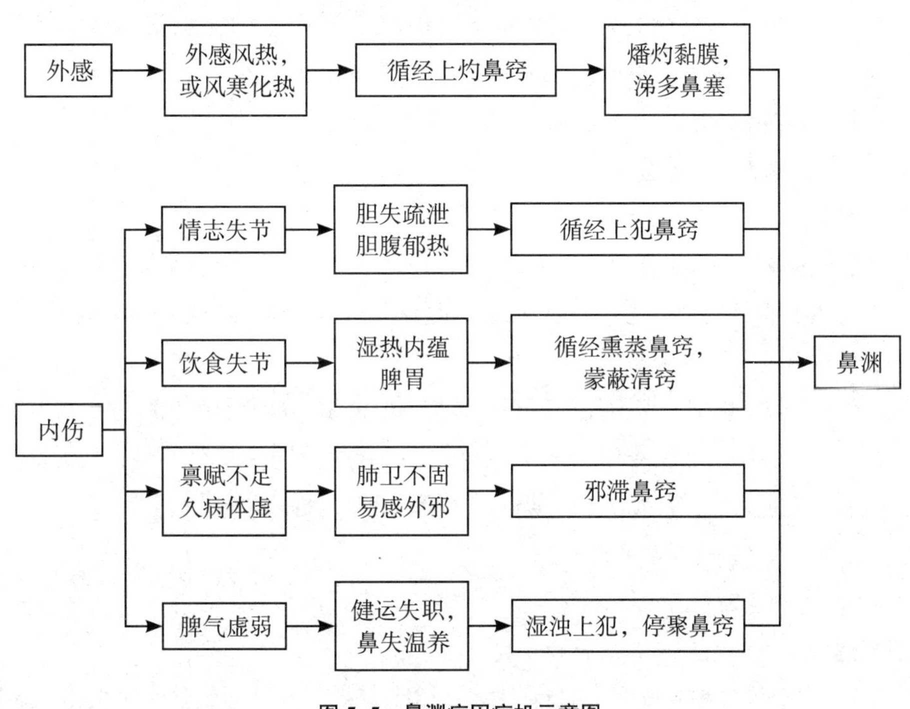

图 5-5 鼻渊病因病机示意图

三、常见证型

1. 肺经风热

【临床症状】鼻涕多而白黏或黄稠，鼻塞，嗅觉减退，头痛，前额、颌面部疼痛，可兼有发热，恶风，汗出，或咳嗽痰多。舌质红，苔黄，脉浮数。

【辨证分析】风热犯肺，肺失宣降，热邪循经上壅鼻窍，燔灼黏膜，则鼻涕增多，鼻塞不通，嗅觉减退；风热上扰，则头痛；内郁气血壅阻，上困鼻窍，故前额、颌面部疼痛；风热袭表，则发热、恶风、汗出；舌质红、苔黄、脉浮数为风热在表之象。

【施护法则】疏风清热，宣肺通窍。

【代表方】银翘散合苍耳子散。

2. 胆腑郁热

【临床症状】鼻涕浓浊、量多、色黄或黄绿，或有腥臭味，鼻塞，嗅觉减退，头痛剧烈，可兼有烦躁易怒，口苦咽干，胸胁苦满。舌质红，苔黄腻，脉弦数。

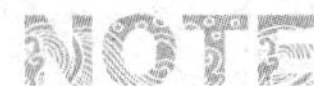

【辨证分析】胆腑郁热，循经上犯鼻窍，燔灼气血，熏腐黏膜，故鼻涕浓浊、量多、色黄或黄绿；胆经火热上攻头目，清窍不利，故头痛剧烈，口苦咽干；胆热内郁，上扰神明，故烦躁易怒、寐少梦多；舌质红、苔黄腻、脉弦数为胆经火热之象。

【施护法则】清泄胆热，利湿通窍。

【代表方】龙胆泻肝汤合苍耳子散。

3. 脾胃湿热

【临床症状】鼻涕黄浊，量多，鼻塞重而持续，鼻根胀痛，嗅觉减退，头昏或重胀，可兼有倦怠乏力，胸满痞闷，纳呆食少，小便黄赤。舌质红，苔黄腻，脉滑数。

【辨证分析】脾胃湿热，循经上蒸鼻窍，故鼻涕黄浊、量多；湿热滞鼻，壅阻脉络，故鼻塞，鼻根痛，嗅觉减退；湿热上蒸蒙蔽清窍，则头昏重胀；湿热蕴结脾胃，受纳运化失职，故乏力、痞满、纳呆；舌质红、苔黄腻、脉滑数为脾胃湿热之象。

【施护法则】清热利湿，化浊通窍。

【代表方】甘露消毒丹合苍耳子散。

4. 肺气虚寒

【临床症状】鼻涕黏白，鼻塞或轻或重，稍遇风冷则鼻涕增多，鼻塞加重，喷嚏时作，嗅觉减退，可兼有头昏，气短乏力，语声低微，面色苍白，自汗，畏风寒，咳嗽痰多。舌质淡，苔薄白，脉缓弱。

【辨证分析】肺气虚弱，无力托邪，邪滞鼻窍，则涕多，鼻塞，嗅觉减退；肺卫不固，腠理疏松，则自汗，畏寒，遇风冷鼻涕增多，鼻塞加重，喷嚏时作；肺气不足，则头晕，气短乏力，语声低微，面色苍白；舌质淡、苔薄白、脉缓弱为肺气虚寒之象。

【施护法则】温肺固表，散寒通窍。

【代表方】温肺止流丹合玉屏风散。

5. 脾气虚弱

【临床症状】鼻涕白黏或黄稠、量多，嗅觉减退，鼻塞较重，可兼有食少纳呆，脘腹胀满，便溏，肢困乏力，面黄，头昏或闷胀。舌体胖，舌质淡，苔薄白，脉细弱。

【辨证分析】脾虚失职，湿浊上犯，停聚鼻窍，则涕多，鼻塞，嗅觉减退；脾虚湿困，运化失职，则食少纳呆，脘腹胀满，便溏，头昏重或闷胀；气血生化无源，则面黄；舌体胖，舌质淡、苔薄白、脉细弱为脾气虚弱之象。

【施护法则】健脾益气，利湿通窍。

【代表方】参苓白术散。

四、施护

（一）辨证施护

1. 病情观察　注意观察鼻涕的量、色、性质，以及舌苔、脉象的情况。若涕液色黄稠，味腥臭，量较多者，多属实证；若涕液如脓样，质黏稠，量较少者，多属虚证。观察伴随症状，肺经风热者，可有发热恶寒，伴有头痛、咳嗽、咯痰等；胆经郁热者，头痛较甚，常伴身热、口苦、大便干燥等实热之征；脾胃湿热者，常伴有食欲不振、大便溏薄等湿热之征；肺脾气虚者，多伴有少气乏力、大便溏薄等。若患者高热持续不退，头痛加剧，应及时报告医生，采取

NOTE

救治措施。

2. 生活起居　肺经风热者室温宜清凉；胆经郁热者室温宜稍低，湿度稍高，防止干燥空气对耳鼻部的刺激；脾胃湿热者忌潮湿闷热；虚证患者应防风寒邪毒侵袭，加强体育锻炼，增强防御能力。伴有头晕头胀不适，肢体乏力者，应卧床休息。注意鼻腔周围局部皮肤的护理，减少对局部皮肤的刺激。保持口腔清洁，防止并发症。

3. 饮食护理　肺经风热者宜多食疏风清热的食物，如枇杷薏米粥、银耳百合粥等；胆腑郁热者应多食清凉解热之品，如冬瓜绿豆汤等；脾胃湿热者可多食健脾利湿食物，如薏苡仁粥、山药粥等；肺脾气虚者多食健脾益气的食物，如黄芪粥、山药薏苡仁粥等。

4. 用药护理　实热证患者汤剂宜凉服或微温服。肺经风热者所服中药多为辛散轻扬之品，有效成分易挥发，不宜久煎；胆腑郁热者汤剂宜饭前冷服；脾胃湿热者中药宜饭后凉服或微温服。虚证患者服用补益药宜在早晚饭前空腹温服或热服；肺气虚寒者宜进温热饮食以加强药效。

中成药治疗：双黄连口服液适用于鼻渊外邪袭肺证。辛芩颗粒适用于鼻渊肺经蕴热证。龙胆泻肝丸、鼻窦炎口服液、鼻渊舒口服液适用于鼻渊胆腑郁热证。补中益气丸、参苓白术散适用于鼻渊脾气虚弱证。玉屏风散适用于鼻渊肺气虚寒证。藿胆丸适用于鼻渊脾胃湿热证。

鼻塞严重者，可局部使用3%麻黄碱或滴鼻灵等滴鼻，或予冰连散吹鼻，或予中药制剂超声雾化经鼻吸入，以改善鼻腔通气。

5. 情志护理　鼻渊患者因病程久，常反复发作，伴有头痛和局部不适，易使患者出现情绪反应，故需注意患者情绪变化，解释本病的相关知识，疏导情志，解除不良情绪刺激，避免或减少本病的反复发作。

6. 适宜技术　鼻塞症状较重者，可用中医特色的艾灸、针刺、穴位按摩等方法。此外，还可配合超短波治疗仪进行理疗，以促进局部血液循环，加速炎症吸收和水肿消退。也可在脓涕多时，予以鼻腔冲洗或行鼻窦负压引流疗法，清除鼻腔及窦内积存的分泌物。

（二）主要症状护理

本病的主要症状是鼻部分泌物多。护理措施如下：

1. 保持病室空气新鲜、温湿度适宜，温度保持在18～22℃，湿度控制在50%～60%。减少环境的不良刺激，避免寒冷或干燥空气、烟尘、花粉及刺激性气体等。

2. 密切观察鼻涕的颜色、性状、量及气味，有无鼻塞、嗅觉减退、头痛等伴随症状。关注头痛的部位、严重程度、时间规律和伴发的其他症状。

3. 遵医嘱及时准确给予鼻部滴药，保持鼻腔清洁，引流通畅。滴鼻药如麻黄素等多有苦味，滴鼻时容易流到咽后部，患者会感觉不适，所以滴药后可用清水漱口，以清除咽部残留药液。

4. 鼻塞时，不可强行擤鼻，或捏住双侧鼻孔擤鼻，以防细菌进入咽鼓管引起中耳炎。鼻塞多涕者，宜按塞一侧鼻孔，稍稍用力外擤，之后交替而擤。鼻涕过浓时以盐水洗鼻，避免伤及鼻黏膜。

5. 外治法：如滴鼻法、熏鼻法、蒸汽吸入、局部超短波或红外线照射等。滴鼻法：用芳香通窍的中药滴鼻剂滴鼻，以疏通鼻窍，利于引流。熏鼻法：用芳香通窍、行气活血的药物，如苍耳子散、川芎茶调散等，放砂锅中，加水2000mL，煎至100mL，倒入合适的容器中，先令

NOTE

患者用鼻吸入热气，从口中吐出，反复多次待药液温度降至不烫手时，用纱布浸药液热敷印堂、阳白等穴位，每日早晚各1次，7日为1个疗程。物理疗法：局部红外线照射、超短波透热等。

6. 遵医嘱用灸法，主穴取囟会、前顶、迎香、四白、上星等，配穴取足三里、三阴交、肺俞、脾俞、肾俞、命门等。每次选取主穴及配穴各1～2穴，悬灸至局部有热感、皮肤潮红为度。此法一般用于虚寒证。

7. 遵医嘱穴位按摩，取迎香、合谷，自我按摩。每次5～10分钟，每日1～2次。或用两手大鱼际，沿两侧迎香穴上下按摩至发热，每日数次。

8. 饮食要尽量清淡，少食辣、炒、炸属热性之品，如生姜、烧饼、炸油条、饼干、快餐面等，海鲜及冰冻鱼、鱿鱼、虾米等咸海产品容易刺激诱发炎症，尽量少食。

9. 冷天早晨出门或骑乘机车、脚踏车，可戴口罩，保持口鼻的温暖湿润，减少干冷空气的刺激。

（三）健康教育

1. 保持家居清洁和个人卫生，避免异物和气体刺激鼻腔。保持空气流通和适宜的温湿度，避免外感而诱发鼻渊。指导患者了解鼻渊的相关知识，提高自我防护能力。

2. 生活有规律，加强锻炼，增强体质，可增加活动，提高机体抗病能力。指导患者掌握鼻部按摩的方法。饮食清淡，少食辛辣刺激之品。

3. 注意口腔清洁，积极防治邻近组织器官病变，如扁桃体炎、牙病等。保持鼻道通畅，及时排出鼻腔内分泌物。

4. 指导患者正确应用滴鼻药和擤鼻方法，每次擤鼻不可同时紧捏双侧鼻孔，应分别进行，鼻腔有分泌物而鼻塞重时忌用力擤鼻，以免邪毒逆入耳窍，导致耳窍疾病。

5. 遵医嘱用药，按期门诊复查，如有病情变化及时就医。

【思考题】

1. 如何做好天行赤眼患者的起居护理？

2. 如何对针眼患者做健康教育？

3. 简述气滞血瘀型耳鸣患者的适宜中医护理技术。

4. 简述鼻渊患者的用药护理。

扫一扫，知答案

附录一　部分中医护理方案

1. 肺癌
2. 胃癌
3. 胆胀（胆囊炎）
4. 肝胆管结石（急性发作期）
5. 慢性肾衰（慢性肾功能衰竭）
6. 乳腺癌
7. 肛痈
8. 结直肠癌
9. 大肠息肉
10. 臁疮（下肢溃疡）
11. 带下病（盆腔炎性疾病）
12. 胫腓骨骨折
13. 膝痹病
14. 项痹病（神经根型颈椎病）
15. 腰椎间盘突出

肺癌中医护理方案

一、常见证候要点

（一）肺脾气虚证

久咳痰稀，胸闷气短，神疲乏力，腹胀纳呆，浮肿便溏。舌质淡苔薄、边有齿痕。

（二）肺阴虚证

咳嗽气短，干咳痰少，潮热盗汗，五心烦热，口干口渴。舌赤少苔，或舌体瘦小、苔薄。

（三）气滞血瘀证

咳嗽气短而不爽，气促胸闷，心胸刺痛或胀痛，痞块疼痛拒按，唇暗。舌紫暗或有瘀血斑、苔薄。

（四）痰热阻肺证

痰多咳重，痰黄黏稠，气憋胸闷，发热。舌质红，苔黄腻或黄。

（五）气阴两虚证

咳嗽有痰或无痰，神疲乏力，汗出气短，午后潮热，手足心热，时有心悸。舌质红苔薄，或舌质胖有齿痕。

二、常见症状 / 证候施护

（一）咳嗽／咳痰

1. 观察呼吸、咳嗽状况，有无咳痰，痰液的性质、颜色、量；遵医嘱雾化吸入后观察有无咳痰以及痰液的性质、颜色、量。

2. 保持病室空气新鲜、温湿度适宜，避免灰尘及刺激性气味。

3. 咳嗽胸闷者取半卧位或半坐卧位，少说话；痰液黏稠难咯者，可变换体位。

4. 协助翻身拍背（咯血及胸腔积液者禁翻身拍背），教会患者有效咳嗽、咳痰、深呼吸的方法。

5. 保持口腔清洁，咳痰后以淡盐水或漱口液漱口。

6. 遵医嘱耳穴贴压（耳穴埋豆），可选择肺、气管、神门、皮质下等穴位。

7. 进食健脾益气补肺止咳食物，如山药、白果等。持续咳嗽时，可频饮温开水或薄荷叶泡水代茶饮，减轻咽喉部的刺激。

（二）咯血

1. 密切观察咯血的性质、颜色、量及伴随症状，监测生命体征、尿量、皮肤弹性等，准确、及时记录。

2. 保持病室空气新鲜，温湿度适宜。

3. 指导患者不用力吸气、屏气、剧咳，喉间有痰轻轻咳出。

4. 少量咯血静卧休息；大量咯血绝对卧床，头低脚高位，头偏向健侧，尽量少语、少翻身。

5. 及时清除口腔积血，淡盐水擦拭口腔。

6. 消除恐惧、焦虑不安的情绪，禁恼怒、戒忧愁、宁心神。

7. 少量出血者可进食凉血养血、甘凉滋养之品，如黑木耳、茄子等；大量咯血者遵医嘱禁食。

（三）发热

1. 注意观察体温变化及汗出情况。

2. 病室凉爽，光线明亮，空气保持湿润。

3. 卧床休息，限制活动量，避免劳累。

4. 协助擦干汗液，温水清洗皮肤，及时更换内衣，切忌汗出当风。

5. 穴位按摩，可选择合谷、曲池或耳尖、大椎放血（营养状况差者慎用）。

6. 进食清热生津之品，如苦瓜、冬瓜、猕猴桃、荸荠等，忌辛辣、香燥、助热动火之品。阴虚内热者，多进食滋阴润肺之品，如蜂蜜、莲藕、杏仁、银耳、梨等。协助多饮温开水，漱口液漱口。

（四）胸痛

NOTE

1. 观察疼痛的性质、部位、程度、持续时间及伴随症状，遵医嘱予止痛剂后观察用药反应。

2. 保持环境安静，光线柔和，色调淡雅，避免噪音及不必要的人员走动。

3. 给予舒适体位，避免体位突然改变。胸痛严重者，宜患侧卧位。

4. 避免剧烈咳嗽，必要时用手按住胸部疼痛处，以减轻胸痛。

5. 指导采用放松术，如缓慢呼吸、全身肌肉放松、听舒缓音乐等。

6. 遵医嘱耳穴贴压（耳穴埋豆），可选择神门、皮质下、交感、肺等穴位。

7. 遵医嘱使用理气活血通络中药外敷。

（五）气促胸闷

1. 密切观察生命体征变化，遵医嘱给予吸氧。

2. 保持病室安静、空气新鲜、温湿度适宜，避免灰尘、刺激性气味。

3. 取半卧位或半坐卧位，减少说话等活动，避免不必要的体力消耗。

4. 与患者有效沟通，帮助其保持情绪稳定，消除紧张、焦虑等。

5. 教会患者进行缓慢的腹式呼吸。

6. 病情允许情况下，鼓励患者下床适量活动，以增加肺活量。

7. 遵医嘱协助胸腔穿刺抽水或胸腔药物灌注，治疗后观察症状、生命体征变化，指导患者进高热量、高营养及富含蛋白质的食物。

8. 遵医嘱耳穴贴压（耳穴埋豆），可选择肺、气管、神门、皮质下、脾、肾等穴位。

（六）便溏

1. 观察排便次数、量、性质及有无里急后重感。

2. 保持肛周皮肤清洁。

3. 遵医嘱耳穴贴压（耳穴埋豆），可选择大肠、小肠、胃、脾、交感、神门等穴位。

4. 穴位按摩，可选择足三里、天枢、中脘、关元等穴位。

5. 遵医嘱艾灸（回旋灸）腹部，以肚脐为中心，上、下、左、右旁开 1 ～ 1.5 寸，时间 5 ～ 10 分钟。

6. 进食健脾养胃及健脾利湿食物，如胡萝卜、薏苡仁、赤小豆、栗子等。严重便溏者适量饮淡盐水。

（七）纳呆

1. 病室空气流通、新鲜。

2. 做好心理疏导，化解不良情绪。

3. 遵医嘱耳穴贴压（耳穴埋豆），可选择脾、胃、交感等穴位。

4. 穴位按摩，可选择足三里、阳陵泉、内关、脾俞、胃俞等穴位。

5. 进食增加肠动力的食物，如苹果、番茄、白萝卜、菠萝等，忌肥甘厚味、甜腻之品，少食多餐。

（八）便秘

1. 指导患者规律排便，适度增加运动量。

2. 餐后 1 ～ 2 小时，以肚脐为中心顺时针腹部按摩，促进肠蠕动。

3. 指导患者正确使用缓泻剂。

4. 遵医嘱耳穴贴压（耳穴埋豆），可选择大肠、胃、脾、交感、皮质下、便秘点等穴位。

NOTE

5. 穴位按摩，可选择天枢、脾俞、肓俞、大肠俞等穴位，寒证可加灸。

6. 遵医嘱给予中药泡洗。

7. 进食富含膳食纤维的食物，如蔬菜、菱藕、粗粮等，适当增加液体的摄入。

（九）恶心呕吐

1. 保持病室整洁，光线色调柔和，无异味刺激。

2. 遵医嘱及时、准确给予止吐药物，必要时记录出入量。

3. 保持口腔及床单位清洁，协助淡盐水或漱口水漱口。

4. 体质虚弱或神志不清者呕吐时应将头偏向一侧，以免呕吐物误入气管，引起窒息。

5. 选择易消化的食物，如蔬菜、水果、山药、小米、百合等；少食多餐，每天 4 ～ 6 餐；避免进食易产气、油腻或辛辣的食物；呕吐后不要立即进食，休息片刻后进清淡的流食或半流食；频繁呕吐时，宜进食水果和富含电解质的饮料，以补充水分和钾离子。

6. 因呕吐不能进食或服药者，可在进食或服药前先滴姜汁数滴于舌面，稍等片刻再进食，以缓解呕吐。

7. 指导采用放松术，如聆听舒缓的音乐、做渐进式的肌肉放松等。

8. 遵医嘱耳穴贴压（耳穴埋豆），可选择脾、胃、神门等穴位。

9. 穴位按摩，可选择合谷、内关等穴位。

三、中医特色治疗护理

（一）药物治疗

1. 内服中药

（1）止咳糖浆：①不要用水稀释；②避免污染瓶口；③存放在阴凉避光处。

（2）益肺清化膏：①饭后半小时口服；②忌辛辣、油腻食物。

（3）肺瘤平膏：饭后半小时温水冲服，腹泻、咳血者忌用。

2. 注射给药

（1）康莱特注射液：①对薏苡仁油、大豆磷脂、甘油过敏者慎用；②建议使用中心静脉置管给药；③使用带终端滤器的一次性输液器。

（2）复方苦参注射液：严格控制输液速度，不宜超过 40 滴 / 分钟。

（3）榄香烯注射液：①稀释后宜在 4 小时内输注完成；②建议使用中心静脉置管给药。

（二）特色技术

1. 中药外敷（详见附录 1）。

①遵医嘱阿是穴贴敷；②保留时间 6 ～ 8 小时。

2. 耳穴贴压（耳穴埋豆）（详见附录 1）。

3. 穴位按摩（详见附录 1）。

4. 艾灸（详见附录 1）。

5. 中药泡洗（详见附录 1）。

6. 中药离子导入（详见附录 1）。

NOTE

四、健康指导

（一）生活起居

1. 避免受凉，勿汗出当风。

2. 保证充分的休息，咳血者绝对卧床。

3. 经常做深呼吸，尽量把呼吸放慢。

4. 戒烟酒，注意避免被动吸烟。

（二）饮食指导

1. 肺脾气虚证　进食补益肺气、脾气的食品，如糯米、山药、鹌鹑、乳鸽、牛肉、鱼肉、鸡肉、大麦、白扁豆、南瓜、蘑菇等。食疗方：糯米山药粥。

2. 肺阴虚型证　进食滋阴润肺的食品，如蜂蜜、核桃、百合、银耳、秋梨、葡萄、萝卜、莲子、芝麻等。食疗方：核桃雪梨汤。

3. 气滞血瘀证　进食行气活血，化瘀解毒的食品，如山楂、桃仁、大白菜、芹菜、白萝卜、生姜、大蒜等。食疗方：白萝卜丝汤。

4. 痰热阻肺证　进食清肺化痰的食品，如生梨、白萝卜、荸荠等，咳血者可吃海带、荠菜、菠菜等。食疗方：炝拌荸荠海带丝。

5. 气阴两虚证　进食益气养阴的食品，如莲子、桂圆、瘦肉、蛋类、鱼肉，山药、海参等。食疗方：皮蛋瘦肉粥、桂圆山药羹。

（三）情志调理

1. 采用暗示疗法、认知疗法、移情调志法，帮助患者建立积极的情志状态。

2. 指导患者倾听五音中的商调音乐，抒发情感，缓解紧张焦虑的心态，达到调理气血阴阳的作用。

3. 指导患者进行八段锦、简化太极拳锻炼。

4. 责任护士多与患者沟通，了解其心理状态，及时予以心理疏导。

5. 鼓励家属多陪伴患者，亲朋好友给予情感支持。

6. 鼓励病友间相互交流治疗体会，提高认知，增强治疗信心。

五、护理难点

（一）上腔静脉综合征患者的静脉通路问题

解决思路：

1. 探索不易导致感染的下腔中心静脉置管方法。

2. 制定股静脉置管的护理规范及操作流程。

3. 只能选择下肢浅静脉穿刺时，首选外踝前静脉。

（二）强迫体位患者如何预防压疮

解决思路：

1. 合理选择护理器具，如多功能护理床、翻身板、防压疮气垫 / 软垫等。

2. 中医药特色预防措施的挖掘。

3. 提高患者对皮肤护理的依从性。

NOTE

六、护理效果评价

附：肺癌中医护理效果评价表

肺癌中医护理效果评价表

医院： 患者姓名： ID：

性别： 年龄： 文化程度： 入院日期：

证候诊断：肺脾气虚证□ 肺阴虚证□ 气滞血瘀证□ 痰热阻肺证□ 气阴两虚证□ 其他：

一、护理效果评价

主要症状	主要辨证施护方法	中医护理技术	护理效果
咳嗽/咳痰 □	1. 体　　位□ 2. 咳痰/深呼吸训练□ 3. 拍背□______次数/天 4. 其他护理措施：	1. 耳穴贴压□ 应用次数：____次，应用时间：____天 2. 其他：____ 应用次数：____次，应用时间：____天 （请注明，下同）	好 □ 较好□ 一般□ 差 □
咯血 □	1. 体　　位□ 2. 咳痰方法□ 3. 口腔清洁□ 4. 情志护理□ 5. 其他护理措施：	1. 其他：____ 应用次数：____次，应用时间：____天	好 □ 较好□ 一般□ 差 □
发热 □	1. 活　　动□ 2. 皮肤护理□ 3. 其他护理措施：	1. 穴位按摩□ 应用次数：____次，应用时间：____天 2. 其他：____ 应用次数：____次，应用时间：____天	好 □ 较好□ 一般□ 差 □
胸痛 □	疼痛评分：　　分 1. 体　　位□ 2. 咳痰方法□ 3. 情志护理□ 4. 音乐疗法□ 5. 其他护理措施：	1. 耳穴贴压□ 应用次数：____次，应用时间：____天 2. 艾　　灸□ 应用次数：____次，应用时间：____天 3. 中药外敷□ 应用次数：____次，应用时间：____天 4. 其他：____ 应用次数：____次，应用时间：____天	好 □ 较好□ 一般□ 差 □
胸闷气促 □	1. 体　　位□ 2. 情志护理□ 3. 腹式呼吸□ 4. 活　　动□ 5. 其他护理措施：	1. 耳穴贴压□ 应用次数：____次，应用时间：____天 2. 其他：____ 应用次数：____次，应用时间：____天	好 □ 较好□ 一般□ 差 □
便溏 □	1. 皮肤护理□ 2. 饮食/水□ 3. 其他护理措施：	1. 穴位按摩□ 应用次数：____次，应用时间：____天 2. 艾　　灸□ 应用次数：____次，应用时间：____天 3. 其他：____ 应用次数：____次，应用时间：____天	好 □ 较好□ 一般□ 差 □

NOTE

续表

主要症状	主要辨证施护方法	中医护理技术	护理效果
纳呆 □	1. 饮　　食□ 2. 情志护理□ 3. 其他护理措施：	1. 耳穴贴压□ 应用次数：____次，应用时间：____天 2. 穴位按摩□ 应用次数：____次，应用时间：____天 3. 其他：____ 应用次数：____次，应用时间：____天	好　□　较好□ 一般□　差　□
便秘 □	1. 饮　　食□ 2. 腹部按摩□ 3. 排便指导□ 4. 其他护理措施：	1. 耳穴贴压□ 应用次数：____次，应用时间：____天 2. 穴位按摩□ 应用次数：____次，应用时间：____天 3. 中药泡洗□ 应用次数：____次，应用时间：____天 4. 其他：____ 应用次数：____次，应用时间：____天	好　□　较好□ 一般□　差　□
恶心呕吐 □	1. 口腔清洁□ 2. 饮　　食□ 3. 情志护理□ 4. 其他护理措施：	1. 耳穴贴压□ 应用次数：____次，应用时间：____天 2. 穴位按摩□ 应用次数：____次，应用时间：____天 3. 其他：____ 应用次数：____次，应用时间：____天	好　□　较好□ 一般□　差　□
其他： □（请注明）	1. 2. 3.		好　□　较好□ 一般□　差　□

二、护理依从性及满意度评价

评价项目		患者对护理的依从性			患者对护理的满意度		
		依从	部分依从	不依从	满意	一般	不满意
中医护理技术	耳穴贴压（耳穴埋豆）						
	艾　　灸						
	穴位按摩						
	中药外敷						
	中药泡洗						
健康指导		/	/	/			
签名		责任护士签名：			上级护士或护士长签名：		

三、对本病中医护理方案的评价：

实用性强□　　实用性较强□　　实用性一般□　　不实用□

改进意见：

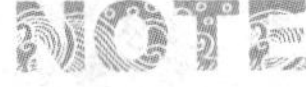

四、评价人

（责任护士）姓名：__________ 技术职称：__________ 完成日期：__________

护士长签字：__________

胃癌中医护理方案

（试行）

一、常见证候要点

（一）脾气虚证

纳少、腹胀、便溏、气短、乏力，舌淡苔白。

（二）胃阴虚证

胃脘嘈杂、灼痛，饥不欲食，口干、口渴、便干，舌红少苔乏津。

（三）血虚证

体表肌肤黏膜组织呈现淡白，头晕乏力，全身虚弱，舌质淡。

（四）脾肾阳虚证

久泄久痢、水肿、腰腹冷痛、肢冷、便溏、乏力，舌淡胖，苔白滑。

（五）热毒证

胃脘灼痛、消谷善饥、面赤、口渴喜冷饮、便干，舌红苔黄。

（六）痰湿证

脾胃纳运功能障碍及胸脘痞闷、纳差，苔腻。

（七）血瘀证

固定疼痛、肿块、出血，舌质紫暗，或见瘀斑瘀点。

（八）肝胃不和证

脘胁胀痛、嗳气、吞酸、情绪抑郁，舌淡红、苔薄白或薄黄。

二、常见症状 / 证候施护

（一）胃脘痛

1. 观察疼痛的性质、部位、程度、持续时间、诱发因素及伴随症状，总结疼痛发作规律。出现疼痛加剧，伴呕吐、寒热，或出现厥脱先兆症状时应立即报告医师，采取应急处理措施。

2. 急性发作时宜卧床休息，注意防寒保暖。

3. 指导患者采用转移注意力或松弛疗法，如缓慢呼吸、全身肌肉放松、听舒缓音乐等，以减轻患者对疼痛的敏感性。

4. 遵医嘱耳穴贴压，取脾、胃、交感、神门等穴。

5. 遵医嘱艾灸，取中脘、天枢、足三里等穴。

6. 遵医嘱穴位贴敷，取脾俞、胃俞等穴。

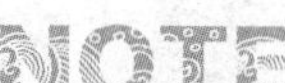

（二）吞酸、嗳气

1. 观察吞酸、嗳气的频率、程度、伴随症状及与饮食的关系。

2. 遵医嘱使用黏膜保护剂与抑酸剂。黏膜保护剂应在餐前半小时服用，以起保护作用；抑酸剂应在餐后1小时服用，以中和高胃酸；抗菌药时应在餐后服用，减少抗生素对胃黏膜的刺激。

3. 指导患者饭后不宜立即平卧，发作时宜取坐位，可小口频服温开水；若空腹时出现反酸、嗳气症状，应立即进食以缓解不适。

4. 遵医嘱穴位按摩，取足三里、合谷、天突等穴。

5. 遵医嘱耳穴贴压，取脾、胃、交感、神门等穴。

6. 遵医嘱艾灸，取胃俞、足三里、中脘等穴。

（三）腹胀

1. 观察腹胀的部位、性质、程度、时间、诱发因素、排便、排气情况及伴随症状。

2. 患者宜卧床休息，给予半坐卧位。鼓励饭后适当运动，保持大便通畅。

3. 遵医嘱给予肛管排气，观察排便、排气情况。

4. 遵医嘱中药外敷，保留时间6～8小时。

5. 遵医嘱艾灸，取中脘、肝俞等穴。

（四）便溏

1. 观察排便次数、量、性质及有无里急后重感。

2. 遵医嘱指导患者正确使用缓泻剂，保持肛周皮肤清洁。

3. 严重便溏者适量饮淡盐水。

4. 遵医嘱穴位按摩，取足三里、中脘、关元等穴。

5. 遵医嘱耳穴贴压，取大肠、小肠、胃、脾等穴。

6. 遵医嘱艾灸（回旋灸）腹部，以肚脐为中心，上、下、左、右旁开1～1.5寸，时间5～10分钟。

（五）便秘

1. 观察排便次数、性状、排便费力程度及伴随症状。

2. 指导患者规律排便，适度增加运动量，餐后1～2小时，取平卧位，以肚脐为中心，顺时针方向摩揉腹部，促进肠蠕动，排便时忌努责。

3. 遵医嘱穴位按摩，取足三里、中脘等穴。

4. 遵医嘱耳穴贴压，取大肠、小肠、胃、脾等穴。

5. 遵医嘱中药导管滴入。

三、中医特色治疗护理

（一）药物治疗

1. 内服中药（详见附录1）。

2. 注射给药

（1）康莱特注射液：同肺癌。

（2）榄香烯注射液：同肺癌。

NOTE

（3）鸦胆子油乳剂：①少数患者有油腻感，厌食等消化道不适反应；②油乳剂如有分层停止使用。

（4）其他（详见附录 1）。

（二）特色技术

1. 穴位贴敷（详见附录 1）。

2. 艾灸（详见附录 1）。

3. 耳穴贴压（详见附录 1）。

4. 穴位按摩（详见附录 1）。

5. 中药外敷（详见附录 1）。

6. 中药导管滴入（详见附录 1）。

四、健康指导

（一）生活起居

1. 虚寒型患者住向阳病室为宜，阴虚型患者室温宜略低，凉爽湿润。

2. 做好安全评估，防呕吐窒息、昏厥摔伤、自杀倾向等意外。

3. 指导患者注意保暖，避免腹部受凉。

（二）饮食指导

1. 脾气虚证：宜食补中健脾的食品，如鸡蛋、瘦猪肉、羊肉、大枣、桂圆、白扁豆、山药、茯苓。

2. 胃阴虚证：宜食滋补胃阴的食品，如莲子、山药、百合、大枣、薏苡仁、枸杞子等。

3. 血虚证：宜食补气养血的食品，如大枣、桂圆、山药。

4. 脾肾阳虚证：宜食温补脾肾的食品，如羊肉、桂圆、肉桂、生姜等。

5. 热毒证：宜食疏肝清热的食品，如海带、紫菜、杏仁、绿豆、藕粉、菊花、蒲公英、金银花等。

6. 痰湿证：宜食清热除湿的食品，如荸荠、马齿苋、赤小豆等。

7. 血瘀证：宜食活血祛瘀的食品，如桃仁、山楂、大枣、赤小豆等。忌粗糙、坚硬、油炸、厚味之品，忌食生冷性寒之物。

8. 肝胃不和证：宜食疏肝和胃的食品，如山楂、山药、萝卜、生姜、桂花等。

9. 指导患者戒烟酒，宜食健脾养胃的食品，如山药、红枣等。根据食滞轻重控制饮食，避免进食过饱。

10. 便秘者，指导患者进食富含膳食纤维的食物，如蔬菜、水果、粗粮等。

11. 腹胀者，指导患者进食增加肠动力的食物，如苹果、番茄、白萝卜等，避免产气食物的摄入。

12. 吞酸、嗳气者，应避免产酸的食物，如山楂、梅子、菠萝等。

（三）情志调理

1. 针对患者忧思恼怒、恐惧紧张等不良情志，指导患者采用移情相制疗法，转移其注意力。

NOTE

2. 针对患者焦虑或抑郁的情绪变化，可采用暗示疗法或顺情从欲法。

3. 多与患者沟通，了解其心理状态，指导患者和家属掌握缓解疼痛的简单方法，减轻身体痛苦和精神压力，多陪伴患者，给予患者安慰，精神支持。

4. 鼓励病友间多交流疾病防治经验，提高认识，增强治疗信心。

五、护理效果评价

附：胃癌中医护理效果评价表

胃癌中医护理效果评价表

医院：　　科室：　　入院日期：　　出院日期：　　住院天数：

患者姓名：　　性别：　　年龄：　　ID：　　文化程度：

纳入中医临床路径：是□　否□

证候诊断：脾气虚证□　胃阴虚证□　血虚证□　脾肾阳虚证□　热毒证□　痰湿证□　血瘀证□　肝胃不和证□　其他：

一、护理效果评价

主要症状	主要辨证施护方法	中医护理技术	护理效果
胃脘痛□	1. 活　动□ 2. 饮食护理□ 3. 松弛疗法□ 4. 其他护理措施：	1. 穴位贴敷□ 应用次数：____次，应用时间：____天 2. 耳穴贴压□ 应用次数：____次，应用时间：____天 3. 艾　灸□ 应用次数：____次，应用时间：____天 4. 其他：____ 应用次数：____次，应用时间：____天 （请注明：下同）	好　□　较好□ 一般□　差　□
吞酸、嗳气□	1. 体　位□ 2. 饮　食□ 3. 胃黏膜保护剂 / 抑酸剂护理□ 3. 其他护理措施：	1. 穴位按摩□ 应用次数：____次，应用时间：____天 2. 耳穴贴压□ 应用次数：____次，应用时间：____天 3. 艾　灸□ 应用次数：____次，应用时间：____天 4. 其他：____ 应用次数：____次，应用时间：____天	好　□　较好□ 一般□　差　□
腹胀□	1. 体　位□ 2. 活　动□ 3. 饮食护理□ 4. 其他护理措施：	1. 中药外敷□ 应用次数：____次，应用时间：____天 2. 艾　灸□ 应用次数：____次，应用时间：____天 3. 其他：____ 应用次数：____次，应用时间：____天	好　□　较好□ 一般□　差　□

续表

主要症状	主要辨证施护方法	中医护理技术	护理效果
便溏□	1. 皮肤护理□ 2. 饮食护理□ 3. 其他护理措施：	1. 穴位按摩□ 应用次数：____次，应用时间：____天 2. 耳穴贴压□ 应用次数：____次，应用时间：____天 3. 艾灸（回旋灸）□ 应用次数：____次，应用时间：____天 4. 其他：____ 应用次数：____次，应用时间：____天	好 □ 较好□ 一般□ 差 □
便秘□	1. 饮食护理□ 2. 排便指导□ 3. 摩揉腹部□ 4. 其他护理措施：	1. 穴位按摩□ 应用次数：____次，应用时间：____天 2. 耳穴贴压□ 应用次数：____次，应用时间：____天 3. 中药导管滴入□ 应用次数：____次，应用时间：____天 4. 其他：____ 应用次数：____次，应用时间：____天	好 □ 较好□ 一般□ 差 □
其他：□（请注明）	1. 2. 3.		好 □ 较好□ 一般□ 差 □

二、护理依从性及满意度评价

评价项目		患者对护理的依从性			患者对护理的满意度		
		依从	部分依从	不依从	满意	一般	不满意
中医护理技术	中药外敷						
	穴位贴敷						
	艾　灸						
	耳穴贴压						
	穴位按摩						
	中药导管滴入						
健康指导		/	/	/			
签　名		责任护士签名：			上级护士或护士长签名：		

三、对本病中医护理方案的评价

实用性强□　实用性较强□　实用性一般□　不实用□

改进意见：

四、评价人

（责任护士）姓名：____________技术职称：____________完成日期：____________

护士长签字：____________

NOTE

胆胀（胆囊炎）中医护理方案

（试行）

一、常见证候要点

（一）肝胆郁滞证

右胁胀满疼痛，痛引右肩，遇怒加重，胸闷脘胀，善太息，嗳气频作，吞酸嗳腐。苔白腻。

（二）肝胆湿热证

右胁胀满疼痛，胸闷纳呆，恶心呕吐，口苦心烦，大便黏滞，或见黄疸。舌红苔黄腻。

（三）气滞血瘀证

右胁刺痛较剧，痛有定处而拒按，面色晦暗，口干口苦。舌质紫暗或舌边有瘀斑。

（四）肝郁脾虚证

右胁胀痛，倦怠乏力，情绪抑郁或烦躁易怒，腹胀，嗳气叹息，口苦，恶心呕吐，食少纳呆，大便稀溏或便秘。舌淡或暗，苔白。

（五）胆腑郁热证

右胁灼热疼痛，或绞痛或胀痛或钝痛或剧痛。疼痛放射至右肩胛，脘腹不舒，恶心呕吐，大便不畅或见黄疸或伴发热。舌质红，苔黄。

二、常见症状/证候施护

（一）右胁疼痛

1. 观察疼痛的部位、性质、程度、持续时间、诱发及缓解因素，与饮食、体位、睡眠的关系。若疼痛剧烈、可能有出血或出现休克现象者，立即报告医生。

2. 急性发作时宜卧床休息，给予精神安慰；禁饮食，密切观察病情变化。

3. 遵医嘱穴位贴敷，取胆囊穴、章门、期门等穴。

4. 遵医嘱穴位按摩，取右侧肝俞、右侧胆俞、太冲、侠溪等穴。

5. 遵医嘱耳穴贴压，取肝、胆、交感、神门等穴。

6. 遵医嘱穴位注射：取胆囊等穴。

7. 遵医嘱肝病治疗仪治疗。

（二）右胁胀满不适

1. 观察胀满的部位、性质、程度、时间、诱发因素及伴随症状。

2. 鼓励患者饭后适当运动，保持大便通畅。

3. 腹部行顺时针方向按摩。

4. 遵医嘱穴位贴敷，取脾俞、胃俞、神阙、中脘等穴。

5. 遵医嘱穴位注射，取足三里、胆囊等穴。

NOTE

6. 遵医嘱耳穴贴压，取肝、胆、大肠、交感等穴。

7. 遵医嘱穴位按摩，取胆囊、天枢等穴。

（三）嗳气、恶心、呕吐

1. 观察嗳气、恶心、呕吐的频率、程度与饮食的关系。

2. 指导患者饭后不宜立即平卧。

3. 呕吐患者汤药宜少量频服，服药前用生姜汁数滴滴于舌面或姜片含于舌下，以减轻呕吐。

4. 遵医嘱穴位注射，取双侧足三里、胆囊等穴。

5. 遵医嘱穴位按摩，取合谷、中脘、胆囊等穴。

6. 遵医嘱耳穴贴压，取胆囊、胃、内分泌、交感、神门等穴。

7. 遵医嘱艾灸，取脾俞、胃俞、中脘、足三里等穴。

8. 遵医嘱穴位贴敷，取肝俞、胆俞、中脘、足三里等穴。

（四）纳呆

1. 观察患者饮食状况、口腔气味及舌质、舌苔的变化，保持口腔清洁。

2. 遵医嘱穴位按摩，取脾俞、胃俞、中脘、阳陵泉等穴。

3. 遵医嘱耳穴贴压，取脾、胃、小肠、大肠、神门等穴。

4. 遵医嘱穴位贴敷，取中脘、胃俞、足三里等穴。

（五）发热

1. 观察体温变化。

2. 保持皮肤清洁，汗出后及时擦干皮肤、更换衣被，忌汗出当风。

3. 遵医嘱穴位注射，取曲池等穴。

三、中医特色治疗护理

（一）药物治疗

1. 内服中药

（1）肝郁脾虚证中药宜温服，恶心呕吐者宜浓煎频服，湿热证者宜凉服。

（2）服用含有大黄成分的中成药后，要注意观察大便的次数及性质，尤其关注年老体弱的患者。

（3）其他（详见附录 1）。

2. 注射给药（详见附录 1）。

（二）特色技术

1. 穴位贴敷（详见附录 1）。

2. 耳穴贴压（详见附录 1）。

3. 穴位注射（详见附录 1）。

4. 穴位按摩（详见附录 1）。

5. 艾灸（详见附录 1）。

NOTE

四、健康指导

（一）生活起居

1. 病室安静、整洁、空气清新，温湿度适宜。

2. 急性发作时宜卧床休息。

（二）饮食指导

1. **肝胆郁滞证**　宜食疏肝利胆的食品，如苦瓜、芹菜、白菜、丝瓜等。忌食壅阻气机的食品，如豆类、红薯、南瓜等。

2. **肝胆湿热证**　宜食清热利湿的食品，如薏苡仁、黄瓜、芹菜、冬瓜等。

3. **气滞血瘀证**　宜食疏肝理气，活血祛瘀的食品，如山楂、大枣等。

4. **肝郁脾虚证**　宜食疏肝健脾的食品，如莲藕、山药等。

5. **胆腑郁热证**　宜食清热泻火的食品，如冬瓜、苦瓜、菊花泡茶饮等。

（三）情志调理

1. 多与患者沟通，了解其心理状态，指导其保持乐观情绪。

2. 指导患者采用移情相制疗法，转移其注意力。针对患者焦虑或抑郁的情绪变化，可采用暗示疗法或顺情从欲法。

3. 鼓励家属多陪伴患者，给予患者心理支持。指导患者和家属了解本病的相关知识，掌握控制疼痛的简单方法，如深呼吸、全身肌肉放松、听音乐等。

4. 鼓励病友间多沟通，交流疾病防治经验，提高认识，增强治疗信心。

五、护理难点

患者建立正确的饮食习惯较困难。解决思路：

1. 利用多种形式向患者及家属介绍食疗及养生方法。

2. 利用图表等形式向患者演示饮食不当诱发胆囊炎的机理，使患者了解疾病与饮食的相关性，并嘱家属协同做好督促工作。

3. 定期进行电话回访，鼓励坚持正确的饮食习惯。定期门诊复查，筛查危险因素，进行针对性干预。

六、护理效果评价

附：胆胀（胆囊炎）中医护理效果评价表

胆胀（胆囊炎）中医护理效果评价表

医院：　　　　科室：　　　　入院日期：　　　　出院日期：　　　　住院天数：

患者姓名：　　　　性别：　　年龄：　　ID：　　　文化程度：

纳入中医临床路径：是□　否□

证候诊断：肝胆郁滞证□　肝胆湿热证□　气滞血瘀证□　肝郁脾虚证□　胆腑郁热证□　其他：

一、护理效果评价

主要症状	主要辨证施护方法	中医护理技术	护理效果
右胁疼痛 □	1. 观察□ 2. 肝病治疗仪□ 3. 其他护理措施：	1. 穴位贴敷□ 应用次数：____次，应用时间：____天 2. 穴位按摩□ 应用次数：____次，应用时间：____天 3. 耳穴贴压□ 应用次数：____次，应用时间：____天 4. 穴位注射□ 应用次数：____次，应用时间：____天 5. 其他：____ 应用次数：____次，应用时间：____天 （请注明，下同）	好 □ 较好□ 一般□ 差 □
右胁胀满不适 □	1. 观察□ 2. 活动□ 3. 腹部按摩□ 4. 其他护理措施：	1. 穴位贴敷□ 应用次数：____次，应用时间：____天 2. 穴位注射□ 应用次数：____次，应用时间：____天 3. 耳穴贴压□ 应用次数：____次，应用时间：____天 4. 穴位按摩□ 应用次数：____次，应用时间：____天 5. 其他：____ 应用次数：____次，应用时间：____天	好 □ 较好□ 一般□ 差 □
嗳气、恶心、 呕吐□	1. 观察□ 2. 体位□ 3. 服药护理□ 4. 其他护理措施：	1. 穴位注射□ 应用次数：____次，应用时间：____天 2. 穴位按摩□ 应用次数：____次，应用时间：____天 3. 耳穴贴压□ 应用次数：____次，应用时间：____天 4. 艾灸□ 应用次数：____次，应用时间：____天 5. 穴位贴敷□ 应用次数：____次，应用时间：____天 6. 其他：____ 应用次数：____次，应用时间：____天	好 □ 较好□ 一般□ 差 □
纳呆□	1. 口腔清洁□ 2. 其他护理措施：	1. 穴位按摩□ 应用次数：____次，应用时间：____天 2. 耳穴贴压□ 应用次数：____次，应用时间：____天 3. 穴位贴敷□ 应用次数：____次，应用时间：____天 4. 其他：____ 应用次数：____次，应用时间：____天	好 □ 较好□ 一般□ 差 □
发热□	1. 监测体温□ 2. 皮肤护理□ 3. 其他护理措施：	1. 穴位注射□ 应用次数：____次，应用时间：____天 2. 其他：____ 应用次数：____次，应用时间：____天	好 □ 较好□ 一般□ 差 □
其他： □（请注明）	1. 2. 3.		好 □ 较好□ 一般□ 差 □

NOTE

二、护理依从性及满意度评价

评价项目		患者对护理的依从性			患者对护理的满意度		
		依从	部分依从	不依从	满意	一般	不满意
中医护理技术	穴位贴敷						
	穴位注射						
	耳穴贴压						
	穴位按摩						
	艾　灸						
健康指导		/	/	/			
签　名		责任护士签名：			上级护士或护士长签名：		

三、对本病中医护理方案的评价

实用性强□　　实用性较强□　　实用性一般□　　不实用□

改进意见：

四、评价人

（责任护士）姓名：____________ 技术职称：____________完成日期：____________

护士长签字：____________

肝胆管结石急性发作期中医护理方案

一、常见证候要点

（一）肝胆蕴热证

胁肋灼痛或刺痛，胁下拒按或痞块。伴畏寒发热，口干口苦，恶心呕吐，身目微黄，大便干结。舌质微红，苔薄白或微黄。

（二）肝胆湿热证

胁肋胀痛，身目发黄。伴发热，纳呆呕恶，小便黄，胁下痞块拒按，便溏或大便秘结。舌质红，苔黄厚腻。

二、常见症状／证候施护

（一）疼痛

1. 评估疼痛的部位、诱因、程度、性质、持续时间及伴随症状，做好疼痛评分，可应用疼痛自评工具“数字评分法（NRS）”评分，记录具体分值。出现剧烈绞痛、腹膜炎或出现厥脱

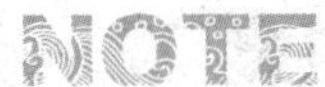

先兆应立即报告医师，协助处理。

2. 卧床休息，取屈膝仰卧位或右侧卧位，缓慢深呼吸。

3. 遵医嘱穴位按摩，取右侧的肝俞、胆俞，强刺激胆囊、侠溪、太冲等穴。

4. 遵医嘱耳穴贴压，取腹痛点、脾俞等穴。

5. 遵医嘱穴位贴敷，取肝俞、胆俞等穴。

（二）发热

1. 观察体温变化及汗出情况，保持皮肤清洁，及时更换汗湿的衣被。

2. 高热者宜卧床休息，恶寒时注意保暖，根据需要物理降温。

3. 保持口腔清洁，遵医嘱使用中药漱口液漱口。

4. 遵医嘱穴位按摩，取大椎、曲池、合谷等穴。

5. 遵医嘱中药保留灌肠。

（三）黄疸

1. 观察巩膜、皮肤的色泽、黄染程度，二便颜色及伴随症状。

2. 皮肤瘙痒时，告知患者勿搔抓，修剪指甲，用温水清洗，禁用肥皂水擦洗。

3. 遵医嘱耳穴贴压，取肝、胆、脾、胃等穴。

4. 遵医嘱予中药保留灌肠。

（四）恶心呕吐

1. 观察呕吐物的色、质、量，持续时间、诱发因素及伴随症状。

2. 呕吐时取半卧位，从上至下按摩胃部，以降胃气。

3. 可含服姜片，以缓解呕吐。

4. 遵医嘱穴位按摩，取中脘、合谷、内关、足三里等穴。

5. 遵医嘱耳穴贴压，取脾、胃、神门等穴。

6. 遵医嘱穴位注射，取足三里等穴。

（五）便秘

1. 评估排便次数、排便费力程度，观察大便性状、量。

2. 腹部按摩。

3. 遵医嘱穴位按摩，取胃俞、脾俞、内关、足三里、天枢、关元等穴。

4. 遵医嘱耳穴贴压，取大肠、胃、脾、交感、皮质下、便秘点等穴。

5. 遵医嘱中药保留灌肠。

三、中医特色治疗护理

（一）药物治疗

1. 内服中药（详见附录 1）。

2. 注射给药（详见附录 1）。

3. 外用中药（详见附录 1）。

（二）特色技术

1. 穴位按摩（详见附录 1）。

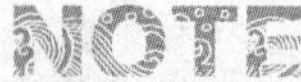

2. 耳穴贴压（详见附录 1）。

3. 中药保留灌肠（详见附录 1）。
4. 穴位注射（详见附录 1）。
5. 穴位贴敷（详见附录 1）。
6. 腹部按摩（详见附录 1）。

四、健康指导

（一）生活起居

1. 避免受凉，养成定时排便的习惯，保证充足休息和睡眠。
2. 避免终日静坐少动，适度运动，如散步、练气功、打太极拳等。
3. 着棉质、透气、柔软衣服，勿搔抓皮肤，禁用碱性淋浴用品。

（二）饮食指导

规律进食，禁烟酒、煎炸等食品，减少高脂肪食品的摄入。

1. 肝胆蕴热证：宜食疏肝解郁、清热利胆的食品，如萝卜、丝瓜、绿豆等。
2. 肝胆湿热证：宜食清热利胆、化湿通下的食品，如苦瓜、冬瓜、绿豆等。
3. 便溏者：宜食山楂、乌梅，少食粗纤维的食品，如芹菜、韭菜等。
4. 便秘者：宜食清热、润肠通便的食品，如白萝卜等。
5. 食材宜采用煮、蒸、烩的烹饪方法。
6. 含钙食品勿与富含草酸、植酸的食品混合烹制、同餐食用。

（三）情志调理

1. 指导患者保持心情舒畅，心胸豁达，精神愉快。
2. 主动介绍疾病知识，使患者了解疾病的发生发展。
3. 鼓励病友间相互交流治疗体会，提高认知度，增强治疗信心。
4. 鼓励家属多陪伴患者，给予情感支持。

五、护理效果评价

附：肝胆管结石急性发作期中医护理效果评价表

肝胆管结石急性发作期中医护理效果评价表

医院 科室： 入院日期： 出院日期： 住院天数：

患者姓名： 性别： 年龄： ID： 文化程度：

纳入中医临床路径：是□ 否□

证候诊断： 肝胆湿热证□ 肝胆蕴热证□ 其他：

NOTE

一、护理效果评价

主要症状	主要辨证施护方法	中医护理技术	护理效果
疼痛□	1. 评估疼痛□ 评分： 2. 体位□ 3. 其他护理措施：	1. 穴位按摩□ 应用次数：____次，应用时间：____天 2. 耳穴贴压□ 应用次数：____次，应用时间：____天 3. 穴位贴敷□ 应用次数：____次，应用时间：____天 4. 其他：____ 应用次数：____次，应用时间：____天	好 □ 较好□ 一般□ 差 □ 疼痛评分：
发热□	1. 病情观察□ 2. 发热护理□ 3. 口腔护理□ 4. 其他护理措施：	1. 中药保留灌肠□ 应用次数：____次，应用时间：____天 2. 穴位按摩□ 应用次数：____次，应用时间：____天 3. 其他：____ 应用次数：____次，应用时间：____天	好 □ 较好□ 一般□ 差 □
黄疸□	1. 观察黄染情况□ 2. 皮肤护理□ 3. 其他护理措施：	1. 耳穴贴压□ 应用次数：____次，应用时间：____天 2. 中药保留灌肠□ 应用次数：____次，应用时间：____天 3. 其他：____ 应用次数：____次，应用时间：____天	好 □ 较好□ 一般□ 差 □
恶心呕吐□	1. 观察呕吐物情况□ 2. 体位□ 3. 其他护理措施：	1. 穴位按摩□ 应用次数：____次，应用时间：____天 2. 耳穴贴压□ 应用次数：____次，应用时间：____天 3. 穴位注射□ 应用次数：____次，应用时间：____天 4. 其他：____ 应用次数：____次，应用时间：____天	好 □ 较好□ 一般□ 差 □
便秘□	1. 评估排便情况□ 2. 其他护理措施：	1. 穴位按摩□ 应用次数：____次，应用时间：____天 2. 耳穴贴压□ 应用次数：____次，应用时间：____天 3. 中药保留灌肠□ 应用次数：____次，应用时间：____天 4. 腹部按摩□ 应用次数：____次，应用时间：____天 5. 其他：____ 应用次数：____次，应用时间：____天	好 □ 较好□ 一般□ 差 □
其他： □（请注明）	1. 2.		好 □ 较好□ 一般□ 差 □

二、护理依从性及满意度评价

评价项目		患者对护理的依从性			患者对护理的满意度		
		依从	部分依从	不依从	满意	一般	不满意
中医护理技术	穴位按摩						
	耳穴贴压						
	中药保留灌肠						
	腹部按摩						
	穴位注射						
	穴位贴敷						
健康指导		/	/	/			
签名		责任护士签名			上级护士或护士长签名		

三、对本病中医护理方案的评价

实用性强□　　实用性较强□　　实用性一般□　　不实用□

改进意见：

四、评价人

（责任护士）姓名：__________ 技术职称：__________完成日期：__________

护士长签字：__________

慢性肾衰（慢性肾功能衰竭）中医护理方案

一、常见证候要点

（一）正虚诸证

1. 脾肾气虚证　倦怠乏力，气短懒言，食少纳呆，腰酸膝软，脘腹胀满，大便溏，口淡不渴。舌淡有齿痕。

2. 脾肾阳虚证　畏寒肢冷，倦怠乏力，气短懒言，食少纳呆，腰酸膝软，腰部冷痛，脘腹胀满，大便溏，夜尿清长。舌淡有齿痕。

3. 气阴两虚证　倦怠乏力，腰酸膝软，口干咽燥，五心烦热，夜尿清长。舌淡有齿痕。

4. 肝肾阴虚证　头晕，头痛，腰酸膝软，口干咽燥，五心烦热，大便干结，尿少色黄。舌淡红少苔。

5. 阴阳两虚　畏寒肢冷，五心烦热，口干咽燥，腰酸膝软，夜尿清长，大便干结。舌淡有齿痕。

（二）邪实诸证

1. 湿浊证 恶心呕吐，肢体困重，食少纳呆，脘腹胀满，口中黏腻，舌苔厚腻。

2. 湿热证 恶心呕吐，身重困倦，食少纳呆，口干口苦，脘腹胀满，口中黏腻，舌苔黄腻。

3. 水气证 全身浮肿，尿量少，心悸、气促，甚则不能平卧。

4. 血瘀证 面色晦暗，腰痛，肌肤甲错，肢体麻木，舌质紫暗或有瘀点瘀斑。

5. 浊毒证 恶心呕吐，口有氨味，纳呆，皮肤瘙痒，尿量少，身重困倦，嗜睡，气促不能平卧。

二、常见症状 / 证候施护

（一）倦怠乏力

1. 加强患者安全宣教，采取相关的安全措施。

2. 遵医嘱艾灸，取关元、足三里等穴。

3. 遵医嘱穴位按摩，取足三里、三阴交等穴。

（二）腰酸膝软

1. 指导患者起卧势缓。

2. 遵医嘱穴位按摩，取气海、足三里、三阴交等穴位。

3. 遵医嘱艾灸，取肾俞、气海、关元等穴位行温和灸。

4. 遵医嘱耳穴贴压，取肾、神门等穴。

5. 遵医嘱低频脉冲治疗，取中极、三阴交、阴陵泉等穴。

6. 遵医嘱药熨法，每日治疗 2 次（或遵医嘱加减），每次治疗时间 40 ～ 60 分钟。

（三）恶心呕吐

1. 观察及记录呕吐物的色、质、量，及时报告医师。

2. 遵医嘱穴位按摩，取合谷、内关等穴。

（四）皮肤瘙痒

1. 协助患者剪指甲，指导患者避免用力搔抓皮肤。

2. 遵医嘱穴位按摩，取曲池、合谷、血海、足三里等穴。水肿明显者不宜采用。

3. 遵医嘱中药保留灌肠。

4. 遵医嘱中药药浴。

（五）水肿

1. 监测体重、腹围、出入量等指标。

2. 重度水肿者宜卧床休息，头面眼睑水肿者应头高位，下肢水肿明显可抬高足部，阴囊水肿可用阴囊托托起。

3. 遵医嘱药熨法。

4. 遵医嘱中药泡洗，重度水肿者禁用。

NOTE

三、中医特色治疗护理

（一）药物治疗

1. 内服中药

（1）恶心呕吐严重者，可将 1 ～ 2mL 生姜汁与中药混匀后同服。

（2）服用通腑降浊类中成药，服药期间有便溏加重者，立即通知医师。

（3）其他（详见附录 1）。

2. 注射给药（详见附录 1）。

3. 外用中药（详见附录 1）。

（二）特色技术

1. 中药泡洗

（1）足部：浸泡温度为 38 ～ 41℃，时间 30 ～ 45 分钟，每天 1 次，泡洗同时可按摩涌泉穴。

（2）动静脉内瘘的患者遵医嘱实施，先将术肢放置于 70 ～ 80℃药液之上进行熏蒸 15 分钟，再将术肢浸泡于药液中 15 分钟。

（3）其他（详见附录 1）。

2. 中药保留灌肠（详见附录 1）。

3. 耳穴贴压（详见附录 1）。

4. 艾灸（详见附录 1）。

5. 药熨法（详见附件）。

6. 穴位按摩（详见附录 1）。

7. 中药药浴（详见附录 1）。

四、健康指导

（一）生活起居

1. 指导患者晨起做深呼吸屏气运动，在家属或医护人员陪同下散步、练习八段锦等。

2. 协助患者进行自我保健方法，如按摩足三里、肾俞等穴，早晚各 1 次，每次 15 分钟。

3. 遵循运动的个体化原则，协助患者制定运动计划，鼓励患者长期坚持，持之以恒的原则。

4. 做好皮肤护理，涂抹润肤品，减少皮肤瘙痒。

（二）饮食指导

施行持续性饮食营养管理，记录出入量，增加优质蛋白摄入。

1. 正虚诸证

（1）脾肾气虚证：宜食健脾补肾益气的食品，如炖服红枣、肉桂等。食疗方：红枣煲鸡粥。服食期间不宜食萝卜。

（2）脾肾阳虚证：宜食温阳的食品，如肉桂、羊肉等。食疗方：羊骨粥等。

（3）气阴两虚证：宜食滋阴补气的食品，如玉竹、桑椹等。

（4）肝肾阴虚证：宜食补益肝肾，滋阴清热的食品，如红枣、枸杞子、山药、扁豆、薏苡

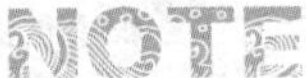

仁等。食疗方：红枣山药粥。

（5）阴阳两虚证：宜食阴阳双补的食品，如牛肉、羊肉、韭菜、山药等。

2. 邪实诸证

（1）湿浊证：宜食健脾化浊的食品，如薏苡仁、白扁豆、山药等。食疗方：苡仁煲瘦肉。

（2）湿热证：宜食清热化湿的食品，如赤小豆、薏苡仁、冬瓜等。食疗方：苡仁煲鲫鱼。

（3）水气证：宜食化气利水的食品，如冬瓜、丝瓜等。食疗方：萝卜煲瘦肉。

（4）血瘀证：宜食活血化瘀的食品，如葡萄、慈菇、桃子等。食疗方：桃仁粉冲服。

（5）浊毒证：宜食解毒化浊的食品，如绿豆、赤小豆、薏苡仁等。食疗方：绿豆苡仁粥。

（三）情志调理

1. 语言疏导法：运用语言与患者沟通，引导患者化郁为畅，疏泄情志。

2. 移情易志法：鼓励患者采用一些自我放松的方法，如听音乐、放松操等。

3. 鼓励病友间相互交流体会。

4. 加强肾脏替代治疗的宣教，缓解患者心理压力。

五、护理效果评价

附：慢性肾衰（慢性肾功能衰竭）中医护理效果评价表

慢性肾衰（慢性肾功能衰竭）中医护理效果评价表

医院　　　　科室：　　　入院日期：　　　　出院日期：　　　　住院天数：

患者姓名：　　　　性别：　　　年龄：　　ID：　　　文化程度：

纳入中医临床路径：是□　否□

证候诊断：

正虚诸证：脾肾气虚□　脾肾阳虚□　气阴两虚□　肝肾阴虚□　阴阳两虚□　其他：

邪实诸证：湿浊证□　湿热证□　水气证□　血瘀证□　浊毒证□　其他：

一、护理效果评价

主要症状	主要辨证施护方法	中医护理技术	护理效果
倦怠乏力□	1. 安全护理□ 2. 其他护理措施：	1. 艾　灸□ 应用次数：____次，应用时间：____天 2. 穴位按摩□ 应用次数：____次，应用时间：____天 3. 其他： 应用次数：____次，应用时间：____天	好 □　较好□ 一般□　差 □
腰膝酸软□	1. 腰膝酸软的护理□ 2. 其他护理措施：	1. 穴位按摩□ 应用次数：____次，应用时间：____天 2. 艾　灸□ 应用次数：____次，应用时间：____天 3. 耳穴贴压□ 应用次数：____次，应用时间：____天 4. 药 熨 法□ 应用次数：____次，应用时间：____天 5. 其他： 应用次数：____次，应用时间：____天	好 □　较好□ 一般□　差 □

NOTE

续表

主要症状	主要辨证施护方法	中医护理技术	护理效果
恶心呕吐□	1. 观察□ 2. 其他护理措施：	1. 穴位按摩□ 应用次数：____次，应用时间：____天 2. 其他： 应用次数：____次，应用时间：____天	好　□　较好□ 一般□　差　□
皮肤瘙痒□	1. 皮肤护理□ 2. 其他护理措施：	1. 中药保留灌肠□ 应用次数：____次，应用时间：____天 2. 穴位按摩□ 应用次数：____次，应用时间：____天 3. 中药药浴□ 应用次数：____次，应用时间：____天 4. 其他： 应用次数：____次，应用时间：____天	好　□　较好□ 一般□　差　□
水　肿□	1. 水肿评估□ 2. 体位□ 3. 其他护理措施：	1. 药熨法□ 应用次数：____次，应用时间：____天 2. 中药泡洗□ 应用次数：____次，应用时间：____天 3. 其他： 应用次数：____次，应用时间：____天	好　□　较好□ 一般□　差　□
其　他：□ （请注明）	1. 2. 3.		好　□　较好□ 一般□　差　□

二、患者依从性及满意度评价

评价项目		患者对护理的依从性			患者对护理的满意度		
		依从	部分依从	不依从	满意	一般	不满意
中医护理技术	中药泡洗						
	中药保留灌肠						
	药熨法						
	耳穴贴压						
	艾　灸						
	穴位按摩						
	中药药浴						
健康指导		/	/	/			
签　名		责任护士签名：			上级护士或护士长签名：		

三、对本病中医护理方案的评价

实用性强□　　实用性较强□　　实用性一般□　　不实用□

改进意见：

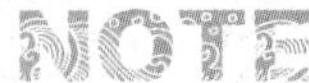

四、评价人

（责任护士）姓名：___________ 技术职称：___________完成日期：___________

护士长签字：___________

乳腺癌中医护理方案

（试行）

一、常见证候要点

（一）气滞痰凝证：

乳房肿块胀痛，两胁作胀，心烦易怒。或口苦，头晕目眩。舌苔薄白或薄黄。

（二）冲任失调证

乳房肿块胀痛，两胁作胀，头晕目眩。或月经失调，腰腿酸软，五心烦热，目涩，口干。舌质红，苔少有裂纹。

（三）毒热蕴结证

乳房肿块迅速增大，疼痛或红肿甚至溃烂翻花，分泌物臭秽等，或发热，心烦，口干，便秘。舌质暗红，舌苔黄白或黄厚腻。

（四）气血两虚证

疲倦乏力，精神不振，食欲不振，失眠多梦，口干少津，二便失调。舌淡，苔薄白。

（五）气阴两虚证

乏力、口干苦、喜饮，纳差，乏力，腰腿酸软，五心烦热。舌质干红，少苔或薄苔。

（六）瘀毒互结证

肿瘤增长迅速，神疲乏力，纳差消瘦，面色晦暗。或伴有疼痛，多为刺痛或胀痛，痛有定处。或伴有乳房肿物坚韧，若溃破则腐肉色败不鲜。舌淡或淡暗，苔白。

二、常见症状 / 证候施护

（一）肢体肿胀

1. 评估患侧肢体水肿程度，如出现肿胀加重及时报告医生。
2. 平卧时抬高患肢，使其与心脏保持同一水平；患肢不宜进行静脉输液及测血压。
3. 指导患者做患肢握拳活动，每次 5 ～ 10 分钟，每日 2 ～ 3 次。
4. 遵医嘱气压式血液循环驱动仪治疗，每次 30 分钟，每日 1 次。
5. 遵医嘱中药外敷。
6. 遵医嘱中药湿敷。

（二）疼痛

1. 采用《疼痛评估量表》进行评估。
2. 指导患者使用转移注意力的方法，如读书、看报、与人交流等。

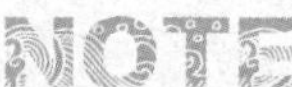

3. 教会患者使用放松术，如全身肌肉放松、缓慢的深呼吸、听舒缓音乐等。

4. 遵医嘱耳穴贴压：取乳腺、腋下、肝、交感、内分泌等穴。

5. 遵医嘱中药外敷。

（三）心烦易怒

1. 多与患者及家属交流，及时了解患者存在的心理问题，帮助其排忧解难。

2. 帮助患者取得爱人、家属的理解和关爱。

3. 推荐患者听轻音乐，舒缓情绪。焦虑患者：听安静、柔和、婉约的乐曲，如高山流水、古筝等；抑郁患者：听冥想式的乐曲，如沉思、古琴等。

4. 遵医嘱耳穴贴压：取心俞、肝俞、神门、脑、皮质下等穴。

（四）恶心、呕吐（化疗期间）

1. 观察呕吐物的量、色、性质，及时记录并报告医生。

2. 呕吐后，遵医嘱以温开水或中药漱口液漱口。

3. 遵医嘱耳穴贴压，取脾、胃、交感、膈等穴位。

4. 遵医嘱艾灸，取中脘、关元、足三里、神阙等穴。

5. 遵医嘱穴位按摩，取足三里、合谷、内关及两侧脊穴等穴。

（五）四肢麻木（化疗期间）

1. 保证环境安全，避免烫伤、灼伤、磕碰等。

2. 注意四肢保暖，穿棉袜，带棉质手套，防止受凉。

3. 遵医嘱气压式血液循环驱动仪治疗，每次 30 分钟，每日 1 次。

4. 遵医嘱穴位按摩，取足三里、手三里、太冲、阳陵泉、曲池、内关等穴。

5. 遵医嘱中药泡洗。

三、中医特色治疗护理

（一）药物治疗

1. 内服中药

（1）以清热解毒为主的中药餐后半小时服用，以减少其对胃黏膜的刺激。

（2）气滞痰凝证：汤药宜三餐后凉服；气血两虚证：汤药宜三餐后温热服。

（3）其他（详见附录 1）。

2. 注射给药

（1）华蟾素注射液：建议使用中心静脉导管给药。

（2）艾迪注射液：①使用前后应以 0.9% 生理盐水冲洗；②关注患者的肝肾功能检查（因含斑蝥有毒）。

（3）其他（详见附录 1）。

（二）特色技术

1. 中药外敷（详见附录 1）。

2. 中药湿敷（详见附录 1）。

3. 耳穴贴压（详见附录 1）。

4. 穴位按摩（详见附录 1）。

NOTE

5. 艾灸（详见附录 1）。

6. 中药泡洗：毒热蕴结证温度为 30℃；气滞痰凝证、冲任失调证、气血两虚证、气阴两虚证及瘀毒互结症温度为 37 ～ 40℃。

四、健康指导

（一）生活起居

1. 定期对健侧乳房进行自我检查，乳房切除的患者建议佩戴义乳。

2. 适当锻炼：如太极拳、气功、八段锦、伸展运动等。

（二）饮食指导

1. 气滞痰凝证：宜食疏肝理气，化痰散结的食品，如陈皮、丝瓜、李子、海带、紫菜等。食疗方：海带汤。

2. 冲任失调证：宜食调理冲任，补益肝肾的食品，如红枣、甲鱼、桑椹、黑木耳等。食疗方：红杞鲫鱼汤。

3. 毒热蕴结证：宜食清热解毒，活血化瘀的食品，如莲藕、苦瓜、葡萄、柠檬、大白菜、茄子、香菇等。食疗方：菱角汤或菱角薏米粥。

4. 气血两虚证：宜食益气养血，健脾补肾的食品，如龙眼肉、大枣、茯苓、山药、黑芝麻等，多食瘦肉、牛奶及蛋类等。食疗方：小米大枣粥。

5. 气阴两虚证：宜食益气养阴的食品，如黑木耳、银耳、鸭肉等。食疗方：莲藕小米粥。

6. 瘀毒互结证：宜食解毒化瘀的食品，如苦瓜、丝瓜、海带、海蜇、马蹄等。食疗方：绿豆粥。

7. 恶心者，宜食促进消化、增加胃肠蠕动的食品，如生白萝卜捣汁饮用；呕吐者，进食止呕和胃的食品，如频服姜汤（生姜汁 1 汤匙，蜂蜜 2 汤匙，加开水 3 汤匙调匀）。

8. 化疗期间，宜食促进消化、健脾开胃、补益气血的食品，如萝卜、香菇、陈皮、菠菜、桂圆、金针菇等，禁食辛辣及油炸的食品。

9. 放疗期间，宜食生津养阴、清凉甘润的食品，如藕汁、雪梨汁、萝卜汁、绿豆汤、冬瓜汤、竹笋、西瓜、橙子、蜂蜜、甲鱼等。

（三）情志调理

1. 鼓励患者主动抒发心中的不良情绪，保持心态稳定。

2. 鼓励病友间相互交流，增强战胜疾病的信心。

3. 指导患者使用转移注意力的方法，如阅读、倾听（音乐、广播）、写作、绘画、练书法等。

4. 鼓励家属多与患者交谈，多陪伴。

五、护理难点

双侧乳癌患者的静脉通路建立与维护较难。解决思路：

1. 短期置管：可选择颈内静脉、锁骨下静脉及股静脉置管。

2. 长期置管：探索下腔静脉的 PICC 置管。

NOTE

3. 管道维护：建立长、短期中心静脉置管维护的操作流程及规范。

六、护理效果评价

附：乳腺癌中医护理效果评价表

乳腺癌中医护理效果评价表

医院：　　　　科室：　　　　入院日期：　　　　出院日期：　　　　住院天数：

患者姓名：　　　　性别：　　　　年龄：　　　　ID：　　　　文化程度：

纳入中医临床路径：是□　否□

证候诊断：气滞痰凝证□　冲任失调证□　毒热蕴结证□　气血两虚证□　气阴两虚证□　瘀毒互结证□　其他：

一、护理效果评价

主要症状	主要辨证施护方法	中医护理技术	护理效果
肢体肿胀 □	1. 症状评估□ 2. 抬高患肢与心脏同一水平□ 3. 患肢握拳活动□ _____ 次 / 天 4. 气压式血液循环驱动仪治疗□ 5. 其他护理措施：	1. 中药外敷□ 应用次数：____次，应用时间：____天 2. 中药湿敷□ 应用次数：____次，应用时间：____天 3. 其他：____ 应用次数：____次，应用时间：____天 （请注明，下同）	好　□ 较好□ 一般□ 差　□
疼痛 □	1. 采用《疼痛评估量表》评估□ 2. 转移注意力□ 3. 放松疗法□ 4. 其他护理措施：	1. 耳穴贴压□ 应用次数：____次，应用时间：____天 2. 中药外敷□ 应用次数：____次，应用时间：____天 3. 其他：____ 应用次数：____次，应用时间：____天	好　□ 较好□ 一般□ 差　□
心烦易怒 □	1. 沟通交流□ 2. 家庭支持□ 3. 音乐疗法□ 4. 其他护理措施：	1. 耳穴贴压□ 应用次数：____次，应用时间：____天 2. 其他：____ 应用次数：____次，应用时间：____天	好　□ 较好□ 一般□ 差　□
恶心、呕吐 （化疗期间） □	1. 呕吐物观察□ 2. 口腔护理□ 3. 其他护理措施：	1. 耳穴贴压□ 应用次数：____次，应用时间：____天 2. 艾　灸□ 应用次数：____次，应用时间：____天 3. 穴位按摩□ 应用次数：____次，应用时间：____天 4. 其他：____ 应用次数：____次，应用时间：____天	好　□ 较好□ 一般□ 差　□

续表

主要症状	主要辨证施护方法	中医护理技术	护理效果
四肢麻木（化疗期间）□	1. 安全护理□ 2. 四肢保暖□ 3. 气压式血液循环驱动仪治疗□ 4. 其他护理措施：	1. 穴位按摩□ 应用次数：____次，应用时间：____天 2 中药泡洗□ 应用次数：____次，应用时间：____天 3. 其他：____ 应用次数：____次，应用时间：____天	好 □ 较 □ 一般□ 差 □
其他：□（请注明）	1. 2. 3.		好 □ 较好□ 一般□ 差 □

二、护理依从性及满意度评价

评价项目		患者对护理的依从性			患者对护理的满意度		
		依从	部分依从	不依从	满意	一般	不满意
中医护理技术	中药外敷						
	中药湿敷						
	耳穴贴压						
	穴位按摩						
	艾　灸						
	中药泡洗						
健康指导		/	/	/			
签　名		责任护士签名：			上级护士或护士长签名：		

三、对本病中医护理方案的评价

实用性强□　　实用性较强□　　实用性一般□　　不实用□

改进意见：

四、评价人

（责任护士）姓名：____________ 技术职称：____________完成日期：____________

护士长签字：____________

肛痈（肛门直肠周围脓肿）中医护理方案

一、常见证候要点

（一）火毒蕴结证

肛门周围突然肿痛，持续加剧，伴有恶寒、发热、便秘、溲赤。肛周红肿，触痛明显，质硬，表面灼热。舌质红，苔薄黄。

（二）热毒炽盛证

肛门肿痛剧烈，可持续数日，痛如鸡啄，夜寐不安，伴有恶寒发热，口干便秘，小便困难。肛周红肿，按之有波动感或穿刺有脓。舌质红，苔黄。

（三）阴虚毒恋证

肛门肿痛、灼热，表皮色红，溃后难敛，伴有午后潮热，心烦口干，夜间盗汗。舌质红，少苔。

二、常见症状 / 证候施护

（一）肛门肿痛

1. 观察皮肤红、肿、热、痛的程度及范围。
2. 协助患者取舒适体位。
3. 遵医嘱耳穴贴压，取肛门、神门、皮质下、直肠等穴。
4. 遵医嘱中药熏洗。
5. 遵医嘱中药药浴。
6. 遵医嘱中药外敷。

（二）发热

1. 观察体温及汗出情况。
2. 鼓励患者多饮水。
3. 遵医嘱穴位按摩，取大椎、曲池、合谷、外关等穴。
4. 遵医嘱刮痧，取合谷、曲池、大椎等穴。

（三）便秘

1. 定时排便，忌努挣，避免久蹲。
2. 腹部按摩。
3. 遵医嘱穴位按摩，取天枢、关元、气海、大横、足三里等穴。
4. 遵医嘱穴位贴敷，取神阙穴。
5. 遵医嘱耳穴贴压，取大肠、便秘点、脾、直肠、三焦、皮质下等穴。

（四）排尿困难

1. 协助患者采取舒适体位。
2. 热敷下腹部。
3. 遵医嘱穴位按摩，取气海、关元、阴陵泉、三阴交等穴。
4. 遵医嘱耳穴贴压，取脑、肾、膀胱、交感、神门、皮质下等穴。
5. 遵医嘱药熨法，取气海、关元、阴陵泉等穴。
6. 遵医嘱艾灸，取气海、关元、中极等穴。
7. 遵医嘱穴位贴敷，取神阙等穴。

NOTE

三、中医特色治疗护理

（一）药物治疗

1. 内服中药（详见附录 1）。

2. 注射给药（详见附录 1）。

3. 外用中药（详见附录 1）。

（二）特色技术

1. 耳穴贴压（详见附录 1）。

2. 中药熏洗（详见附录 1）。

3. 中药药浴（详见附录 1）。

4. 中药外敷（详见附录 1）。

5. 穴位按摩（详见附录 1）。

6. 刮痧（详见附录 1）。

7. 穴位贴敷（详见附录 1）。

8. 药熨法（详见附录 1）。

9. 艾灸（详见附录 1）。

10. 腹部按摩（详见附录 1）

（三）围手术期的中医护理

1. 术前：遵医嘱耳穴贴压，取心、神门、皮质下等穴，以助睡眠。

2. 术后护理。

（1）便后遵医嘱中药熏洗。

（2）挂线护理：告知患者轻拉挂线皮筋，便于彻底清洗，利于引流通畅。

（3）遵医嘱对创面采用物理治疗，如微波、红光、磁疗等。

（4）遵医嘱耳穴贴压，取神门、交感、肛门等穴，以缓解术后疼痛。

四、健康指导

（一）生活起居

1. 每次排便不宜超过 10 分钟，排便时勿努挣。

2. 保持肛周皮肤清洁干燥，勤换内裤，脓肿部位不宜挤压、碰撞。

3. 劳逸结合，加强体育锻炼。

4. 提肛运动。方法：深吸气时收缩并提肛门，呼气时将肛门缓慢放松，一收一放为 1 次；每日晨起及睡前各做 20 ～ 30 次。

（二）饮食指导

饮食宜清淡、少渣，忌食辛辣刺激之品，忌酒。

1. 火毒蕴结证 宜食清热泻火解毒的食品，如野菊花代茶饮。食疗方：凉拌鲜蒲公英。

2. 热毒炽盛证 宜食清热利湿解毒的食品，如冬瓜、丝瓜、西瓜等。食疗方：冬瓜苡仁汤。

3. 阴虚毒恋证 宜食滋阴降火的食品，如生梨、绿豆、黄瓜等。食疗方：绿豆粥。

（三）情志调理

1. 采用放松术，如听舒缓音乐、全身肌肉放松、谈话等方法转移注意力。

2. 护理人员应及时了解患者的心理状态，解释疾病的发生、发展及转归，讲解周围成功病例，树立战胜疾病的信心。

3. 加强病友间的沟通交流，以获得情感支持。

五、护理效果评价

附：肛痈（肛门直肠周围脓肿）中医护理效果评价表

肛痈（肛门直肠周围脓肿）中医护理效果评价表

医院：　　　　科室：　　　　入院日期：　　　　出院日期：　　　　住院天数：

患者姓名：　　　　性别：　　　　年龄：　　　　ID：　　　　文化程度：

纳入中医临床路径：是□　否□

证候诊断：火毒蕴结证□　热毒炽盛证□　阴虚毒恋证□　其他：

一、护理效果评价

主要症状	主要辨证施护方法	中医护理技术	护理效果
肛门肿痛□	1. 观察□ 2. 体位□ 3. 其他护理措施：	1. 耳穴贴压□ 应用次数：____次，应用时间：____天 2. 中药熏洗□ 应用次数：____次，应用时间：____天 3. 中药药浴□ 应用次数：____次，应用时间：____天 4. 中药外敷□ 应用次数：____次，应用时间：____天 5 . 其他：____ 应用次数：____次，应用时间：____天	好 □　较好□ 一般□　差 □
发热□	1. 体温监测□ 2. 饮水□ 3. 其他护理措施：	1. 穴位按摩□ 应用次数：____次，应用时间：____天 2. 刮　痧□ 应用次数：____次，应用时间：____天 3. 其他：____ 应用次数：____次，应用时间：____天	好 □　较好□ 一般□　差 □
便秘□	1. 排便指导□ 2. 其他护理措施：	1. 穴位按摩□ 应用次数：____次，应用时间：____天 2. 穴位贴敷□ 应用次数：____次，应用时间：____天 3. 耳穴贴压□ 应用次数：____次，应用时间：____天 4. 腹部按摩□ 应用次数：____次，应用时间：____天 5. 其他：____ 应用次数：____次，应用时间：____天	好 □　较好□ 一般□　差 □

NOTE

续表

主要症状	主要辨证施护方法	中医护理技术	护理效果
排尿困难□	1. 体位□ 2. 热敷□ 3. 其他护理措施：	1. 穴位按摩□ 应用次数：____次，应用时间：____天 2. 耳穴贴压□ 应用次数：____次，应用时间：____天 3. 药 熨 法□ 应用次数：____次，应用时间：____天 4. 艾　灸□ 应用次数：____次，应用时间：____天 5. 穴位贴敷□ 应用次数：____次，应用时间：____天 6. 其他：____ 应用次数：____次，应用时间：____天	好　□　较好□ 一般□　差　□
其他：□ （请注明）	1. 2. 3. 4.		好　□　较好□ 一般□　差　□

二、护理依从性及满意度评价

评价项目		患者对护理的依从性			患者对护理的满意度		
		依从	部分依从	不依从	满意	一般	不满意
中医护理技术	耳穴贴压						
	中药熏洗						
	中药药浴						
	中药外敷						
	穴位按摩						
	刮　痧						
	穴位贴敷						
	药熨法						
	艾　灸						
	腹部按摩						
健康指导		/	/	/			
签　名		责任护士签名：			上级护士或护士长签名：		

三、对本病中医护理方案的评价

实用性强□　实用性较强□　实用性一般□　不实用□

改进意见：

NOTE

四、评价人

（责任护士）姓名：__________ 技术职称：__________ 完成日期：__________

护士长签字：__________

结直肠癌中医护理方案

一、常见证候要点

（一）脾肾阳虚证

腹胀隐痛，久泻不止，大便夹血，血色暗淡，或腹部肿块，面色萎黄，四肢不温。舌质淡胖，苔薄白。

（二）肝肾阴虚证

腹胀痛，大便形状细扁，或带黏液脓血或便干，腰膝酸软，失眠，口干咽燥，烦躁易怒，头昏耳鸣，口苦，肋胁胀痛，五心烦热。舌红少苔。

（三）气血两亏证

体瘦腹满，面色苍白，肌肤甲错，食少乏力，神疲乏力，头昏心悸。舌质淡，苔薄白。

（四）痰湿内停证

里急后重，大便脓血，腹部阵痛。舌质红或紫暗，苔腻。

（五）瘀毒内结证

面色暗滞，腹痛固定不移，大便脓血，血色紫暗，口唇暗紫，或舌有瘀斑，或固定痛处。

二、常见症状／证候施护

（一）腹胀

1. 观察腹胀的部位、性质、程度、时间、诱发因素及伴随症状。
2. 遵医嘱穴位按摩，取足三里、脾俞、大肠俞、肺俞等穴。
3. 遵医嘱耳穴贴压，取大肠、脾、胃、交感、皮质下等穴。
4. 遵医嘱肛管排气或中药保留灌肠。
5. 遵医嘱中药离子导入，取神阙、大肠俞、内关、脾俞、胃俞、肺俞等穴。
6. 遵医嘱艾灸，取神阙、关元、足三里等穴。

（二）腹痛

1. 评估疼痛部位、性质、程度、持续时间、二便及伴随症状，做好疼痛评分，可应用疼痛自评工具“数字评分法（NRS）”评分，记录具体分值。如出现腹痛剧烈、痛处拒按、冷汗淋漓、四肢不温、呕吐不止等症状，立即报告医师协助处理。
2. 协助取舒适体位，避免体位突然改变。
3. 遵医嘱穴位注射，取双侧足三里穴。
4. 遵医嘱耳穴贴压，取大肠、小肠、交感等穴。
5. 遵医嘱中药外敷。

NOTE

（三）腹泻

1. 观察排便次数、量、性质及有无里急后重感，有无诱发因素。

2. 遵医嘱艾灸，取关元、气海、足三里等穴。

3. 遵医嘱穴位贴敷，取神阙、内关、足三里等穴。

4. 遵医嘱穴位按摩，取中脘、天枢、气海、关元、脾俞、胃俞、足三里等穴。

（四）黏液血便

1. 观察大便性质、出血程度、排便时间。

2. 遵医嘱穴位按摩，取中脘、百会、足三里、三阴交、脾俞、梁门等穴。

3. 遵医嘱耳穴贴压，取肾上腺、皮质下、神门等穴。

4. 遵医嘱中药保留灌肠。

（五）便秘

1. 观察排便次数、量、性质。

2. 遵医嘱穴位按摩，取天枢、大横、腹哀、足三里等穴，气虚者加取关元、气海等穴。

3. 遵医嘱耳穴贴压，取便秘点、大肠、内分泌等穴。

4. 遵医嘱艾灸，取关元、神阙、气海、足三里、上巨虚、下巨虚等穴。

5. 遵医嘱中药保留灌肠。

三、中医特色治疗护理

（一）药物治疗

1. 内服中药（详见附录 1）。

2. 注射给药。

（1）复方苦参注射液：静脉输液速度不超过 40 滴 / 分钟。

（2）鸦胆子油注射液：静脉输液速度不超过 50 滴 / 分钟。

（3）榄香烯注射液：稀释后宜在 4 小时内输注完成；建议使用中心静脉置管给药。

（4）康艾注射液：急性心衰、急性肺水肿、对人参、黄芪过敏者禁用。

（5）其他（详见附录 1）。

3. 外用中药（详见附录 1）。

（二）特色技术

1. 穴位按摩（详见附录 1）。

2. 中药保留灌肠。

（1）患者左侧卧位、抬高臀部 10cm，保留药液 20 分钟左右。

（2）其他（详见附录 1）。

3. 耳穴贴压（详见附录 1）。

4. 艾灸（详见附录 1）。

5. 穴位注射（详见附录 1）。

6. 中药离子导入（详见附录 1）。

7. 穴位贴敷（详见附录 1）。

8. 中药外敷（详见附录 1）。

NOTE

四、健康指导

（一）生活起居

1. 保证充足的睡眠和休息，防止感冒。

2. 指导患者有序进行八段锦、简化太极拳锻炼。

（二）饮食指导

饮食宜清淡，忌烟酒、肥甘厚味、甜腻和易胀气的食品。

1. 脾肾阳虚证 宜食温阳健脾的食品，如山药、桂圆、大枣、南瓜等。忌生冷瓜果、寒凉食品。食疗方：桂圆大枣粥。

2. 肝肾阴虚证 宜食滋阴补肝肾的食品，如芝麻、银耳、胡萝卜、桑椹等。忌温热之品。食疗方：银耳羹。

3. 气血两亏证 宜食益气养血的食品，如大枣、桂圆、莲子、鸡蛋等。食疗方：桂圆莲子汤。

4. 痰湿内停证 宜食化痰利湿的食品，如白萝卜、莲子、薏苡仁、赤小豆、等。忌大温大热之品。食疗方：赤小豆苡仁粥。

5. 瘀毒内结证 宜食化瘀软坚的食品，如桃仁、紫菜、苋菜、油菜等。禁食酸敛类果品，如柿子、杨梅、石榴等。食疗方：桃仁紫菜汤。

6. 急性腹痛患者 诊断未明确时应暂禁食；腹泻患者宜食健脾养胃及健脾利湿的食品，如胡萝卜、薏苡仁等。严重腹泻者适量饮淡盐水。

（三）情志调理

1. 多与患者沟通，及时予以心理疏导。

2. 鼓励家属多陪伴患者，亲朋好友给予情感支持。

3. 指导采用暗示疗法、认知疗法、移情调志法，建立积极的情志状态。

4. 人工造瘘患者自我形象紊乱突出，帮助患者重新认识自我并鼓励其参加社会活动。

五、护理效果评价

附：结直肠癌中医护理效果评价表

结直肠癌中医护理效果评价表

医院： 科室： 入院日期： 出院日期： 住院天数：

患者姓名： 性别： 年龄： ID： 文化程度：

纳入中医临床路径：是□ 否□

证候诊断：脾肾阳虚证□ 肝肾阴虚证□ 气血两亏证□ 痰湿内停证□ 瘀毒内结证□ 其他：

一、护理效果评价

主要症状	主要辨证施护方法	中医护理技术	护理效果
腹胀□	1. 观察□ 2. 肛管排气□ 2. 其他护理措施：	1. 穴位按摩□ 应用次数：____次，应用时间：____天 2. 耳穴贴压□ 应用次数：____次，应用时间：____天 3. 中药保留灌肠□ 应用次数：____次，应用时间：____天 4. 中药离子导入□ 应用次数：____次，应用时间：____天 5. 艾　灸□ 应用次数：____次，应用时间：____天 6. 其他：____ 应用次数：____次，应用时间：____天	好 □　较好□ 一般□　差 □
腹痛□	1. 评估疼痛□ 评分： 2. 体位□ 3. 观察□ 4. 其他护理措施：	1. 穴位注射□ 应用次数：____次，应用时间：____天 2. 耳穴贴压□ 应用次数：____次，应用时间：____天 3. 中药外敷□ 应用次数：____次，应用时间：____天 4. 其他：____ 应用次数：____次，应用时间：____天	好 □　较好□ 一般□　差 □ 疼痛评分：
腹泻□	1. 观察□ 2. 其他护理措施：	1. 艾　灸□ 应用次数：____次，应用时间：____天 2. 穴位贴敷□ 应用次数：____次，应用时间：____天 3. 穴位按摩□ 应用次数：____次，应用时间：____天 4. 其他：____ 应用次数：____次，应用时间：____天	好 □　较好□ 一般□　差 □
黏液血便□	1. 观察□ 2. 其他护理措施：	1. 穴位按摩□ 应用次数：____次，应用时间：____天 2. 耳穴贴压□ 应用次数：____次，应用时间：____天 3. 中药保留灌肠□ 应用次数：____次，应用时间：____天 4. 其他：____ 应用次数：____次，应用时间：____天	好 □　较好□ 一般□　差 □
便秘□	1. 观察□ 2. 其他护理措施：	1. 穴位按摩□ 应用次数：____次，应用时间：____天 2. 耳穴贴压□ 应用次数：____次，应用时间：____天 3. 艾　灸□ 应用次数：____次，应用时间：____天 4. 中药保留灌肠□ 应用次数：____次，应用时间：____天 5. 其他：____ 应用次数：____次，应用时间：____天	好 □　较好□ 一般□　差 □
其他：□ （请注明）	1. 2. 3.		好 □　较好□ 一般□　差 □

NOTE

二、护理依从性及满意度评价

评价项目		患者对护理的依从性			患者对护理的满意度		
		依从	部分依从	不依从	满意	一般	不满意
中医护理技术	穴位按摩						
	中药保留灌肠						
	耳穴贴压						
	艾　灸						
	穴位注射						
	中药离子导入						
	穴位贴敷						
	中药外敷						
健康指导		/	/	/			
签　名		责任护士签名：			上级护士或护士长签名：		

三、对本病中医护理方案的评价

实用性强□　实用性较强□　实用性一般□　不实用□

改进意见：

四、评价人

（责任护士）姓名：＿＿＿＿＿　技术职称：＿＿＿＿＿完成日期：＿＿＿＿＿

护士长签字：＿＿＿＿＿

大肠息肉（结肠息肉）中医护理方案

（试行）

一、常见证候要点

（一）湿瘀阻滞证

大便溏烂不爽或黏液便，或见便下鲜红或暗红血液，或腹痛腹胀，或腹部不适，脘闷纳少。舌质偏暗或有瘀点、瘀斑，苔白厚或腻。

（二）肠道湿热证

腹胀腹痛，大便溏泻，或黏液便，泻下不爽而秽臭，或有便血，或大便秘结，兼口渴喜饮，小便黄，肛门灼热坠胀，舌质偏红，舌苔黄腻。

NOTE

（三）气滞血瘀证

脘腹胀闷疼痛，或有刺痛，便秘、便血或大便溏烂，或有痞块，时消时聚，舌质偏暗或有瘀斑。

（四）脾虚夹瘀证

腹痛隐作，大便溏薄，便血色淡，神倦乏力，面色萎黄，纳呆，或畏寒、四肢欠温，舌质淡胖而暗，或有瘀斑、瘀点。

二、常见症状 / 证候施护

（一）腹痛

1. 密切观察腹痛的部位、性质、发作时间及诱发因素，腹部剧烈疼痛时，注意观察患者神志、血压、心率变化。

2. 疼痛发作时，宜卧床休息。

3. 遵医嘱穴位贴敷，取中脘、天枢、胃俞、关元等穴。

4. 遵医嘱耳穴贴压，取大肠、脾、胃、神门、交感、腹、内分泌等穴。

5. 遵医嘱穴位注射，取天枢、三阴交、足三里等穴。

6. 遵医嘱艾灸，取关元、天枢、大肠俞等穴。

7. 遵医嘱穴位按摩，取足三里、大肠俞、天枢等穴。

8. 遵医嘱红外线照射，取神阙、天枢、关元、气海等穴。

（二）泄泻

1. 观察大便的频率、次数、颜色、性状等，观察是否有脱水及电解质紊乱发生，并及时报告医师。

2. 保持肛门及会阴部的清洁，便后用软纸擦拭，用温水清洗。

3. 遵医嘱艾灸（回旋灸）腹部，取神阙、中脘、天枢、关元、气海等穴。

4. 遵医嘱耳穴贴压，取小肠、大肠、胃、脾等穴。

5. 遵医嘱穴位贴敷，取天枢、神阙、关元等穴。

6. 遵医嘱穴位按摩，取足三里、大肠俞、天枢等穴。

（三）便秘

1. 餐后 1 ～ 2 小时可顺时针按摩腹部促进肠蠕动。

2. 遵医嘱穴位按摩，取天枢、上巨虚、大肠俞等穴。

3. 遵医嘱耳穴贴压，取大肠、直肠、脾、皮质下、便秘点等穴。

三、中医特色治疗护理

（一）药物治疗

1. 内服中药（详见附录 1）。

2. 注射给药（详见附录 1）。

（二）特色技术

1. 穴位贴敷（详见附录 1）。

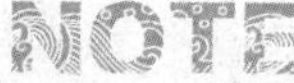

2. 穴位注射（详见附录 1）。

3. 艾灸（详见附录 1）。回旋灸：以神阙为中心，上、下、左、右旁开 1 ～ 1.5 寸，时间 5 ～ 10 分钟。

4. 耳穴贴压（详见附录 1）。

5. 穴位按摩（详见附录 1）。

6. 红外线照射：运用红外线在相应穴位进行照射，探头距离患者皮肤 30cm，每次照射 30 分钟。

四、健康指导

（一）生活起居

1. 腹痛急性发作时宜卧床休息。

2. 减少增加腹压的姿势，如下蹲、屏气。不宜久坐、久立、久行和劳累过度。

（二）饮食指导

1. 湿瘀阻滞证：宜食行气化湿的食品，如陈皮、薏苡仁、姜黄，少食马铃薯、汽水等。忌食生冷油腻的食品。

2. 肠道湿热证：宜食清利湿热的食品，如白萝卜、荸荠、蒲公英、百合、马齿苋等，多吃蔬菜水果，保持大便的通畅。忌食辣椒、酒等。

3. 气滞血瘀证：宜食补脾理气的食品，如柑橘、姜、海带、白萝卜、桃仁。少食甘薯、蚕豆、栗子等容易胀气的食品。忌食冷饮、雪糕。

4. 脾虚夹瘀证：宜食健脾理气的食品，如山药、瘦猪肉、羊肉、白扁豆等。忌食生冷油腻的食品。

5. 便秘患者多饮水，多吃蔬菜水果，平时可饮蜂蜜水，保持大便的通畅。

（三）情志调理

1. 患者出现情绪烦躁时，使用安神静志法，指导患者闭目静心全身放松，平静呼吸。也可指导患者通过运动、音乐、书法、绘画等移情易性，保持乐观开朗情绪。

2. 鼓励病友间多沟通交流疾病防治经验，提高认识，增强治疗信心。

五、护理效果评价

附：大肠息肉（结肠息肉）中医护理效果评价表

大肠息肉（结肠息肉）中医护理效果评价表

医院：　　　　科室：　　　　入院日期：　　　　出院日期：　　　　住院天数：

患者姓名：　　　　性别：　　　　年龄：　　　　ID：　　　　文化程度：

纳入中医临床路径：是□　否□

证候诊断：湿瘀阻滞证□　　肠道湿热证□　　气滞血瘀证□　　脾虚夹瘀证□

其他：

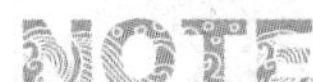

一、护理效果评价

主要症状	主要辨证施护方法	中医护理技术	护理效果
腹痛□	1. 活　　动□ 2. 饮　　食□ 3. 深呼吸 / 放松术 □ 4. 其他护理措施:	1. 穴位贴敷□ 应用次数:____次，应用时间:____天 2. 耳穴贴压□ 应用次数:____次，应用时间:____天 3. 穴位注射□ 应用次数:____次，应用时间:____天 4. 穴位按摩□ 应用次数:____次，应用时间:____天 5. 艾　　灸□ 应用次数:____次，应用时间:____天 6. 红外线照射□ 应用次数:____次，应用时间:____天 7. 其他:____ 应用次数:____次，应用时间:____天 (请注明，下同)	好 □　较好□ 一般□　差 □
泄泻□	1. 活动□ 2. 饮食 □ 3. 监测营养指标 □ 4. 排便指导 □ 5. 其他护理措施:	1. 穴位贴敷□ 应用次数:____次，应用时间:____天 2. 耳穴贴压□ 应用次数:____次，应用时间:____天 3. 艾　　灸□ 应用次数:____次，应用时间:____天 4. 穴位按摩□ 应用次数:____次，应用时间:____天 5. 其他:____ 应用次数:____次，应用时间:____天	好 □　较好□ 一般□　差 □
便秘□	1. 活动 □ 2. 饮食 □ 3. 腹部按摩 □ 4. 其他护理措施:	1. 穴位贴敷□ 应用次数:____次，应用时间:____天 2. 耳穴贴压□ 应用次数:____次，应用时间:____天 3. 其他:____ 应用次数:____次，应用时间:____天	好 □　较好□ 一般□　差 □
其他: □ (请注明)	1. 2. 3.		好 □　较好□ 一般□　差 □

NOTE

二、护理依从性及满意度评价

评价项目		患者对护理的依从性			患者对护理的满意度		
		依从	部分依从	不依从	满意	一般	不满意
中医护理技术	穴位贴敷						
	耳穴贴压						
	穴位注射						
	穴位按摩						
	艾 灸						
	红外线照射						
健康指导		/	/	/			
签 名		责任护士签名：			上级护士或护士长签名：		

三、对本病中医护理方案的评价

实用性强□ 实用性较强□ 实用性一般□ 不实用□

改进意见：

四、评价人

（责任护士）姓名：__________ 技术职称：__________ 完成日期：__________

护士长签字：__________

臁疮（下肢溃疡）中医护理方案

一、常见证候要点

（一）湿热毒蕴证

疮周有痒痛，疮面腐肉较多，或秽臭难闻，疮周皮肤灼热，可伴发热，大便秘结，夜难入寐。舌质红，舌苔黄腻，脉数。

（二）湿热瘀阻证

疮面腐肉未完全脱尽，脓水淋沥，大便秘结。舌质偏红，苔黄腻，脉数。

（三）气虚血瘀证

疮面腐肉已尽，新肌难生或不生，肉芽色暗淡不鲜，脓水清稀。舌质淡，或有瘀斑，舌苔薄，脉细。

二、常见症状/证候施护

（一）发热

1. 发热者限制患者活动，宜卧床休息。病室温湿度适宜，空气流通，阳光充足。

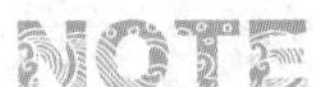

2. 严密监测生命体征，高热者给予物理降温，出汗较多者及时擦干皮肤，保持皮肤和床单位清洁、干燥。

3. 鼓励患者多饮水，每天约 1500mL，可用菊花、金银花泡水代茶饮，以清热解毒。饮食易消化，均衡营养，注意优质蛋白的摄入，如鸡蛋、牛奶、瘦肉等。忌食海腥发物及辛辣刺激、助火食品，如牛羊肉、海鱼、虾、蟹、葱、蒜、辣椒等。

（二）疮面腐肉未脱

1. 保持病室空气新鲜、流通，温湿度适宜。

2. 卧床时适当抬高患肢 15°～ 30°，以促进下肢血液回流。

3. 根据医嘱，疮面脓腐较多难以清疮者，外敷提脓祛腐药物或油膏，如逐腐祛瘀胶囊、红油膏等；渗出较多者，予清热解毒利湿收敛的中药煎液湿敷患处，如黄连、马齿苋、土槿皮等，外用油膏贴敷。

4. 疮周红肿灼热明显者，遵医嘱予清热解毒消肿油膏贴敷，如金黄膏等，观察有无药物过敏等不良反应。

5. 脓水多而臭秽，引流通畅者，遵医嘱予中药熏蒸局部疮面，每日 1 次。

6. 保持疮周皮肤清洁干燥，敷料渗出较多者及时更换。

（三）疮面新肌不生

1. 根据医嘱，疮面较干燥者，予补虚活血生肌中药油膏贴敷，如橡皮生肌膏；新生肉芽及上皮生长缓慢者，予补虚活血通络生肌中药煎剂湿敷，如黄芪水煎液等。

2. 新肌难生或不生者，遵医嘱予中药熏蒸、艾灸疮面，每日 1 次。

3. 疮面无渗出，肉芽组织生长良好者，适当延长换药间隔时间。换药时，动作轻柔，避免用力擦拭疮面，以免损伤新生组织。胶布过敏者，用绷带缠缚疮面，使用弹力绷带或弹力袜，注意缠缚的松紧度，肢端皮肤的色泽、患肢肿胀情况。

（四）疮周痒痛

1. 保持疮周皮肤清洁、干燥，避免摩擦。

2. 指导患者戒烟、酒，穿着合适的鞋袜和棉制衣物，注意保暖，避免穿着化纤毛织品。

3. 忌用热水烫洗局部皮肤，避免搔抓，用力擦拭等加重损害。

4. 局部瘙痒者，遵医嘱予清热利湿收敛药物或止痒洗剂外涂，如紫草油、三黄洗剂、三石散、青黛散或青黛膏、黄连膏等，以收涩止痒，减少皮肤浸渍。

5. 遵医嘱穴位按摩，根据病情需要，可选择中脘、足三里、内关、合谷、曲池等穴位。

三、中医特色治疗护理

（一）特色技术

1. 中药外敷 适用于疮周红肿、痒痛者。药物涂抹薄厚均匀，0.1 ～ 0.2mm，部位准确，固定松紧适宜（详见附录 1）。

2. 中药湿敷 适用于疮周皮肤瘙痒、渗出者。六层纱布浸透药液，以不滴水为宜（详见附录 1）。

3. 中药熏蒸 适用于疮面不敛，久不收口者。应用智能中药熏蒸仪，达到设定温度 90°时喷气口开始喷出雾气，喷气口与皮肤之间最佳距离为 25 ～ 30cm，防止烫伤（详见附录 1）。

NOTE

4. 艾灸　适用于疮面不敛，久不收口者。距疮面 5 ～ 10cm，以旋灸方式艾灸疮面 10 分钟，及时弹去艾灰，防止烫伤（详见附录 1）。

5. 半导体激光局部照射　适用于疮面不敛者。每次换药前照射 20 分钟，照射时距疮面 25 ～ 30cm。

6. 穴位按摩　详见附录 1。

（二）药物治疗

1. 外用药：厚薄均匀，出现瘙痒、皮疹等过敏反应，立即停药。

2. 注射给药：应用活血化瘀药物时注意患者有无出血倾向。

3. 其他（详见附录 1）

四、健康指导

（一）疮面护理

1. 勤剪指甲，避免搔抓，注意肢体保暖。

2. 每日清洗疮面和疮周皮肤，保持清洁、干燥。

3. 指导患者正确使用弹力绷带，以保护疮面和疮周皮肤。晨起时抬高患肢，排空浅静脉内血液。从足心开始，将弹力绷带向上缠绕到膝下，粘扣固定。弹力绷带缠绕松紧适度，特别注意足踝部，因此处位置最低，若松紧度不适易造成局部水肿。包扎弹力绷带后，活动时应自觉舒适，无酸胀、疼痛等不适。

（二）生活起居

1. 注意休息，适度活动，忌烟酒。

2. 卧床时抬高患肢 15°～ 30°，观察趾端血运是否正常。

3. 避免久行久立、跷二郎腿，教会患者腿部按摩，两手分别放在小腿两侧，由踝部向膝关节揉搓小腿肌肉。站立时做踮脚运动，或做小腿的踢腿运动。

4. 指导患者进行坐式八段锦、简化太极拳锻炼。

（二）饮食指导

1. 指导患者健康、合理饮食。宜食清淡、易消化的高维生素、高蛋白、高热量、富纤维素、低脂饮食。忌食辛辣、油炸、烧烤、高脂肪食物及海腥鲜发物。

2. 糖尿病患者饮食宜少食多餐，忌食碳水化合物高、纤维素低的食物。忌食高脂肪、高胆固醇食物，如牛油、肥肉、动物内脏等。大便干结时，可适量增加坚果类食物和膳食纤维素，如燕麦、芝麻、红薯、芹菜、杏仁等，但忌食花生米、核桃、杏仁、松子等坚果类食物。

3. 湿热毒蕴证：便秘患者可多食香蕉、蜂蜜、芝麻等润肠通便之品，养成定时排便的习惯。宜食甘寒、甘平的食物如绿豆、芹菜、土豆、马齿苋等。食疗方：玉米赤豆粥、绿豆银花汤等。

4. 湿热瘀阻证：予新鲜马齿苋、绿豆煎汤服用，以助清热利湿。食疗方：冬瓜排骨汤等。

5. 气虚血瘀证：宜进食高营养、高蛋白、高维生素的食材，如瘦肉、山楂、大枣、莲子、新鲜蔬菜水果等，以增强机体抵抗力。食疗方：薏苡仁黄豆汁、黄鳝粥等。

（三）情志调理

1. 采用暗示疗法、说理开导法，引导患者自觉地戒除不良心理因素，调和情志。

NOTE

2. 责任护士多与患者沟通，了解其心理状态，及时予以心理疏导。

3. 鼓励家属多陪伴患者，亲朋好友给予情感支持。

4. 鼓励病友间相互交流治疗体会，提高认知，增强治疗信心。

五、护理难点

患者对弹力绷带使用依从性差，对弹力绷带的使用不能长期坚持。解决思路：

1. 加强对伤口护理人员的专科培训，建立医护合作的伤口治疗护理模式，培养伤口护理的专科护士。

2. 开设中医专病护理门诊，建立臁疮患者健康档案，帮助患者形成良好的日常起居、饮食行为。提供健康教育处方，评价健康教育及康复指导的有效性。

六、护理效果评价

附：臁疮（下肢溃疡）中医护理效果评价表

臁疮（下肢溃疡）中医护理效果评价表

医院：　　　　　患者姓名：　　　　性别：　　　　年龄：　　　　ID：

文化程度：　　　入院日期：

证候诊断：湿热毒蕴证□　　湿热瘀阻证□　　气虚血瘀证□　　其他：

一、护理效果评价

主要症状	主要辨证施护方法	中医护理技术	护理效果
疮面脓腐未脱□	1. 体位□ 2. 疮周皮肤护理□ 3. 观察疮面渗出□ 4. 其他护理措施：	1. 中药湿敷□ 应用次数：____次，应用时间：____天 2. 中药贴敷□ 应用次数：____次，应用时间：____天 3. 中药熏蒸□ 应用次数：____次，应用时间：____天 4. 其他：____ 应用次数：____次，应用时间：____天 （请注明，下同）	好□　较好□ 一般□　差□
疮面新肌不生□	1. 体位□ 2. 疮周皮肤护理□ 3. 情志护理□ 4. 使用弹力绷带指导□ 5. 其他护理措施：	1. 中药湿敷□ 应用次数：____次，应用时间：____天 2. 中药熏蒸□ 应用次数：____次，应用时间：____天 3. 艾　灸□ 应用次数：____次，应用时间：____天 4. 其他：____ 应用次数：____次，应用时间：____天	好□　较好□ 一般□　差□

NOTE

续表

主要症状	主要辨证施护方法	中医护理技术	护理效果
疮周痒痛 □	1. 体位□ 2. 疮周皮肤护理□ 3. 肢体保暖□ 4. 其他护理措施：	1. 穴位按摩□ 应用次数：____次，应用时间：____天 2. 其他：____ 应用次数：____次，应用时间：____天天	好□ 较好□ 一般□ 差□
便秘 □	1. 饮食□ 2. 腹部按摩□ 3. 排便指导□ 4. 其他护理措施：	1. 穴位按摩□ 应用次数：____次，应用时间：____天 2. 中药贴敷□ 应用次数：____次，应用时间：____天 3. 其他：____ 应用次数：____次，应用时间：____天	好□ 较好□ 一般□ 差□
其他：□ （请注明）	1. 2. 3.		好□ 较好□ 一般□ 差□

二、护理依从性及满意度评价

评价项目		患者对护理的依从性			患者对护理的满意度		
		依从	部分依从	不依从	满意	一般	不满意
中医护理技术	穴位按摩						
	中药湿敷						
	中药贴敷						
	中药熏蒸						
	艾　灸						
健康指导		/	/	/			
签　名		责任护士签名：			上级护士或护士长签名：		

三、对本病中医护理方案的评价

实用性强□　　实用性较强□　　实用性一般□　　不实用□

改进意见：

四、评价人

（责任护士）姓名：__________ 技术职称：__________完成日期：__________

护士长签字：__________

带下证（盆腔炎性疾病）中医护理方案

一、常见证候要点

（一）湿热瘀结证

下腹胀痛，带下量多，色黄。舌质红，苔黄腻。

（二）气滞血瘀证

下腹刺痛，带下量多，经行不畅、有块，情志不畅。舌质暗红，或有瘀斑瘀点，苔白或黄。

（三）寒湿瘀滞证

腰腹冷痛，带下色白质稀伴月经量少或后期痛经。舌质暗，苔白腻。

（四）肾虚血瘀证

下腹绵绵作痛，腰骶酸痛，带下色白质清稀，头晕耳鸣。舌质暗淡，苔白。

（五）气虚血瘀证

下腹坠痛，带下量多，色白，经期延长或月经量多。舌淡暗，苔白。

二、常见症状 / 证候施护

（一）疼痛

1. 观察患者疼痛的部位、性质，持续时间，做好疼痛评分，可应用疼痛自评工具“数字评分法（NRS）”评分，记录具体分值。
2. 卧床休息，可取半卧位，避免久站、久走，禁止重体力劳动。
3. 注意腹部或腰骶保暖，湿热瘀结证者慎用热敷。
4. 遵医嘱穴位按摩，取关元、气海、足三里、三阴交等穴。
5. 遵医嘱艾灸，取气海、关元等穴。
6. 遵医嘱中药保留灌肠，注意经期不宜操作。
7. 遵医嘱中药湿敷，取小腹、腰骶部；注意经期不宜操作。
8. 遵医嘱药熨法，取下腹部和腰骶部，注意经期不宜操作。
9. 遵医嘱中药离子导入，注意经期不宜操作。
10. 遵医嘱中药熏洗，注意经期不宜操作。

（二）带下异常

1. 观察带下量、色、味的变化。
2. 保持会阴清洁。
3. 遵医嘱中药外洗。

（三）月经异常

1. 观察月经的量、色、质，月经周期及伴随症状，病情变化及时报告医师。
2. 注意经期卫生，选择宽松透气的衣裤，不使用不洁卫生用品。

NOTE

3. 教会患者通过自查基础体温等简单方式监测月经周期。

4. 遵医嘱耳穴贴压，痛经者取神门、交感、内分泌、子宫等穴。

5. 遵医嘱中药外敷。

6. 遵医嘱药熨法，取下腹部和腰骶部，注意经期不宜操作。

7. 遵医嘱穴位按摩，取关元、血海、三阴交等穴。

三、中医特色治疗护理

（一）药物治疗

1. 内服中药（详见附录 1）。

2. 注射给药（详见附录 1）。

3. 外用中药（详见附录 1）。

（二）特色技术

1. 穴位按摩（详见附录 1）。

2. 中药保留灌肠（详见附录 1）。

3. 中药外敷（详见附录 1）。

4. 药熨法（详见附录 1）。

5. 中药离子导入（详见附录 1）。

6. 中药湿敷（详见附录 1）。

7. 中药熏洗（详见附录 1）。

8. 艾灸（详见附录 1）。

9. 中药外洗（详见附录 1）。

10. 耳穴贴压（详见附录 1）。

四、健康指导

（一）生活起居

1 注意个人卫生，注重经期、孕期、产褥期保健，卫生用品要清洁。

2. 治疗期间避免性生活。经期及月经干净 3 天内禁房事、盆浴、游泳。

3. 避免不洁性交，性伴侣有性病者需一同治疗。

4. 做好计划生育措施，尽量避免行人流、上环等手术。

5. 加强体育锻炼，可练气功、太极拳、八段锦、盆腔康复操等。

（二）饮食指导

饮食以清热利湿的食品为宜，忌食辛辣刺激、生冷的食品。

1. 湿热瘀结证　宜食清热利湿的食品，如苦瓜、冬瓜等。食疗方：冬瓜赤小豆汤。

2. 气滞血瘀证　宜食疏肝行气、化瘀止痛的食品，如乌梅、柠檬等。食疗方：佛手玫瑰花汤。

3. 寒湿瘀滞证　宜食祛寒除湿、化瘀止痛的食品，如桃仁、荔枝等。食疗方：桃仁粥。

4. 肾虚血瘀型　宜食补肾化瘀的食品，如黑豆、玫瑰花等。食疗方：黑豆粥。

5. 气虚血瘀型　宜食益气健脾化瘀的食品，如桃仁、山药等。食疗方：山药桃仁粥。

NOTE

（三）情志调理

1. 护士主动介绍疾病相关知识，鼓励患者坚持治疗，减少复发的概率。

2. 鼓励家属多陪伴患者，给予情感支持。

3. 鼓励病友间多沟通交流，消除患者不安紧张情绪。

4. 根据患者的辨证，给予音乐疗法。

5. 遵医嘱耳穴贴压，取心、肝、神门、交感、脾等穴。

五、护理效果评价

附：1. 带下证（盆腔炎性疾病）中医护理效果评价表

2. 盆腔康复操

带下证（盆腔炎性疾病）中医护理效果评价表

医院： 科室： 入院日期： 出院日期： 住院天数：

患者姓名： 性别： 年龄： ID： 文化程度：

纳入中医临床路径：是□ 否□

证候诊断： 湿热瘀结证□ 气滞血瘀证□ 寒湿瘀滞证□ 肾虚血瘀证□ 气虚血瘀证□ 其他：

一、护理效果评价

主要症状	主要辨证施护方法	中医护理技术	护理效果
疼痛□	1. 评估疼痛□ 评分： 2. 体位□ 3. 保暖□ 4. 其他护理措施：	1. 中药保留灌肠□ 应用次数：____次，应用时间：____天 2. 药 熨 法□ 应用次数：____次，应用时间：____天 3. 中药离子导入□ 应用次数：____次，应用时间：____天 4. 中药湿敷□ 应用次数：____次，应用时间：____天 5. 艾 灸□ 应用次数：____次，应用时间：____天 6. 穴位按摩□ 应用次数：____次，应用时间：____天 7. 中药熏洗□ 应用次数：____次，应用时间：____天 8. 其他：____ 应用次数：____次，应用时间：____天	好 □ 较好□ 一般□ 差 □ 疼痛评分：
带下异常□	1. 观察□ 2. 外阴清洁□ 3. 其他护理措施：	1. 中药外洗□ 应用次数：____次，应用时间：____天 2. 其他：____ 应用次数：____次，应用时间：____天	好 □ 较好□ 一般□ 差 □

续表

主要症状	主要辨证施护方法	中医护理技术	护理效果
月经异常□	1. 观察□ 2. 外阴清洁□ 3. 监测体温□ 4. 其他护理措施：	1. 耳穴贴压□ 应用次数：____次，应用时间：____天 2. 中药外敷□ 应用次数：____次，应用时间：____天 3. 药熨法□ 应用次数：____次，应用时间：____天 4. 穴位按摩□ 应用次数：____次，应用时间：____天 5. 其他：____ 应用次数：____次，应用时间：____天	好□　较好□ 一般□　差□
其他：□ （请注明）	1. 2. 3.		好□　较好□ 一般□　差□

二、护理依从性及满意度评价

评价项目		患者对护理的依从性			患者对护理的满意度		
		依从	部分依从	不依从	满意	一般	不满意
中医护理技术	穴位按摩						
	中药保留灌肠						
	中药外敷						
	药熨法						
	中药离子导入						
	中药湿敷						
	中药熏洗						
	艾灸						
	中药外洗						
	耳穴贴压						
健康指导		/	/	/			
签名		责任护士签名：			上级护士或护士长签名：		

三、对本病中医护理方案的评价

实用性强□　　实用性较强□　　实用性一般□　　不实用□

改进意见：

四、评价人

（责任护士）姓名：____________ 技术职称：____________完成日期：____________

护士长签字：____________

NOTE

盆腔康复操

一、盆腔康复操步骤

1. 第一节腹肌训练操 采取平躺、脸朝上的姿势，双腿并拢，保持双腿伸直并缓慢向上抬起，当脚抬至 20 ～ 30cm 厘米高度时，再将双腿缓慢放下。以上动作，每次持续 5 ～ 10 秒，重复进行 3 ～ 5 次。

2. 第二节臂髋配合操 脸朝上，平躺在床或垫子上，先抬左臂，同时弯曲右侧髋部和膝关节，使右侧大腿尽量靠近腹部；做完后恢复原位。再换成右臂和左侧髋关节及膝关节，进行相同的动作。重复 3 ～ 5 次后恢复原位。

3. 第三节抬足跟收肛操 采取脸朝上平躺的姿势，双脚脚跟同时缓慢抬起，离开所躺平面的同时吸气做提肛运动，维持 5 秒后，缓慢放下双腿同时呼气。重复 3 ～ 5 次。

4. 第四节屈腿压腹操 脸朝上，平躺，双臂侧平举，手心向上，弯曲双膝，同时将双腿缓慢抬起 . 使大腿部位逐渐接近腹部，此时双臂抱膝压腹，借助腿部用力挤压小腹部，臀部下方离开床平面。然后将双手放开，双腿缓慢伸直，恢复到平躺的原位。重复做这些动作 3 ～ 5 次。

5. 第五节抬身收肛操 脸朝上，平躺，双手在身体两侧，手心朝下，慢慢吸气，收缩腹部，双手按压所躺的床面，借助按压的力量让上体缓慢坐起同时收缩肛门，然后再将上体缓慢地躺下恢复原位。将这些动作重复做 3 ～ 5 次。

6. 第六节分膝操 脸朝上，平躺，膝部缓慢弯曲。让双膝缓慢地向外侧分开，并尽力使双膝分开到最大程度，然后再向内闭合，缓慢恢复至原位。将这些动作重复做 3 ～ 5 次。

二、盆腔康复操注意事项

1. 练盆腔运动操时要保持自然舒服的呼吸节奏。
2. 运动时要量力而行，次数可以根据自身情况从少到多，逐渐增加。
3. 有心脑血管疾病的老年女性，更要循序渐进。
4. 有急性盆腔炎、腹腔恶性肿瘤的患者，不宜在家自行锻炼。

胫腓骨骨折中医护理方案

一、常见证候要点

（一）血瘀气滞证

骨折初期，伤后 1 ～ 2 周。局部肿胀压痛，舌质淡，苔薄白。

（二）瘀血凝滞证

骨折中期，伤后 2 ～ 4 周。伤处疼痛拒按，动则加剧，功能活动障碍。舌红或有瘀点，

NOTE

苔白。

（三）肝肾不足证

骨折后期，伤后大于4周。头晕耳鸣，腰膝酸软，两目干涩，视物模糊，五心烦热，遗精盗汗，舌淡胖。

二、常见症状/证候施护

（一）疼痛

1. 评估疼痛的程度、性质、原因、伴随症状，是否有被动牵拉痛，做好疼痛评分，可应用疼痛自评工具“数字评分法（NRS）”评分，记录具体分值。

2. 遵医嘱中药外敷。

3. 遵医嘱耳穴贴压，取神门、交感、皮质下、肝、肾等穴。

（二）肿胀

1. 评估肿胀的程度、范围、伴随症状，有无张力性水疱并做好记录。

2. 密切观察有无出现骨筋膜室综合征的可能，肿胀进行性加重、皮肤张力增高，水疱、肌肉发硬、不能触及足背动脉搏动、肢体颜色发绀或苍白，应立即报告医师，作好切开减压术前准备。

3. 观察肢体血运及颜色。

4. 抬高患肢，以减轻肿胀。

（三）功能活动障碍

1. 评估患肢末梢血运、感觉及肢体活动情况。注意防止石膏支具压迫腓骨颈部导致腓总神经受压，如发现异常，应及时通知医生，及时处理。

2. 给予支具固定，抬高患肢并保持功能位。

3. 改变体位时注意保护患肢，避免骨折处遭受旋转和成角外力的干扰。

三、中医特色治疗护理

（一）药物治疗

1. 内服中药（详见附录1）。

2. 注射给药（详见附录1）。

3. 外用中药（详见附录1）。

（二）特色技术

1. 中药外敷（详见附录1）。

2. 耳穴贴压（详见附录1）。

四、健康指导

（一）生活起居

1. 指导患者正确使用拐杖。

2. 下床活动时防跌倒。

NOTE

（二）饮食指导

1. 血瘀气滞证 宜食行气止痛、活血化瘀的食品，如白萝卜、红糖、山楂、生姜等，少食甜食、土豆等胀气食物，尤其不可过早食以肥腻滋补之品。

2. 瘀血凝滞证 宜进活血化瘀的食品，满足骨痂生长的需要，加以骨头汤、鸽子汤等高蛋白食物。

3. 肝肾不足证 宜进滋补肝肾、补益气血的食品，如鱼、虾、肉、蛋、牛奶，新鲜蔬菜水果。适量的食用榛子、核桃等坚果类食物以补充钙的摄入及微量元素。

（三）情志调理

1. 向患者介绍本疾病的发生、发展及转归，取得患者理解和配合，消除不良情绪。

2. 介绍成功病例，帮助患者树立战胜疾病的信心。

3. 疼痛时出现情绪烦躁，使用安神静志法。患者闭目静心全身放松、平静呼吸，或听音乐，以达到周身气血流通舒畅。

（四）康复指导

1. 在医师（康复师）的指导下，帮助和督促患者康复训练。

2. 告知患者应坚持功能锻炼，促进胫腓骨骨折功能恢复，增强患者自我保健意识。

3. 指导患者进行足趾及踝关节的屈伸锻炼，每日多次，每次 15 ～ 20 分钟。

4. 术后康复。

（1）遵医嘱指导患者做股四头肌的等长收缩运动及膝、踝关节主动活动。

（2）遵医嘱扶双拐不负重步行，逐步过渡到单拐逐渐负重。

（3）功能锻炼以患者自感稍微疲劳、休息后能缓解、不引起疼痛为原则，并应循序渐进。

五、护理效果评价

附：胫腓骨骨折中医护理效果评价表

胫腓骨骨折中医护理效果评价表

医院：　　科室：　　入院日期：　　出院日期：　　住院天数：

患者姓名：　　性别：　　年龄：　　ID：　　文化程度：

纳入中医临床路径：是□　否□

证候诊断：　血瘀气滞证□　瘀血凝滞证□　肝肾不足证□　其他：

一、护理效果评价

主要症状	主要辨证施护方法	中医护理技术	护理效果
疼痛□	1. 评估疼痛□ 评分： 2. 被动牵拉痛□ 3. 其他护理措施：	1. 中药外敷□ 应用次数：____次，应用时间：____天 2. 耳穴贴压□ 应用次数：____次，应用时间：____天 3. 其他：____ 应用次数：____次，应用时间：____天	好　□　较好□ 一般□　差　□

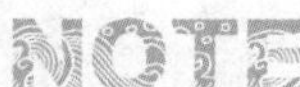

续表

主要症状	主要辨证施护方法	中医护理技术	护理效果
肿胀□	1. 评估肿胀部位、程度□ 2. 观察患肢皮肤色泽 / 温度 / 张力 / 足部感觉□ 3. 抬高患肢□ 4. 观察足背动脉搏动□ 5. 其他护理措施：	其他：____ 应用次数：____次，应用时间：____天	好　□　较好□ 一般□　差　□
功能活动障碍□	1. 评估□ 2. 支具固定□ 3. 安全防护□ 4. 功能锻炼□ 5. 其他护理措施：	其他：____ 应用次数：____次，应用时间：____天	好　□　较好□ 一般□　差　□
其他：□ （请注明）	1. 2. 3.		好　□　较好□ 一般□　差　□

二、护理依从性及满意度评价

评价项目		患者对护理的依从性			患者对护理的满意度		
		依从	部分依从	不依从	满意	一般	不满意
中医护理技术	中药外敷						
	耳穴贴压						
健康指导		/	/	/			
签　名		责任护士签名：			上级护士或护士长签名：		

三、对本病中医护理方案的评价

实用性强□　　实用性较强□　　实用性一般□　　不实用□

改进意见：

四、评价人

（责任护士）姓名：____________ 技术职称：____________完成日期：____________

护士长签字：____________

膝痹病（膝关节骨性关节炎）中医护理方案

一、常见证候要点

（一）风寒湿痹证

肢体关节酸楚疼痛、痛处固定、有如刀割或有明显重着感或患处表现肿胀感，关节活动欠灵活，畏风寒，得热则舒。舌质淡，苔白腻。

（二）风湿热痹证

起病较急，病变关节红肿、灼热、疼痛，甚至痛不可触，得冷则舒；可伴有全身发热，或皮肤红斑、硬结。舌质红，苔黄。

（三）瘀血闭阻证

肢体关节刺痛，痛处固定，局部有僵硬感，或麻木不仁。舌质紫暗，苔白而干涩。

（四）肝肾亏虚证

膝关节隐隐作痛，腰膝酸软无力，酸困疼痛，遇劳更甚。舌质红、少苔。

二、常见症状 / 证候施护

（一）膝关节疼痛

1. 疼痛评估：评估诱因、性质、部位、持续时间以及伴随症状，做好疼痛评分，可应用疼痛自评工具“数字评分法（NRS）”评分，记录具体分值。

2. 遵医嘱物理治疗。

3. 遵医嘱耳穴贴压，取神门、交感、皮质下、膝等穴。

4. 遵医嘱中药熏洗。

5. 遵医嘱中药离子导入。

6. 遵医嘱艾灸，取阿是穴、阳陵泉、内膝眼、外膝眼等穴。

7. 遵医嘱拔火罐，取阴陵泉、足三里、解溪等穴。

（二）膝关节肿胀

1. 评估红肿的程度及诱发因素，皮温、皮肤颜色及完整性，测量髌骨上下缘腿围。

2. 遵医嘱对风湿热痹症肿胀患者局部予膝关节冰敷治疗，注意防止皮肤冻伤，观察治疗效果。

3. 遵医嘱物理治疗。

4. 遵医嘱中药熏洗。

5. 遵医嘱中药塌渍。

6. 遵医嘱中药外敷。

（三）膝关节僵硬

1. 评估僵硬发生时间、关节活动受限的范围和生活自理能力。

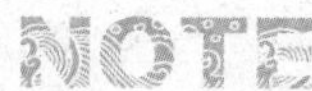

2. 遵医嘱药熨法。

3. 遵医嘱穴位按摩，取阿是穴、阳陵泉、内膝眼、外膝眼、阴陵泉、足三里、解溪等穴。

4. 遵医嘱中药熏洗。

三、中医特色治疗护理

（一）药物治疗

1. 内服中药（详见附录 1）。

2. 注射给药（详见附录 1）。

3. 外用中药（详见附录 1）。

（二）特色技术

1. 中药熏洗（详见附录 1）。

2. 中药塌渍（详见附录 1）。

3. 中药外敷（详见附录 1）。

4. 药熨法（详见附录 1）。

5. 中药离子导入（详见附录 1）。

6. 耳穴贴压（详见附录 1）。

7. 艾灸（详见附录 1）。

8. 拔火罐。

（1）根据不同部位，选用口径大小适宜的火罐。口径大的用于面积较大的腰背部及臀部；口径适中的用于四肢平整部位；口径小的用于关节部位。在本病中，应选用口径小或适中的火罐。

（2）其他（详见附录 1）。

9. 穴位按摩（详见附录 1）。

（三）围手术期的中医护理

1. 失眠　遵医嘱耳穴贴压，取神门、皮质下、心等穴。

2. 疼痛

（1）疼痛评估。

（2）遵医嘱耳穴贴压，取神门、交感、皮质下、膝等穴。

3. 排尿困难

（1）协助患者采取舒适体位。

（2）热敷下腹部。

（3）遵医嘱穴位按摩，取气海、关元、阴陵泉、三阴交等穴。

（4）遵医嘱耳穴贴压，取脑、肾、膀胱、交感、神门、皮质下等穴。

（5）遵医嘱药熨法，取气海、关元、阴陵泉等穴。

（6）遵医嘱艾灸，取气海、关元、中极等穴。

（7）遵医嘱穴位贴敷，取神阙等穴。

NOTE

四、健康指导

（一）生活起居

1. 避风寒湿邪入侵，局部注意保暖。

2. 加强对膝部保护，戴护膝保暖。

3. 患肢可垫软枕抬高，避免爬山，以免关节过度负重。

4. 适当控制体重，增加户外活动，日光照射，防止骨质疏松。

5. 有任何部位的感染及时就医。

（二）饮食指导

饮食宜清淡易消化，多吃蔬菜水果，忌生冷、发物及煎炸品。

1. 风寒湿痹证 宜食祛风除湿、温经通络的食品，如姜、蒜、辣面条等。趁热食用，以汗出为度。忌生冷、性凉及肥腻食品，如柿子、螃蟹、蚌肉、海带等。

2. 风湿热痹证 宜食清热利湿的食品，如薏苡仁、冬瓜等。忌生冷、辛辣、滋腻、温燥、伤阴的食品，如洋葱、荔枝、狗肉、羊肉等。食疗方：苡仁冬瓜汤。

3. 瘀血闭阻证 宜食活血通络、温经壮阳的食品，如山楂、木耳、黑豆、核桃、乌鸡汤等。忌辛热燥辣、肥甘厚腻的食品，如肥肉、烤肉等。

4. 肝肾亏虚证 宜食补益气血，益肝肾的食品，如山药，枸杞子等。忌发物、肥腻的食品，如鱼、虾、鸡蛋等。

（三）情志调理

1. 耐心向患者讲述疾病治疗及康复过程，介绍成功案例，消除紧张顾虑，积极配合治疗和护理。

2. 开展集体健康教育或者患者交流会，创造患者之间沟通机会，让治疗效果好的患者分享经验，提高认识，相互鼓励，增强治疗信心。

3. 指导患者开展读报、听音乐、与人聊天等转移注意力的活动。对于有焦虑抑郁情绪的患者采用暗示疗法以缓解不良情绪。

4. 争取患者的家庭支持，鼓励家属多陪伴患者，给予亲情关怀。

（四）康复指导

遵医嘱进行康复锻炼。

1. 早期功能锻炼

（1）肌肉训练

①股四头肌练习：绷紧大腿肌肉，尽量伸直膝关节，保持 5 ～ 10 秒钟。

②直腿抬高：在床上绷紧伸直膝关节，并稍稍抬起，使下肢离开床面，保持 5 ～ 10 秒钟。

（2）关节训练

①膝关节不负重的屈伸运动。

②踝关节背伸、跖屈活动。

（3）可适当进行散步，游泳等活动 。

2. 晚期行手术治疗，术后遵医嘱进行功能锻炼

（1）手术当日平卧位，抬高患肢。

（2）术后6小时指导患者进行踝关节背伸、跖屈活动，以不感到疲劳为宜。

（3）人工膝关节置换术后，遵医嘱监督指导患者使用下肢关节功能康复机（CPM）进行膝关节屈伸锻炼。

五、护理效果评价

附：膝痹病（膝关节骨性关节炎）中医护理效果评价表

膝痹病（膝关节骨性关节炎）中医护理效果评价表

医院：　　科室：　　入院日期：　　出院日期：　　住院天数：

患者姓名：　　性别：　　年龄：　　ID：　　文化程度：

纳入中医临床路径：是□　否 □

证候诊断：风寒湿痹证□　风湿热痹证□　瘀血闭阻证□　肝肾亏虚证□

其他：

一、护理效果评价

主要症状	主要辨证施护方法	中医护理技术	护理效果
膝关节疼痛□	1. 评估疼痛□ 活动评分： 静息评分： 2. 物理治疗□ 3. 其他护理措施：	1. 耳穴贴压□ 应用次数：____次，应用时间：____天 2. 中药熏洗□ 应用次数：____次，应用时间：____天 3. 中药离子导入□ 应用次数：____次，应用时间：____天 4. 艾　灸□ 应用次数：____次，应用时间：____天 5. 拔火罐□ 应用次数：____次，应用时间：____天 6. 其他：____ 应用次数：____次，应用时间：____天	好 □ 较好□ 一般□ 差 □ 疼痛评估 活动评分： 静息评分：
膝关节肿胀□	1. 评估□ 2. 测量腿围□ 3. 冰敷□ 4. 物理治疗□ 5. 其他护理措施：	1. 中药熏洗□ 应用次数：____次，应用时间：____天 2. 中药塌渍□ 应用次数：____次，应用时间：____天 3. 中药外敷□ 应用次数：____次，应用时间：____天 4. 其他：____ 应用次数：____次，应用时间：____天	好 □ 较好□ 一般□ 差 □
膝关节僵硬□	1. 评估□ 2. 其他护理措施：	1. 药熨法□ 应用次数：____次，应用时间：____天 2. 穴位按摩□ 应用次数：____次，应用时间：____天 3. 中药熏洗□ 应用次数：____次，应用时间：____天 4. 其他：____ 应用次数：____次，应用时间：____天	好 □ 较好□ 一般□ 差 □

续表

主要症状	主要辨证施护方法	中医护理技术	护理效果
其他：□ （请注明）	1. 2. 3.		好 □ 较好□ 一般□ 差 □

二、护理依从性及满意度评价

评价项目		患者对护理的依从性			患者对护理的满意度		
		依从	部分依从	不依从	满意	一般	不满意
中医护理技术	中药熏洗						
	中药塌渍						
	中药外敷						
	药熨法						
	中药离子导入						
	耳穴贴压						
	艾　灸						
	拔火罐						
	穴位按摩						
健康指导		/	/	/			
签　名		责任护士签名：			上级护士或护士长签名：		

三、对本病中医护理方案的评价

实用性强□　实用性较强□　实用性一般□　不实用□

改进意见：

四、评价人

（责任护士）姓名：＿＿＿＿＿＿ 技术职称：＿＿＿＿＿＿完成日期：＿＿＿＿＿＿

护士长签字：＿＿＿＿＿＿

项痹病（神经根型颈椎病）中医护理方案

一、常见证候要点

（一）风寒痹阻

颈、肩、上肢窜痛麻木，以痛为主，头有沉重感，颈部僵硬，活动不利，恶寒畏风。舌淡红，苔薄白，脉弦紧。

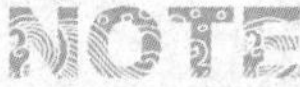

（二）血瘀气滞

颈肩部、上肢刺痛，痛处固定，伴有肢体麻木。舌质暗，脉弦。

（三）痰湿阻络

头晕目眩，头重如裹，四肢麻木，纳呆。舌暗红，苔厚腻，脉弦滑。

（四）肝肾不足

眩晕头痛，耳鸣耳聋，失眠多梦，肢体麻木，面红目赤。舌红少苔，脉弦。

（五）气血亏虚

头晕目眩，面色苍白，心悸气短，四肢麻木，倦怠乏力。舌淡苔少，脉细弱。

二、常见症状 / 证候施护

（一）颈肩疼痛

1. 疼痛诱因、性质、部位、持续时间，与体位的关系，做好疼痛评分。

2. 慎起居、避风寒，防风寒阻络致经脉不通，引发疼痛。

3. 配合医师行颈椎牵引，及时评估牵引效果及颈肩部疼痛情况。

4. 遵医嘱行中药熏蒸、中药塌渍、中药外敷、中药离子导入、拔火罐等治疗。痛点处可行穴位揉药或涂擦治疗。

5. 根据疼痛规律，对夜间疼痛甚者，适当增加中药塌渍、中药热奄包、牵引等治疗次数。

6. 遵医嘱正确应用镇痛药，并观察用药后反应及效果。

（二）眩晕

1. 评估眩晕的性质、发作或持续时间，及与体位改变的关系。

2. 避免诱发眩晕加重的姿势或体位。

3. 做好防护，外出有人陪同，动作应缓慢，避免快速转头、低头，防跌倒。

4. 指导患者正确佩戴颈托。

5. 遵医嘱给予耳穴贴压（耳穴埋豆）、中药离子导入等治疗。

（三）肢体麻木

1. 评估肢体麻木范围、性质、程度及与体位的关系。

2. 指导患者主动活动麻木肢体，可用梅花针或指尖叩击、拍打按摩麻木部位，减轻或缓解症状。

3. 注意肢体保暖。

4. 遵医嘱给予中药熏蒸、理疗、电针、刮痧等治疗，避免烫伤或意外损伤。

5. 遵医嘱行颈椎牵引，及时巡视观察患者有无不适，如有麻木加重，告知医师，适当调整牵引角度、重量、时间等。

（四）颈肩及上肢活动受限

1. 评估活动受限的范围和患者生活自理能力。

2. 患者生活用品放置应便于取用。

3. 指导协助患者正确的体位移动，按摩活动受限肢体，提高患者舒适度。

4. 指导并协助四肢关节功能锻炼，防肌肉萎缩。

5. 遵医嘱进行中药熏蒸、中药离子导入、艾灸等治疗，注意防烫伤。

NOTE

（五）不寐

1. 枕头高度适宜，避免颈部悬空。

2. 保持病房安静、整洁，通风良好。

3. 睡前服热牛奶、温水泡脚，按摩双侧太阳穴，印堂穴，听舒缓轻音乐，不宜饮浓茶或咖啡。

4. 遵医嘱行开天门、耳穴贴压（耳穴埋豆）等治疗。

5. 遵医嘱应用镇静安神药物，并观察用药后反应及效果。

6. 因夜间疼痛影响睡眠时可给予颈椎小重量持续牵引。

三、中医特色治疗护理

（一）手法治疗的护理

1. 松解类手法的护理

（1）治疗前向患者讲解松解手法治疗的目的及注意事项。

（2）嘱患者放松，协助患者摆放体位。

（3）治疗过程中，注意观察患者的面色和反应，询问有无眩晕、恶心等不适。

（4）治疗结束后协助患者卧床休息半小时。

2. 整复类手法的护理

（1）治疗前告知患者和家属相关注意事项，取得配合。

（2）治疗过程中，嘱患者颈部自然放松，配合固定体位。

（3）观察患者面色和反应，询问有无胸闷、眩晕、恶心等不适，必要时停止治疗，并给予吸氧或药物治疗。

（4）手法整复后颈部制动，平卧位小重量持续牵引 6 ～ 24 小时，牵引过程中注意观察患者反应，如有不适及时停止牵引或调整牵引的重量或角度。

（5）整复位后下床时要佩戴颈托，教会患者正确使用颈托，患者体位改变时动作要缓慢，给予协助和保护，防跌倒。

（二）佩戴颈托的方法及注意事项

1. 选择合适型号和材质的颈托。颈托的大小、高低要适宜，松紧以能放入 2 个手指为宜。高度为限制颈部活动，保持平视为宜。

2. 使用时应注意观察患者的颈部皮肤状况，防止颈部及耳郭、下颌部皮肤受压，必要时可在颈托内衬垫小毛巾、软布等，定时清洁颈托和局部皮肤。

3. 起床时，先将前托放置好位置（将下颌放在前托的下颌窝内），一手固定前托，一手放置患者颈枕部，扶患者坐起，将后托放置好（一般长托在下），调节松紧度，固定粘扣。

4. 患者由坐位到平卧位时，先松开粘扣，去掉后托，一手扶持前托，一手放置患者颈枕部，协助患者躺下，去掉前托，调节好枕头位置及高度。

5. 颈托佩戴时间，一般以 2 ～ 3 周为宜，一般整复后第 1 周内全天佩戴（睡觉时去除），第 2 周间断佩戴，不活动时可去除颈托，活动时佩戴，第 3 周坐车及颈部剧烈活动时佩戴。

6. 佩戴颈托时须配合颈部肌肉锻炼，以保持颈部的稳定性。

NOTE

（三）运动疗法

1. 急性期颈部制动，避免进行功能锻炼，防止症状加重。

2. 缓解期或手法整复 2 ～ 3 天后指导患者在颈托保护下行颈部拔伸、项臂争力、耸肩、扩胸等锻炼。

3. 康复期及手法整复 1 周后可间断佩戴颈围，开始进行仰首观天、翘首望月、项臂争力等锻炼，每天 2 ～ 3 次，每次 2 ～ 3 组动作，每个动作 10 ～ 15 次。

4. 康复后要长期坚持做耸肩、扩胸、项臂争力、颈部的保健“米字操”等锻炼，保持颈部肌肉的强度及稳定性，预防复发。

5. 眩晕的患者慎做回头望月、保健“米字操”等转头动作，或遵医嘱进行。

6. 各种锻炼动作要缓慢，以不疲劳为度，要循序渐进。

附：5 种功能锻炼方法

（1）拔项法：吸气时头顶向上伸展，下颌微收，双肩下沉，使颈部后方肌肉紧张用力，坚持 3 秒钟，然后呼气放松。

（2）项臂争力：两手交叉，屈肘上举，用手掌抱颈项部，用力向前，同时头颈尽量用力向后伸，使两力相对抗，随着一呼一吸有节奏地进行锻炼。

（3）仰首观天：双手叉腰，先低头看地，闭口使下颌尽量紧贴前胸，停留片刻，然后头颈仰起，两眼看天，仍停留片刻，反复进行。

（4）回头望月：头部转向一侧，头顶偏向另外一侧，双眼极力向后上方观望，如回头望月状，坚持片刻，进行对侧锻炼。

（5）保健“米字操”：身体直立，双手自然下垂，挺胸、抬头，目视前方，颈部向左侧屈，吸气，复原时呼气，再向右侧屈。颈前屈，下颌贴胸。颈后伸到最大限度。头向左斜上方摆动至最大限度，再向右斜上方摆动至最大限度，配合呼吸。向左斜下方摆头至最大范围，再向右斜下方摆动至最大范围。整个过程就像头部在写出一个“米”字的感觉。

（四）枕颌带牵引的护理

1. 牵引治疗前告知患者和家属牵引的目的和注意事项，取得配合。

2. 枕颌带牵引分坐位和卧位，根据病情选择合适的牵引体位和牵引角度（前屈、水平位、背伸位）、重量、时间。

3. 根据牵引角度调节枕头高度，保持有效的牵引力线，颈部不要悬空。

4. 牵引过程中观察枕颌带位置是否舒适，耳郭有无压迫，必要时下颌或面颊部可衬垫软物；男患者避免压迫喉结，女患者避免头发压在牵引带内。

5. 牵引时颈部制动。

6. 疼痛较甚的患者去除牵引时要逐渐减轻重量，防止肌肉快速回缩。必要时可小重量持续牵引。

7. 牵引过程中加强巡视，观察患者有无疼痛加重、头晕、恶心、心慌等不适，并根据情况及时报告医师处理。

8. 牵引结束后，颈部应制动休息 10 ～ 20 分钟，同时做好记录。

（五）各种针刺、小针刀、封闭、穴位注射等治疗

1. 治疗前询问患者有无晕针史，告知治疗的目的及注意事项。

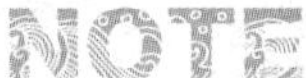

2. 嘱患者放松，配合医师摆放合适体位，选择穴位，暴露治疗部位。

3. 治疗时密切观察患者面色，询问患者有无不适，如患者出现面色苍白，出冷汗、心慌等不适，及时停止治疗，给予处理。

4. 治疗结束后注意观察局部有无出血、血肿等，注意局部保暖，12 小时内避免洗澡。

5. 有晕针史、酒后、饥饿、情绪紧张时不宜进行治疗。有严重高血压、糖尿病、高血压要慎用该治疗。

（六）特色技术

1. 中药熏蒸（详见附录 1）。

2. 中药外敷（详见附录 1）。

3. 中药塌渍（详见附录 1）。

4. 中药离子导入（详见附录 1）。

5. 药熨法（详见附录 1）。

6. 刮痧（详见附录 1）。

7. 拔火罐（详见附录 1）。

（七）物理疗法的护理

1. 电疗、磁热疗法、超声波等物理治疗前评估患者皮肤情况，讲解治疗的目的及注意事项，取得患者配合。

2. 电疗仪电极片要和皮肤紧密接触，必要时用固定带、沙袋固定。

3. 治疗时要及时询问患者感觉情况，及时调整电流的大小。治疗过程中忌中断电源，防止瞬间电流击伤患者。

4. 治疗结束后观察皮肤情况，如有红肿、水疱要及时观察处理。

5. 磁热疗法时，保持有效的照射距离，询问患者感受，观察局部皮肤情况，防烫伤。

（八）围手术期的护理

1. 手术前的护理

（1）做好术前宣教，告知手术注意事项及相关准备工作，取得患者的配合，术前戒烟。

（2）前路手术术前 3 ～ 5 天开始气管推移训练，用食指、中指及环指将气管自右向左推或拉，使气管超过正中线，牵拉的时间 5 ～ 10 分钟 / 次，逐渐增加至 30 ～ 40 分钟 / 次，3 ～ 4 次 / 日，而且不发生呛咳。

（3）指导患者进行深呼吸及有效的咳嗽练习，练习床上排大小便。

2. 手术后护理

（1）手术后注意观察伤口有无渗血及四肢感觉运动情况。

（2）根据不同的麻醉方式，指导患者进食，如进食半流易消化食物。

（3）卧床期间预防并发症。

（4）术后功能锻炼：肢体感觉恢复后指导患者做握拳、足趾背伸等小关节活动，48 小时做被动的直腿抬高活动，72 小时指导患者主动锻炼，以肌训练为主，如上肢手抓拿、下肢的抬高、伸屈活动等。

（5）3 周后，在颈部固定良好的前提下，协助患者下床活动。下床顺序：平卧（带好颈围）→床上坐起→床边立→有人协助离床→自已行走。保持头部中立位，防止突然转动头部发生

NOTE

意外。

四、健康指导

（一）体位指导

1. 急性期卧床制动，头部前屈，枕头后部垫高，避免患侧卧位，保持上肢上举或抱头等体位，必要时在肩背部垫软垫，进行治疗或移动体位时动作要轻柔。

2. 缓解期可适当下床活动，避免快速转头、摇头等动作；卧位时保持头部中立位，枕头水平。

3. 康复期可下床进行肩部、上肢活动，在不加重症状的情况下逐渐增大活动范围。

（二）生活起居

1. 避免长时间低头劳作，伏案工作时，每隔 1 ～ 2 小时，活动颈部，如仰头或将头枕靠在椅背上或转动头部。

2. 座椅高度要适中，以端坐时双脚刚能触及地面为宜。

3. 避免长时间半躺在床头，曲颈斜枕看电视、看书。

4. 睡眠时应保持头颈部在一条直线上，避免扭曲，枕头长要超过肩，不宜过高，为握拳高度（平卧后），枕头的颈部稍高于头部，可以起到良好放松作用。避免颈部悬空。

5. 注意颈部保暖，防风寒湿邪侵袭。

6. 及时防治如咽炎、扁桃体炎、淋巴腺炎等咽喉部疾病。

7. 乘车、体育锻炼时做好自我保护，避免头颈部受伤。开车、乘车注意系好安全带或扶好扶手，防止急刹车颈部受伤等，避免头部猛烈扭转。

（三）饮食指导

1. 风寒痹阻　宜进祛风散寒温性食物，如大豆、羊肉、狗肉、胡椒、花椒等。食疗方：鳝鱼汤、当归红枣煲羊肉等。忌食凉性食物及生冷瓜果、冷饮，多温热茶饮。

2. 血瘀气滞　宜进食行气活血，化瘀解毒的食品，如山楂、白萝卜、木耳等。食疗方：醋泡花生等。避免煎炸、肥腻、厚味。

3. 痰湿阻络　宜进健脾除湿之品，如山药、薏苡仁、赤小豆等。食疗方：冬瓜排骨汤等。忌食辛辣、燥热、肥腻等生痰助湿之品。

4. 肝肾不足　①肝肾阴虚者宜进食滋阴填精、滋养肝肾之品：如枸杞子等。药膳方：虫草全鸭汤，忌辛辣香燥之品。②肝肾阳虚者宜进食温壮肾阳，补精髓之品：黑豆、核桃、杏仁、腰果等。食疗方：干姜煲羊肉。忌生冷瓜果及寒凉食物。

5. 气血亏虚　宜进食益气养阴的食品，如莲子、红枣、桂圆等。食疗方：桂圆莲子汤，大枣圆肉煲鸡汤等。

（四）情志护理

1. 向患者介绍本疾病的发生、发展及转归，取得患者理解和配合，多与患者沟通，了解其心理社会状况，及时消除不良情绪。

2. 介绍成功病例，帮助患者树立战胜疾病的信心。

3. 给患者必要的生活协助，鼓励家属参与。

4. 有情绪障碍者，必要时请心理咨询医师治疗。

NOTE

五、护理难点

枕头高度和枕头位置影响颈椎牵引的角度。解决思路：

研制一种可调式颈椎治疗枕，在充分评估患者病情后确定枕头的高度和位置，便于掌握，避免操作者因个人操作习惯影响治疗效果。

六、护理效果评价

附：项痹病（神经根型颈椎病）中医护理效果评价表

项痹病（神经根型颈椎病）中医护理效果评价表

医院：　　　　科室：　　　入院日期：　　　出院日期：　　　住院天数：

患者姓名：　　　性别：　　　年龄：　　　ID：　　　　文化程度：

证候诊断：　风寒痹阻证□　血瘀气滞证□　痰湿阻络证□　肝肾不足证□　气血亏虚证□　其他：

一、护理效果评价

主要症状	主要辨证施护方法	中医护理技术	护理效果
颈肩疼痛 □	疼痛评分：　　　分 1. 体位□ 2. 按疼痛规律施护□ 3. 牵引□　　次数 / 天 4. 其他护理措施：	1. 中药熏蒸□ 应用次数：____次，应用时间：____天 2. 中药塌渍□ 应用次数：____次，应用时间：____天 3. 中药离子导入□ 应用次数：____次，应用时间：____天 4. 其他：____ 应用次数：____次，应用时间：____天 （请注明，下同）	好 □　较好□ 一般□　差 □
眩晕 □	1. 体位□ 2. 防跌倒□ 3. 佩戴颈托□ 4. 其他护理措施：	1. 耳穴贴压□ 应用次数：____次，应用时间：____天 2. 中药离子导入□ 应用次数：____次，应用时间：____天 3. 其他：____ 应用次数：____次，应用时间：____天	好 □　较好□ 一般□　差 □
肢体麻木 □	1. 牵引□　　次数 / 天 2. 叩击、按摩□ 3. 其他护理措施：	1. 中药熏蒸□ 应用次数：____次，应用时间：____天 2. 其他：____ 应用次数：____次，应用时间：____天	好 □　较好□ 一般□　差 □
颈肩及上肢活动受限 □	1. 体位□ 2. 活动□ 3. 生活起居□ 4. 其他护理措施：	1. 中药熏蒸□ 应用次数：____次，应用时间：____天 2. 中药离子导入□ 应用次数：____次，应用时间：____天 3. 其他：____ 应用次数：____次，应用时间：____天	好 □　较好□ 一般□　差 □

续表

主要症状	主要辨证施护方法	中医护理技术	护理效果
不寐 □	1. 体位□ 2. 放松疗法□ 3. 牵引□ 4. 环境□ 5. 其他护理措施：	1. 耳穴贴压□ 应用次数：____次，应用时间：____天 2. 开天门□ 应用次数：____次，应用时间：____天 3. 其他：____ 应用次数：____次，应用时间：____天	好　□　较好□ 一般□　差　□
其他：□ （请注明）	1. 2. 3.		好　□　较好□ 一般□　差　□

二、护理依从性及满意度评价

评价项目		患者对护理的依从性			患者对护理的满意度		
		依从	部分依从	不依从	满意	一般	不满意
中医护理技术	中药熏蒸						
	中药塌渍						
	艾灸						
	中药离子导入						
	耳穴贴压（耳穴埋豆）						
健康指导							
签名		责任护士签名：			上级护士或护士长签名：		

三、对本病中医护理方案的评价

实用性强□　　　　实用性较强□　　　　实用性一般□　　　　不实用□

改进意见：

四、评价人

（责任护士）姓名：____________ 技术职称：____________完成日期：____________

护士长签字：____________

腰椎间盘突出症中医护理方案

一、常见证候要点

（一）血瘀气滞证

腰腿痛剧烈，痛有定处，腰部僵硬，俯仰活动艰难，舌质暗紫，或有瘀斑，舌苔薄白或薄黄。

（二）寒湿痹阻证

腰腿部冷痛重着，转侧不利，虽静卧亦不减或反而加重，遇寒痛增，得热则减，伴下肢活动受限，舌质胖淡，苔白腻。

（三）湿热痹阻证

腰筋腿痛，痛处伴有热感，或见肢节红肿，活动受限，口渴不欲饮，苔黄腻。

（四）肝肾亏虚证

腰腿痛缠绵日久，反复发作，乏力，劳则加重，卧则减轻；包括肝肾阴虚及肝肾阳虚证。阴虚证症见：心烦失眠，口苦咽干，舌红少津。阳虚证症见：四肢不温，形寒畏冷，舌质淡胖。

二、常见症状 / 证候施护

（一）腰腿疼痛

1. 评估疼痛的诱因、性质、腰部活动、下肢感觉、运动情况。

2. 体位护理：急性期严格卧床休息，卧硬板床，保持脊柱平直。恢复期，下床活动时佩戴腰托加以保护和支撑，注意起床姿势，宜先行翻身侧卧，再用手臂支撑用力后缓缓起床，忌腰部用力，避免体位的突然改变。

3. 做好腰部、腿部保暖，防止受凉。

4. 遵医嘱腰部予中药贴敷、中药热熨、拔火罐、中药熏蒸、中药离子导入等治疗，观察治疗后的效果，及时向医师反馈。

5. 给予骨盆牵引，牵引重量是患者体重 1/3 ～ 1/2，也可根据患者的耐受进行牵引重量调节。

6. 遵医嘱使用耳穴贴压（耳穴埋豆），减轻疼痛。常用穴位：神门、交感、皮质下、肝、肾等。

（二）肢体麻木

1. 评估麻木部位、程度以及伴随的症状，并做好记录。

2. 协助患者按摩拍打麻木肢体，力度适中，增进患者舒适度，并询问感受。

3. 麻木肢体做好保暖，指导患者进行双下肢关节屈伸运动，促进血液循环。

4. 遵医嘱局部予中药熏洗、中药塌渍、艾灸等治疗，注意防止皮肤烫伤及损伤，观察治疗效果。

5. 遵医嘱予穴位注射，常用穴位：足三里、环跳、委中、承山等。

（三）下肢活动受限

1. 评估患者双下肢肌力及步态，对肌力下降及步态不稳者，做好安全防护措施，防止跌倒及其他意外事件发生。

2. 做好健康教育，教会患者起床活动的注意事项，使用辅助工具行走。

3. 卧床期间或活动困难患者，指导患者进行四肢关节主动运动及腰背肌运动，提高肌肉强度和耐力。

4. 保持病室环境安全，物品放置有序，协助患者生活料理。

5. 遵医嘱予物理治疗如中频脉冲、激光、微波等；或采用中药热熨、中药熏洗、穴位贴敷

NOTE

等治疗。

三、中医特色治疗护理

（一）腰椎整复的护理

1. 整复前告知患者整复方法及配合注意事项。

2. 整复后注意观察患者腰部疼痛、活动度、双下肢感觉运动及大小便等情况。

3. 卧床休息，定时双人直线翻身，增加患者舒适度，仰卧时腰部加腰垫，维持生理曲度。

4. 复位 3 天后，在医护人员指导下佩戴腰托下床。下床时先俯卧位，在床上旋转身体，脚着地后缓慢起身，上床则反之。下床后扶持患者，观察有无头晕等不适，入厕时避免久蹲，防止引起体位性低血压发生跌倒。

5. 复位 3 天后逐渐进行腰背肌功能锻炼。

（二）腰椎牵引的护理

1. 牵引治疗前做好解释工作，告知患者注意事项以取得配合。

2. 遵医嘱选择合适的体位（三曲位、仰卧位、俯卧位）及牵引重量、牵引角度，牵引时上下衣分开，固定带松紧适宜，使患者舒适持久。

3. 牵引时嘱患者全身肌肉放松，以减少躯干部肌肉收缩抵抗力，疼痛较甚不能平卧的患者可使用三角枕垫于膝下缓解不适。

4. 牵引过程中随时询问患者感受，观察患者是否有胸闷、心慌等不适，及时调整。出现疼痛加重等不适立即停止治疗，通知医师处理。

5. 注意防寒保暖，用大毛巾或薄被覆盖患者身体。

6. 腰椎牵引后患者宜平卧 20 分钟再翻身活动。

（三）围手术期护理

1. 术前护理

（1）做好术前宣教与心理护理，告知手术注意事项及相关准备工作，取得患者的配合。

（2）术前 2 天指导患者练习床上大小便及俯卧位训练。

（3）对于吸烟者劝其戒烟，预防感冒；指导患者练习深呼吸、咳嗽和排痰的方法。

（4）为患者选择合适腰围，指导正确佩戴方法。

（5）常规进行术区皮肤准备、药物过敏试验及交叉配血等。

2. 术后护理

（1）术后妥善安置患者，搬运患者时，保持脊椎一条直线，防止扭曲，使用过床板平托过床。翻身时，采取轴线翻身方法。

（2）根据不同的麻醉方式，正确指导患者进食，进食营养丰富易消化的食物。

（3）注意患者生命体征变化，观察双下肢感觉、运动、肌力等神经功能的变化。

（4）观察伤口敷料渗出情况，保持伤口负压引流管通畅，定时倾倒引流液，严格执行无菌操作。观察引流液色、质、量的变化，并正确记录，如引流液为淡黄色液体，怀疑脑脊液应通知医师及时处理，并将引流球负压排空，暂停负压引流。

（5）指导患者进行足趾、踝部等主动活动，促进血液循环。评估患者下肢疼痛改善情况，循序渐进指导患者进行蹬腿、直腿抬高、五点支撑及飞燕式等功能锻炼。

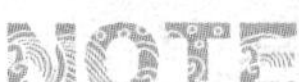

（6）根据手术方式，术后 1 ～ 3 天协助患者佩戴腰托取半坐卧位或坐于床边，适应体位变化后，慢慢练习下地行走，行走时姿势正确，抬头挺胸收腹，护理上做好安全防护。

（7）积极进行护理干预，预防肺部感染、尿路感染及下肢静脉栓塞等并发症的发生。

（8）对排尿困难者，可采取艾灸关元、气海、中极等穴位，或予中药热熨下腹部，配合按摩，以促进排尿。对于便秘患者，采取艾灸神阙、天枢、关元等穴位，或进行腹部按摩，每天 4 次，为晨起、午睡醒后、早餐及晚餐后 1 ～ 3 小时进行，顺时针方向按摩，以促进排便。

（9）卧床期间协助患者做好生活护理，满足各项需求。

（四）药物治疗（详见附录 1）

（五）特色技术

1. 中药贴敷（详见附录 1）

2. 中药熏蒸（详见附录 1）

3. 中药离子导入（详见附录 1）

4. 药熨（详见附录 1）

5. 中药塌渍（详见附录 1）

6. 艾灸（详见附录 1）

7. 拔火罐（详见附录 1）

8. 穴位注射（详见附录 1）

9. 穴位贴敷（详见附录 1）

四、健康指导

（一）生活起居

1. 急性期患者以卧床休息为主，采取舒适体位。下床活动时戴腰托加以保护和支撑，不宜久坐。

2. 做好腰部保护，防止腰部受到外伤，尽量不弯腰提重物，减轻腰部负荷。告知患者捡拾地上的物品时宜双腿下蹲腰部挺直，动作要缓。

3. 指导患者在日常生活与工作中，注意对腰部的保健，提倡坐硬板凳，宜卧硬板薄软垫床。工作时要做到腰部姿势正确，劳逸结合，防止过度疲劳，同时还要防止寒冷等不良因素的刺激。

4. 指导患者正确咳嗽、打喷嚏的方法，注意保护腰部，避免诱发和加重疼痛。

5. 腰椎间盘突出症病程长、恢复慢，鼓励患者应保持愉快的心情，用积极乐观的人生态度对待疾病。

6. 加强腰背肌功能锻炼，要注意持之以恒。主要锻炼方法：卧位直腿抬高，交叉蹬腿及五点支撑、飞燕式的腰背肌功能锻炼，根据患者的具体情况进行指导。

（1）飞燕式锻炼：患者俯卧位，双下肢伸直，两手贴在身体两旁，下半身不动，抬头时上半身向后背伸，每日 3 组，每组做 10 次。逐渐增加为抬头上半身后伸与双下肢直腿后伸同时进行。腰部尽量背伸形似飞燕，每日 5 ～ 10 组，每组 20 次。

（2）五点支撑锻炼：患者取卧位，以双手叉腰作支撑点，两腿半屈膝 90°，脚掌置于床上，以头后部及双肘支撑上半身，双脚支撑下半身，成半拱桥形，当挺起躯干架桥时，膝部稍

NOTE

向两旁分开，速度由慢而快，每日 3～5 组，每组 10～20 次。适应后增加至每日 10～20 组，每组 30～50 次。以锻炼腰、背、腹部肌肉力量。

7. 腰托使用健康指导

（1）腰托的选用及佩戴：腰托规格要与自身腰的长度、周径相适应，其上缘须达肋下缘，下缘至臀裂，松紧以不产生不适感为宜。

（2）佩戴时间：可根据病情掌握佩戴时间，腰部症状较重时应随时佩戴，轻症患者可在外出或较长时间站立及固定姿势坐位时使用，睡眠及休息时取下。

（3）使用腰托期间应逐渐增加腰背肌锻炼，防止和减轻腰部肌肉萎缩。

（二）饮食指导

根据患者的营养状况和辨证分型的不同，科学合理指导饮食，使患者达到最大程度的康复，在指导患者饮食期间，动态观察患者的胃纳情况和舌苔变化，随时更改饮食计划。

1. 血瘀气滞型　饮食宜进行气活血化瘀之品，如黑木耳、金针菇、桃仁等。

2. 寒湿痹阻型　饮食宜进温经散寒、祛湿通络之品，如砂仁、羊肉、蛇酒等，药膳方：肉桂瘦肉汤、鳝鱼汤、当归红枣煲羊肉。忌凉性食物及生冷瓜果、冷饮。

3. 湿热痹阻型　饮食宜清热利湿通络之品，如丝瓜、冬瓜、赤小豆、玉米须等。药膳方：丝瓜瘦肉汤。忌辛辣燥热之品，如葱、蒜、胡椒等。

4. 肝肾亏虚型

（1）肝肾阴虚者宜进食滋阴填精、滋养肝肾之品，如枸杞子、黑芝麻、黑白木耳等。药膳方：莲子百合煲瘦肉汤。忌辛辣香燥之品。

（2）肝肾阳虚者宜进食温壮肾阳，补精髓之品，如黑豆、核桃、杏仁、腰果、黑芝麻等。食疗方：干姜煲羊肉。忌生冷瓜果及寒凉食物。

（三）情志调理

1. 了解患者的情绪，使用言语开导法做好安慰工作，保持情绪平和、神气清净。

2. 用移情疗法，转移或改变患者的情绪和意志，舒畅气机、怡养心神，有益患者的身心健康。

3. 疼痛时出现情绪烦躁，使用安神静志法，要患者闭目静心全身放松，平静呼吸，以达到周身气血流通舒畅。

五、护理难点

自觉改善不良习惯依从性差。解决思路：

1. 加强对患者康复保健知识教育，告知患者不良习惯对腰椎间盘突出症的影响，增强患者的自我保健意识。

2. 发放健康教育小册子，使患者掌握正确的生活方式、饮食调理、坐立行的方法、腰部保健、预防不良姿势等相关护理知识。

3. 根据患者的情况，做到因人施护，制定可行的康复锻炼方法，积极指导患者康复训练。

4. 定期随访，调查患者依从性，及时给予针对性的指导。

六、护理效果评价

附：腰椎间盘突出症中医护理效果评价表

腰椎间盘突出症中医护理效果评价表

医院：　　　　　患者姓名：　　　　　性别：　　年龄：　　ID：

文化程度：　　　入院日期：

证候诊断：　血瘀气滞证□　　寒湿痹阻证□　　湿热痹阻证□　　肝肾亏虚证□
其他：

一、护理效果评价

主要症状	主要辨证施护方法	中医护理技术	护理效果
腰腿疼痛 □	1. 评估疼痛 / 活动度□ 2. 选择硬板床□ 3. 体位□ 4. 活动方法□ 5. 保暖□ 6. 其他护理措施：	1. 中药贴敷□ 应用次数：____次，应用时间：____天 2. 药熨法□ 应用次数：____次，应用时间：____天 3. 中药熏蒸□ 应用次数：____次，应用时间：____天 4. 拔火罐□ 应用次数：____次，应用时间：____天 5. 耳穴贴压□ 应用次数：____次，应用时间：____天 6. 骨盆牵引□ 应用次数：____次，应用时间：____天 7. 中药离子导入□ 应用次数：____次，应用时间：____天 8. 其他： 应用次数：____次，应用时间：____天 （请注明，下同）	好　□　较好□ 一般□　差　□
肢体麻木 □	1. 评估麻木部位、程度□ 2. 按摩拍打麻木肢体□ 3. 肢体保暖□ 4. 下肢关节屈伸活动□ 5. 其他护理措施：	1. 中药熏洗□ 应用次数：____次，应用时间：____天 2. 艾　　灸□ 应用次数：____次，应用时间：____天 3. 中药塌渍□ 应用次数：____次，应用时间：____天 （方案中未涉及） 4. 穴位注射□ 应用次数：____次，应用时间：____天 5. 其他： 应用次数：____次，应用时间：____天	好　□　较好□ 一般□　差　□

NOTE

续表

主要症状	主要辨证施护方法	中医护理技术	护理效果
下肢活动受限□	1. 评估下肢肌力□ 2. 安全防护 □ 3. 活动方法 □ 4. 功能锻炼 □ 5. 其他护理措施：	1. 物理治疗□ 应用次数：____次，应用时间：____天 2. 中药热熨□ 应用次数：____次，应用时间：____天 3. 穴位贴敷□ 应用次数：____次，应用时间：____天 4. 中药熏洗□ 应用次数：____次，应用时间：____天 5. 其他： 应用次数：____次，应用时间：____天	好 □ 较好□ 一般□ 差 □
其他：□ （请注明）	1. 2. 3.		好 □ 较好□ 一般□ 差 □

二、护理依从性及满意度评价

评价项目		患者对护理的依从性			患者对护理的满意度		
		依从	部分依从	不依从	满意	一般	不满意
中医护理技术	中药贴敷						
	中药热熨						
	中药熏蒸						
	中药塌渍						
	拔火罐						
	耳穴贴压						
	骨盆牵引						
	中药离子导入						
	艾灸						
	穴位注射						
	穴位贴敷						
	物理治疗						
健康指导							
签名		责任护士签名：			上级护士或护士长签名：		

NOTE

三、对本病中医护理方案的评价

实用性强□　　　　实用性较强□　　　　实用性一般□　　　　不实用□

改进意见：

四、评价人

（责任护士）姓名：____________ 技术职称：____________完成日期：____________

护士长签字：____________

NOTE

附录二　中药应用注意事项

一、内服汤剂

1. 服药时间　一般情况下每剂药分 2 ～ 3 次服用，具体服药时间可根据药物的性能、功效、病情遵医嘱选择适宜的服药时间，例如：解表药、清热药宜饭前 1 小时服用，服用解表剂应避风寒或增衣被或辅之以粥以助汗出；消食化积药，通常饭后服；泻下药宜饭前服；驱虫药应在早晨空腹服；安神药宜睡前服；补益药宜空腹服；驱虫剂宜空腹服，尤以睡前服用为妥，忌油腻、香甜食物；急诊用药遵医嘱。

2. 服药温度　一般情况宜采用温服法，对有特殊治疗需要的情况应遵医嘱服用。

3. 服药剂量　成人一般每次服用 200mL，心衰及限制入量的患者每次宜服 100mL，老年人、儿童应遵医嘱服用。

二、内服中成药

1. 内服中成药一般用温开水（或药引）送服，散剂用水或汤药冲服。

2. 用药前仔细询问过敏史，对过敏体质者，提醒医生关注。

3. 密切观察用药反应，对婴幼儿、老年人、孕妇等特殊人群尤应注意，发现异常，及时报告医生并协助处理。

4. 服用胶囊不能锉碎或咬破；合剂、混悬剂、糖浆剂、口服液等不能稀释，应摇匀后直接服用；如番泻叶、胖大海等应用沸水浸泡后代茶饮。

三、中药注射剂

1. 用药前认真询问患者药物过敏史。

2. 按照药品说明书推荐的调配要求、给药速度予以配置及给药。

3. 中药注射剂应单独使用，现配现用，严禁混合配伍。

4. 中西注射剂联用时，应将中西药分开使用，前后使用间隔液。

5. 除有特殊说明，不宜两个或两个以上品种同时共用一条静脉通路。

6. 密切观察用药反应，尤其对老人、儿童、肝肾功能异常等特殊人群和初次使用中药注射剂的患者尤应加强巡视和监测，出现异常，立即停药，报告医生并协助处理。

7. 发生过敏反应的护理

（1）立即停药，更换输液管路，通知医生。

（2）封存发生不良反应的药液及管路，按要求送检。

（3）做好过敏标识，明确告知患者及家属，避免再次用药。

（4）过敏反应治疗期间，指导患者清淡饮食，禁食鱼腥发物。

四、外用中药的使用

使用前注意皮肤干燥、清洁，必要时局部清创。应注意观察用药后的反应，如出现灼热、发红、瘙痒、刺痛等局部症状时，应及时报告医师，协助处理；如出现头晕、恶心、心慌、气促等症状，应立即停止用药，同时采取必要的处理措施，并报告医师。过敏体质者慎用。

NOTE

附录三　特色技术应用注意事项

一、耳穴贴压（耳穴埋豆）注意事项

1. 遵医嘱实施耳穴埋豆，准确选择穴位。

2. 护理评估

（1）耳部皮肤情况，有炎症、破溃、冻伤的部位禁用。

（2）对疼痛的耐受程度。

（3）女性患者妊娠期禁用。

3. 用探针时力度应适度、均匀，准确探寻穴区内敏感点。

4. 耳部 75% 酒精擦拭待干。

5. 观察患者情况，若有不适应立即停止，并通知医师配合处理。

6. 常规操作以单耳为宜，一般可留置 3 ～ 7 天，两耳交替使用。指导患者正确按压。

7. 观察

（1）耳穴贴是否固定良好。

（2）症状是否缓解或减轻。

（3）耳部皮肤有无红、肿、破溃等情况。

8. 操作完毕后，记录耳穴埋豆的部位、时间及患者感受等情况。

二、艾灸注意事项

1. 遵医嘱实施艾灸，选用适当的艾灸方式，如艾柱灸、艾条灸、艾盒灸等。

2. 护理评估

（1）施灸的皮肤情况。

（2）患者对艾灸气味的接受程度。

（3）颜面部、大血管部位、孕妇腹部及腰骶部不宜施灸。

3. 注意室内温度的调节，保持室内空气流通。

4. 取合理体位，充分暴露施灸部位，注意保暖及保护隐私。

5. 施灸部位宜先上后下，先灸头顶、胸背，后灸腹部、四肢。

6. 施灸过程中询问患者有无灼痛感，调整距离，及时将艾灰弹入弯盘，防止灼伤皮肤。

7. 注意施灸的时间，如失眠症要在临睡前施灸，不要在饭前空腹或饭后立即施灸。

8. 施灸后局部皮肤出现微红灼热，属于正常现象。如灸后出现小水疱时，无需处理，可自行吸收。如水疱较大时，需立即报告医师，遵医嘱配合处理。

9. 施灸完毕，立即将艾柱或艾条放置熄火瓶内，熄灭艾火。

10. 初次使用灸法时，以小剂量、短时间为宜，待患者耐受后，逐渐增加剂量。

11. 操作完毕后，记录患者施灸的方式、部位、施灸处皮肤及患者感受等情况。

三、拔火罐注意事项

1. 遵医嘱实施拔罐，正确选择拔罐部位及拔罐方法。

2. 护理评估

（1）拔罐部位的皮肤情况，有皮肤溃疡、水肿、毛发较多处及大血管处不宜拔罐。

（2）对疼痛的耐受程度。

（3）高热抽搐及凝血机制障碍者忌拔罐。

（4）女性患者妊娠期腰骶部禁用。

3. 取合理体位，充分暴露拔罐部位，注意保暖及保护隐私。

4. 操作前检查罐口是否光滑、有无裂缝。根据不同部位，选用大小适宜的火罐。

5. 拔罐过程中观察火罐吸附情况和皮肤颜色。注意询问患者感觉，如有不适，及时起罐，防止烫伤。

6. 拔罐时动作要稳、准、快，起罐时切勿强拉。

7. 在使用多罐时，火罐排列的距离适宜，否则因火罐牵拉会产生疼痛。

8. 起罐后，一般局部皮肤呈现红晕或紫绀色（瘀血），为正常现象，会自行消退。如局部瘀血严重者，不宜在原位再拔。如局部出现小水疱，可不必处理；如水疱较大，消毒局部皮肤后，用注射器吸出液体，覆盖消毒敷料。

9. 操作完毕后，记录拔罐的部位、时间及患者的感受等情况。

四、刮痧注意事项

1. 遵医嘱实施刮痧治疗，根据部位选择适宜的刮痧用具。

2. 护理评估

（1）评估患者体质和皮肤情况，体型消瘦者慎用，局部皮肤瘀斑、水疱、疤痕、炎症、破溃、有出血倾向等情况者禁止刮痧。

（2）评估患者证候表现，遵医嘱辨证选择刮痧油及刮痧方向。

（3）评估患者耐受能力，确定手法轻重。

（4）女性患者月经期或妊娠期禁用。

3. 室温保持在 22 ～ 24℃，暴露刮痧部位，注意保暖和隐私保护。

4. 刮痧手法以患者能耐受为度，局部皮肤发红或有紫色痧点为宜，但不强求出痧，禁用暴力。

5. 刮痧时不可过饥过饱，宜饭后 1 ～ 2 小时后刮痧。

6. 关节部位、脊柱、头面部禁止采用重手法，刮痧时间相对较短。

7. 糖尿病患者皮肤耐受性差，血管脆性增加，刮痧的力度不宜太大，速度不宜太快，时间不宜太长。下肢静脉曲张及下肢浮肿者，宜从下往上刮。

8. 刮痧过程中询问患者有无不适，如果出现头晕、恶心，甚至晕厥等现象称为晕痧，应立即停止，迅速让其平卧，饮一杯糖盐水，报告医师配合处理。

NOTE

9. 告知

（1）操作前：刮痧时局部可有疼痛、灼热感。

（2）操作中：出现头晕、恶心、四肢无力等情况，应及时告知。

（3）治疗后：刮痧部位可出现痧点或瘀斑为出痧，出痧后 1 ～ 2 天，皮肤可能轻度疼痛、发痒，属正常现象。刮痧后局部注意保暖，多喝热水，避风寒，3 小时内避免洗浴。

10. 操作完毕后，记录实施的部位、时间及患者的感受等情况。

五、穴位按摩注意事项

1. 遵医嘱实施穴位按摩。

2. 护理评估

（1）按摩部位皮肤情况。

（2）对疼痛的耐受程度。

（3）女性患者月经期或妊娠期禁用。

3. 操作者应修剪指甲，以防损伤患者皮肤。

4. 操作时用力要均匀、柔和，注意为患者保暖及保护隐私。

5. 操作时要密切观察患者的反应，如有不适应停止按摩并做好相应的处理。

6. 操作完毕后，记录按摩穴位、手法、按摩时间及患者感受等。

六、穴位贴敷注意事项

1. 遵医嘱实施穴位贴敷。

2. 护理评估

（1）贴敷部位的皮肤情况。

（2）女性患者妊娠期禁用。

3. 充分暴露贴敷部位，同时注意保暖并保护隐私。

4. 膏药的摊制厚薄要均匀，一般以 0.2 ～ 0.3cm 为宜，并保持一定的湿度。

5. 观察局部及全身情况，若出现红疹、瘙痒、水疱等过敏现象，停止使用，立即报告医师，遵医嘱予以处理。

6. 贴敷期间，应避免食用寒凉、过咸的食物，避免烟酒、海味、辛辣及牛羊肉等食物。

7. 操作完毕后，记录贴敷的穴位、时间及患者感受等。

七、穴位注射注意事项

1. 遵医嘱实施穴位注射。

2. 遵医嘱正确用药，注意药物配伍禁忌。

3. 护理评估

（1）当前主要症状、既往史及药物过敏史。

（2）穴位注射部位的局部皮肤情况。

4. 严格遵守无菌操作规程，防止感染。

5. 注射时避开血管丰富部位，避免药物注入血管内。患者有触电感时，针尖应往外退出少许后再进行注射。

6. 注意观察用药后反应，如有不适，报告医师并配合处理。

7. 操作完毕后，记录穴位注射的部位、药物、剂量及患者感受。

八、药熨法注意事项

1. 遵医嘱实施药熨法。

2. 按医嘱准备药熨所用药物，并将其装入布袋中，制作成温度为 60 ～ 70℃的中药热奄包。

3. 护理评估

（1）药熨部位的皮肤情况。

（2）既往史及药物过敏史。

（3）对热的耐受程度。

（4）女性患者月经期或妊娠期腹部禁用。

4. 药熨前嘱患者排空小便。

5. 选择合理体位。

6. 药熨中保持药袋的温度，冷却后应及时更换或加热。温度以患者耐受为宜，一般不宜超过 70℃，年老、婴幼儿及感觉障碍者药袋温度不宜超过 50℃，以免发生烫伤。

7. 观察患者反应及皮肤情况，若患者感到疼痛或出现红疹、瘙痒、水疱时，立即停止操作，报告医师，并配合处理。

8. 操作完毕后，记录药熨的温度、部位、实施时间及患者感受等。

九、中药保留灌肠注意事项

1. 遵医嘱实施中药保留灌肠。

2. 护理评估

（1）肛周皮肤有无红肿、破溃。

（2）有无药物过敏史。

（3）操作前应了解病变的部位，以便掌握灌肠时的卧位和肛管插入的深度。

（4）近期有无实施肛门、直肠、结肠等手术，有无大便失禁。

3. 操作时注意保暖及保护患者隐私。

4. 操作前嘱患者排空大便，必要时遵医嘱先行清洁灌肠。

5. 药液温度应保持在 39 ～ 41℃，过低可使肠蠕动加强，腹痛加剧；过高则引起肠黏膜烫伤或肠管扩张，产生强烈便意，致使药液在肠道内停留时间短，吸收少。

6. 抬高臀部 10cm，肛管插入肛门 10 ～ 15cm。采用直肠滴注法时，药液液面距肛门 30 ～ 40cm，滴速 60 ～ 80 滴 / 分钟，每次灌注量不超过 200mL。

7. 在晚间睡前灌肠，灌肠后不再下床活动。药液灌注完毕后，协助患者取舒适卧位，并尽量保留药液 1 小时以上，以提高疗效。

8. 中药保留灌肠后，患者大便次数增加，需注意对肛周皮肤的观察及保护，必要时可局部涂抹油剂或膏剂。

NOTE

9. 操作过程中询问患者的感受，并嘱患者深呼吸，可减轻便意，延长药液的保留时间。如有不适应立即停止灌肠并通知医师做好相应处理。

10. 操作完毕后，记录灌肠时间、保留时间及患者排便的情况。

十、中药全结肠灌洗注意事项

1. 遵医嘱实施中药全结肠灌洗，正确配制结肠灌洗液。

2. 护理评估

（1）是否有肠道疾病、肠道手术史等。

（2）药物过敏史。

3. 患者宜取左侧卧位，注意保暖及保护患者隐私。

4. 灌洗前做好肠道准备。遵医嘱先清洁灌肠，后结肠灌洗。

5. 灌洗置管深度为 50cm，置管动作轻柔，避免损伤肠腔。

6. 药液温度以 37 ～ 39℃为宜。

7. 治疗过程观察患者生命体征、面色及感受；治疗结束后观察排便、肠功能情况。

8. 指导患者加强肛周卫生，防止出现破溃或湿疹。

9. 操作完毕后，记录灌肠时间、置管深度、药量、排便情况及患者感受等。

十一、中药离子导入注意事项

1. 遵医嘱实施中药离子导入。

2. 护理评估

（1）评估离子导入部位皮肤。

（2）孕妇、婴儿慎用。

（3）药物、皮肤过敏者慎用。

3. 操作前告知患者中药离子导入的过程及注意事项，如有不适，报告医师并做相应处理。

4. 操作环境宜温暖，暴露治疗部位，保护患者隐私，注意为患者保暖。

5. 遵医嘱选择处方并调节电流强度，治疗过程中询问患者的感受，如有不适及时调整电流强度。

6. 观察患者局部及全身的情况，若出现红疹、瘙痒、水疱等情况，立即报告医师，遵医嘱予以处置。

7. 操作完毕后，记录中药离子导入的皮肤情况及患者感受等。

十二、中药泡洗注意事项

1. 遵医嘱实施中药泡洗。

2. 护理评估

（1）评估中药泡洗部位的皮肤，有皮损者慎用。

（2）严重心肺功能障碍、出血性疾病的患者禁用。

（3）药物、皮肤过敏者慎用。

（4）评估患者下肢对温度的感知觉。

3. 操作前告知患者中药泡洗的过程及注意事项，如有不适，及时与医务人员沟通。

NOTE

4. 空腹及餐后 1 小时内不宜泡洗。餐后立即泡洗可因局部末梢血管扩张而影响消化。

5. 操作环境宜温暖，关闭门窗，注意为患者保暖及隐私保护。

6. 充分暴露泡洗部位，药液以浸过患者双足踝关节为宜。

7. 药液温度一般以 37 ～ 40℃为宜，泡洗时间不宜过长，以 20 ～ 30 分钟为宜。考虑病种的差异性，以防烫伤。

8. 治疗过程中观察患者局部及全身的情况，如出现红疹、瘙痒、心悸、汗出、头晕目眩等症状，立即报告医师，遵医嘱配合处理。

9. 泡浴后以浅色毛巾轻轻拭干皮肤，注意拭干趾间皮肤，趾甲长者给予修剪。

10. 患者实施中药泡洗后，嘱患者饮温开水。

11. 操作完毕后，记录泡洗的温度、时间、泡洗部位皮肤情况及患者感受等。

十三、中药塌渍注意事项

1. 遵医嘱实施中药塌渍。

2. 护理评估

（1）皮肤感知觉，迟钝者掌握适宜的温度。

（2）皮肤对中药过敏者或婴幼儿慎用。

（3）治疗部位皮肤有水疱、疤痕、破溃、活动性出血或有出血倾向者禁用。

3. 充分暴露治疗部位，注意保暖及保护隐私。

4. 根据治疗部位选择适宜的药垫，药液均匀浸泡，干湿度适中，以不滴水为宜。

5. 药液温度以皮肤耐受为度，不可过热，以免烫伤皮肤；若药液已冷，可再加热后浸泡。热塌、罨敷的温度宜在 45 ～ 60℃之间。

6. 治疗中注意巡视和观察，如局部皮肤出现红疹、瘙痒、泛红或水疱时，应停止治疗，报告医师并配合处理。

7. 操作完毕后，记录实施部位皮肤情况及患者的感受等。

十四、中药湿敷注意事项

1. 遵医嘱正确选择药物，实施中药湿敷。

2. 护理评估

（1）患者湿敷部位的皮肤。

（2）药物 / 皮肤过敏者慎用；疮疡脓肿迅速扩散者不宜湿敷。

3. 暴露湿敷部位，注意保暖并保护隐私。

4. 用 5 ～ 6 层纱布浸透药液，干湿度适中，以不滴水为宜。注意药液温度，一般以 38 ～ 41℃为宜，防止烫伤。

5. 操作中观察局部皮肤反应，如出现苍白、红斑、水疱、痒痛或破溃等症状时，立即停止治疗，报告医师，遵医嘱对症处理。

6. 如有特殊专科用药，遵医嘱给予相应护理。

7. 注意消毒隔离，避免交叉感染。

8. 操作完毕，记录湿敷部位、时间、温度及患者感受等。

十五、中药外敷注意事项

1. 遵医嘱实施中药外敷。

2 护理评估

（1）评估中药外敷部位皮肤的情况。

（2）评估患者对温度的感知觉。

（3）药物、皮肤过敏者慎用。

（4）婴幼儿患者慎用。

3. 操作前告知患者中药外敷的过程及注意事项，如有不适，及时报告医师，予以相应处理。

4. 操作环境宜温暖。

5. 充分暴露敷药部位，注意为患者保暖及保护隐私。

6. 遵医嘱确定敷药部位，敷药面积应大于患处。

7. 中药涂抹厚薄均匀，保持一定湿度，外固定敷料松紧适宜。

8. 观察患者局部及全身情况，若出现红疹、瘙痒、水疱等现象，立即报告医师，遵医嘱配合处理。

9. 操作完毕后，记录中药外敷部位的皮肤情况及患者的感受等。

十六、中药熏洗注意事项

1. 遵医嘱实施中药熏洗。

2. 护理评估

（1）熏洗部位皮肤情况。

（2）药物、皮肤过敏者慎用

（3）孕妇及经期妇女不宜坐浴及外阴部熏洗。

（4）心、肺、脑病患者，水肿患者，体质虚弱及老年患者慎用。

3. 操作前告知患者中药熏洗的过程及注意事项，如有不适，及时与医务人员沟通。

4. 操作环境宜温暖，关闭门窗。

5. 暴露熏洗部位，注意遮挡，注意为患者保暖及保护隐私。

6. 熏蒸药液温度以 50 ～ 70℃为宜，当药液温度降至 37 ～ 40℃时，方可坐浴、冲洗，以防烫伤。

7. 熏洗时间不宜过长，以 20 ～ 30 分钟为宜。

8. 治疗过程中询问患者的感受，及时调节药液温度。

9. 中药熏洗后要休息 30 分钟方可外出，防止外感。

10. 操作中观察患者局部及全身的情况，若有不适，立即报告医师，遵医嘱处理。

11. 操作完毕后，记录中药熏洗时间、温度及熏洗处皮肤情况及患者感受等。

十七、中药熏蒸注意事项

1. 遵医嘱实施中药熏蒸。

NOTE

2. 护理评估

（1）观察熏蒸部位的皮肤情况。

（2）心、肺、脑病患者，水肿患者，体质虚弱及老年患者慎用。

（3）药物、皮肤过敏者慎用。

3. 操作前告知患者中药熏蒸的过程及注意事项，如有不适，及时与医务人员沟通。

4. 操作环境宜温暖，关闭门窗。

5. 暴露熏蒸部位，注意遮挡，保护患者隐私及注意保暖。

6. 熏蒸药液温度以 50 ～ 70℃为宜。

7. 熏蒸时间不宜过长，以 20 ～ 30 分钟为宜。

8. 熏蒸时在熏蒸部位加熏蒸罩，以免蒸汽流失，影响疗效。

9. 治疗过程中询问患者的感受，及时调节药液温度。

10. 治疗过程中观察患者局部及全身的情况，若有不适，立即停止操作，报告医师，遵医嘱予以处置。

11. 熏蒸完毕时清洁局部皮肤，协助着衣，30 分钟后方可外出，防止汗出当风。

12. 操作完毕后，记录熏蒸时间、温度、熏蒸处皮肤情况及患者感受等。

十八、中药药浴注意事项

1. 遵医嘱实施中药药浴。

2. 护理评估

（1）急性传染病、严重心肺脑疾患、严重贫血、妇女妊娠及月经期、软组织损伤、急性出血等疾患的患者禁用。

（2）药物、皮肤过敏者慎用。

3. 操作前告知患者中药药浴的过程及注意事项，如有不适，及时与医务人员沟通。

4. 空腹及餐后 1 小时内不宜药浴。

5. 操作环境宜温暖，关闭门窗，室内要通风。

6. 注意药浴温度及水位的控制。

7. 药浴过程中要加强巡视。对汗出较多者，可嘱其饮温盐水，以防虚脱。观察患者局部及全身的情况，如出现红疹、瘙痒、心悸、汗出、头晕目眩等症状，立即报告医师，遵医嘱配合处理。

8. 药浴时间不宜过长，以 20 ～ 30 分钟为宜。

9. 当药浴结束后，应嘱患者动作宜缓，防止体位性低血压。

10. 年老体弱者进行药浴时，应专人全程陪伴。

11. 药浴室内应配有抢救药品、物品。

12. 注意消毒隔离，防止交叉感染。

13. 操作完毕后，记录药浴的温度、时间、皮肤情况及患者感受等。

十九、中药涂药注意事项

NOTE

1. 遵医嘱实施中药涂药。

2. 护理评估

（1）既往史及过敏史。

（2）涂药部位的皮肤情况。

3. 涂药前清洁局部皮肤，遵医嘱执行涂药次数。

4. 水剂、酊剂用后须塞紧瓶盖；悬浮液须先摇匀后涂擦；霜剂则应用手掌或手指反复摩擦，使之渗入肌肤。

5. 局部涂药不宜过多、过厚，以免堵塞毛孔。

6. 面部涂药时防止药物误入口及眼睛。

7. 局部皮肤如出现丘疹、奇痒或肿胀等，应立即停用，通知医师并协助处理。

二十. 中药雾化注意事项

1. 遵医嘱实施中药雾化吸入。

2. 护理评估：病情、药物过敏史。

3. 指导患者取坐位或侧卧位，用口缓慢吸气，用鼻缓慢呼气，以使吸入的雾粒在气道沉降。

4. 观察患者吸入药液后的反应，如有不适立即停止，通知医生并配合处理。

5. 操作完毕后，记录雾化吸入时间及患者感受等。

二十一、腹部按摩注意事项

1. 遵医嘱实施腹部按摩。

2. 护理评估

（1）按摩部位皮肤情况。

（2）急腹症和腹部肿瘤患者禁用。

（3）区分证候：实证顺时针方向按摩；虚证逆时针方向按摩。

3. 夜间入睡前和起床前进行，排空小便，洗清双手。

4. 选择合理体位：取仰卧位，双膝屈曲。

5. 双手叠放在腹部，手心对着肚脐，绕脐揉腹，时间为 5 ～ 10 分钟。

6. 操作时用力均匀，速度适中，注意为患者保护隐私。

7. 操作完毕后，记录腹部按摩的手法、时间及患者感受等。

二十二、中药外洗注意事项

1. 遵医嘱实施中药外洗。

2. 护理评估

（1）急性传染病、严重心肺脑疾患、严重贫血、妇女妊娠及月经期、软组织损伤、急性出血等疾患的患者禁用。

（2）药物、皮肤过敏者慎用。

（3）空腹及餐后 1 小时内不宜进行。

3. 操作环境宜温暖，关闭门窗，注意保护患者隐私。

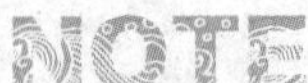

4. 操作前告知患者中药外洗的注意事项，如有不适，及时与医务人员沟通。

5. 注意药液温度，控制在 37 ～ 40℃为宜，时间以 10 ～ 20 分钟为宜。

6. 外洗过程中要加强巡视。对汗出较多者，及时擦干汗液。冬季注意保暖。

7. 年老体弱者进行外洗时，应专人全程陪伴。

8. 注意消毒隔离，防止交叉感染，外洗用品专人专用。

9. 操作完毕后，记录中药外洗液的温度、时间、皮肤情况及患者感受等。

二十三、蜡疗注意事项

1. 遵医嘱实施蜡疗技术。

2. 护理评估

（1）体质衰弱和高热患者、急性化脓性炎症、肿瘤、结核、脑动脉硬化、心肾功能衰竭、有出血倾向及出血性疾病、婴幼儿童禁用。

（2）局部皮肤有创面或溃疡及温热感觉障碍者禁用。

3. 控制蜡的温度，保护治疗部位，切勿用力挤压。

4. 每次蜡疗时间一般以 30 ～ 60 分钟为宜。

5. 操作过程中关注患者对热的感受，当感觉灼热或不适，应立即处理。

6. 操作完毕后告知患者应防寒保暖，休息半小时，记录中药蜡疗的部位、时间及患者感受等情况。

NOTE

附录四 “中医护理效果评价表”填表说明

1. 证候诊断 “辨证分型”要根据本病的中医护理方案书写，在相应的证型后划“√”，如有其他分型填写在“其他”一栏。

2. 主要症状 指中医护理方案中涉及的疾病的主要症状，以及方案未涉及但在具体患者病程中表现出的主要症状。根据患者病情在相应的症状下划“√”。

3. 主要辨证施护方法 指临床护理工作中针对某一主要症状采取的关键护理措施，不包含一般护理措施，如生活起居、环境等常规护理。在相应的护理措施后划“√”。

4. 中医护理技术

（1）指依据本病的中医护理方案，针对主要症状采取的中医护理技术。护理方案中未涉及但临床实际应用的，可在“其他”一栏补充说明。

（2）“应用次数”指在患者住院期间，应用某一项中医护理技术的次数。“应用时间”指在患者住院期间，应用某一项中医护理技术的合计天数。

若针对不同症状采用了同一种护理技术，应分别填写应用次数，但应在表后说明该项技术应用总次数和总天数，以免重复计算。

5. 护理效果 指针对某一主要症状，实施“主要辨证施护方法”及“中医护理技术”后症状的改善情况。根据患者某症状实际缓解程度，在相应的项目后划“√”。

6. 患者对护理依从性及满意度评价

（1）“中医护理技术”指为患者实施的中医护理技术。根据临床实施情况如实填写。

（2）“健康指导”只填写患者对责任护士实施本病中医护理健康指导的满意度（不填写依从性）。

（3）“患者对护理的依从性”由责任护士填写，“患者对护理的满意度”由上级护士或护士长填写，

7. 对本病中医护理方案的评价

（1）由落实“中医护理方案”的责任护士填写。根据临床应用情况，在相应的选项后划“√”。

（2）改进意见指针对本病的中医护理方案提出意见和建议，请用文字表述。

主要参考书目

[1] 陈红风 . 中医外科学 . 北京：中国中医药出版社 .2016.

[2] 徐桂华，张先庚 . 中医临床护理学 . 北京：人民卫生出版社，2017.

[3] 施洪飞，方泓 . 中医饮食学 . 北京：中国中医药出版社，2016.

[4] 梁繁荣，王华 . 针灸学 . 北京：中国中医药出版社，2016.

[5] 吴勉华，王新月 . 中医内科学 . 北京：中国中医药出版社，2015.

[6] 潘晓彦，秦元梅 . 临床常见病辨证施护 . 北京：中国中医药出版社，2017.

[7] 徐桂华，胡慧 . 中医临床护理学 . 北京：人民卫生出版社，2016.

[8] 王琦 . 中医临床病证护理学 . 北京：人民卫生出版社，2007.

[9] 徐桂华，张先庚 . 中医临床护理学 . 北京：人民卫生出版社，2017.

[10] 刘建军 . 中医临床护理学 . 北京：中国医药科技出版社，2016.

[11] 陈祖琨 . 中医临床护理学 . 长春：吉林大学出版社，2015.

[12] 吴霞 . 实用中医内科护理 . 北京：中国医药出版社，2005.

[13] 谈勇 . 中医妇科学 . 北京：中国中医药出版社，2016.

[14] 孙秋华 . 中医护理技术及临床应用 . 北京：人民卫生出版社，2013.

[15] 胡慧 . 中医临床护理学 . 北京：人民卫生出版社，2016.

NOTE